明远通识文库

通川至海，立一识大

主　编：汪　川　陈丹镝
副主编：曾菊梅　刘　媛　左浩江
参　编：李佳圆　王国庆　杨　洋　曾沛斌　张引颖

文明之痕

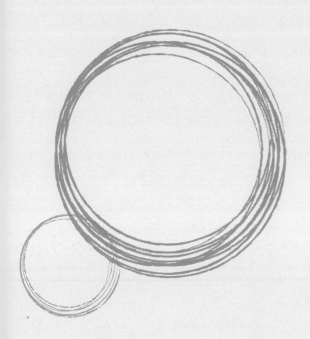

流　行　病　与
公　共　卫　生

一

四川大学出版社
SICHUAN UNIVERSITY PRESS

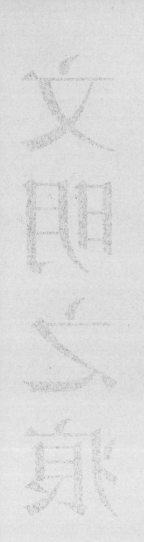

通识教育的"川大方案"

◎ 李言荣

　　大学之道,学以成人。作为大学精神的重要体现,以培养"全人"为目标的通识教育是对"人的自由而全面的发展"的积极回应。自19世纪初被正式提出以来,通识教育便以其对人类历史、现实及未来的宏大视野和深切关怀,在现代教育体系中发挥着无可替代的作用。

　　如今,全球正经历新一轮大发展大变革大调整,通识教育自然而然被赋予了更多使命。放眼世界,面对社会分工的日益细碎、专业壁垒的日益高筑,通识教育能否成为砸破学院之"墙"的有力工具? 面对经济社会飞速发展中的常与变、全球化背景下的危与机,通识教育能否成为对抗利己主义,挣脱偏见、迷信和教条主义束缚的有力武器? 面对大数据算法用"知识碎片"织就的"信息茧房"、人工智能向人类智能发起的重重挑战,通识教育能否成为人类叩开真理之门、确证自我价值的有效法宝? 凝望中国,我们正前所未有地靠近世界舞台中心,前所未有地接近实现中华民族伟大复兴,通识教育又该如何助力教育强国建设,培养出一批堪当民族复兴重任的时代新人?

　　这些问题都需要通识教育做出新的回答。为此,我们必须立足当下、面向未来,立足中国、面向世界,重新描绘通识教育的蓝图,给出具有针对性、系统性、实操性和前瞻性的方案。

　　一般而言,通识教育是超越各学科专业教育,针对人的共性、公民的共性、技能的共性和文化的共性知识和能力的教育，是对社会中不同人群的共同认识和价值观的培养。时代新人要成为面向未来的优秀公民和创新人才，就必须具有健全的人格，具有人文情怀和科学精神，具有独立生活、独立思考和独立研究的能力，具有社会责任感和使命担当，具有足以胜任未来挑战的全球竞争力。针对这"五个具有"的能力培养，理应贯穿通识教育始终。基于此，我认为新时代的通识教育应该面向五个维度展开。

第一，厚植家国情怀，强化使命担当。如何培养人是教育的根本问题。时代新人要肩负起中华民族伟大复兴的历史重任，首先要胸怀祖国，情系人民，在伟大民族精神和优秀传统文化的熏陶中潜沉情感、超拔意志、丰博趣味、豁朗胸襟，从而汇聚起实现中华民族伟大复兴的磅礴力量。因此，新时代的通识教育必须聚焦立德树人这一根本任务，为学生点亮领航人生之灯，使其深入领悟人类文明和中华优秀传统文化的精髓，增强民族认同与文化自信。

第二，打好人生底色，奠基全面发展。高品质的通识教育可转化为学生的思维能力、思想格局和精神境界，进而转化为学生直面飞速发展的世界、应对变幻莫测的未来的本领。因此，无论学生将来会读到何种学位、从事何种工作，通识教育都应该聚焦"三观"培养和视野拓展，为学生搭稳登高望远之梯，使其有机会多了解人类文明史，多探究人与自然的关系，这样才有可能培养出德才兼备、软硬实力兼具的人，培养出既有思维深度又不乏视野广度的人，培养出开放阳光又坚韧不拔的人。

第三，提倡独立思考，激发创新能力。当前中国正面临"两个大局"，经济、社会等各领域的高质量发展都有赖于科技创新的支撑、引领、推动。而通识教育的力量正在于激活学生的创新基因，使其提出有益的质疑与反思，享受创新创造的快乐。因此，新时代的通识教育必须聚焦独立思考能力和底层思维方式的训练,为学生打造破冰拓土之船,使其从惯于模仿向敢于质疑再到勇于创新转变。同时,要使其多了解世界科技史,使其产生立于人类历史之巅鸟瞰人类文明演进的壮阔之感,进而生发创新创造的欲望、填补空白的冲动。

第四,打破学科局限,鼓励跨界融合。当今科学领域的专业划分越来越细,既碎片化了人们的创新思想和创造能力,又稀释了科技资源,既不利于创新人才的培养,也不利于"从 0 到 1"的重大原始创新成果的产生。而通识教育就是要跨越学科界限,实现不同学科间的互联互通,凝聚起高于各学科专业知识的科技共识、文化共识和人性共识,直抵事物内在本质。这对于在未来多学科交叉融通解决大问题非常重要。因此,新时代的通识教育应该聚焦学科交叉融合,为学生架起游弋穿梭之桥,引导学生更多地以"他山之石"攻"本山之玉"。其中,信息技术素养的培养是基础中的基础。

第五,构建全球视野,培育世界公民。未来,中国人将越来越频繁地走到世界舞台中央去展示甚至引领。他们既应该怀抱对本国历史的温情与敬意,深刻领悟中华优秀传统文化的精髓,同时又必须站在更高的位置打量世界,洞悉自身在人类文明和世界格局中的地位和价值。因此,新时代的通识教育必须聚焦全球视野的构建和全球胜任力的培养,为学生铺就通往国际舞台之路,使其真正了解世界,不孤陋寡闻,真正了解中国,不妄自菲薄,真正了解人类,不孤芳自赏;不仅关注自我、关注社会、关注国家,还关注世界、关注人类、关注未来。

我相信,以上五方面齐头并进,就能呈现出通识教育的理想图景。但从现实情况来看,我们目前所实施的通识教育还不能充分满足当下及未来对人才的需求,也不足以支撑起民族复兴的重任。其问题主要体现在两个方面:

其一，问题导向不突出，主要表现为当前的通识教育课程体系大多是按预设的知识结构来补充和完善的，其实质仍然是以院系为基础、以学科专业为中心的知识教育，而非以问题为导向、以提高学生综合素养及解决复杂问题的能力为目标的通识教育。换言之，这种通识教育课程体系仅对完善学生知识结构有一定帮助，而对完善学生能力结构和人格结构效果有限。这一问题归根结底是未能彻底回归教育本质。

其二，未来导向不明显，主要表现为没有充分考虑未来全球发展及我国建设社会主义现代化强国对人才的需求，难以培养出在未来具有国际竞争力的人才。其症结之一是对学生独立思考和深度思考能力的培养不够，尤其未能有效激活学生问问题，问好问题，层层剥离后问出有挑战性、有想象力的问题的能力。其症结之二是对学生引领全国乃至引领世界能力的培养不够。这一问题归根结底是未能完全顺应时代潮流。

时代是"出卷人"，我们都是"答卷人"。自百余年前四川省城高等学堂(四川大学前身之一)首任校长胡峻提出"仰副国家，造就通才"的办学宗旨以来，四川大学便始终以集思想之大成、育国家之栋梁、开学术之先河、促科技之进步、引社会之方向为己任，探索通识成人的大道，为国家民族输送人才。

正如社会所期望，川大英才应该是文科生才华横溢、仪表堂堂，医科生医术精湛、医者仁心，理科生学术深厚、术业专攻，工科生技术过硬、行业引领。但在我看来，川大的育人之道向来不只在于专精，更在于博通，因此从川大走出的大成之才不应仅是各专业领域的精英，而更应是真正"完整的、大写的人"。简而言之，川大英才除了精熟专业技能，还应该有川大人所共有的川大气质、川大味道、川大烙印。

关于这一点，或许可以打一不太恰当的比喻。到过四川的人，大多对四川泡菜赞不绝口。事实上，一坛泡菜的风味，不仅取决于食材，更取决于泡菜水的配方以及发酵的工艺和环境。以之类比,四川大学的通识教育正是要提供一坛既富含"复合维生素"又富含"丰富乳酸菌"的"泡菜水",让浸润其中的川大学子有一股独特的"川大味道"。

为了配制这样一坛"泡菜水",四川大学近年来紧紧围绕立德树人根本任务,充分发挥文理工医多学科优势,聚焦"厚通识、宽视野、多交叉",制定实施了通识教育的"川大方案"。具体而言,就是坚持问题导向和未来导向,以"培育家国情怀、涵养人文底蕴、弘扬科学精神、促进融合创新"为目标,以"世界科技史"和"人类文明史"为四川大学通识教育体系的两大动脉,以"人类演进与社会文明""科学进步与技术革命"和"中华文化(文史哲艺)"为三大先导课程,按"人文与艺术""自然与科技""生命与健康""信息与交叉""责任与视野"五大模块打造100门通识"金课",并邀请院士、杰出教授等名师大家担任课程模块首席专家,在实现知识传授和能力培养的同时,突出价值引领和品格塑造。

如今呈现在大家面前的这套"四川大学通识教育读本",即按照通识教育"川大方案"打造的通识读本,也是百门通识"金课"的智慧结晶。按计划,丛书共100部,分属于五大模块。

——"人文与艺术"模块,突出对世界及中华优秀文化的学习,鼓励读者以更加开放的心态学习和借鉴其他文明的优秀成果,了解人类文明演进的过程和现实世界,着力提升自身的人文修养、文化自信和责任担当。

——"自然与科技"模块,突出对全球重大科学发现、科技发展脉络的梳理,以帮助读者更全面、更深入地了解自身所在领域,培养科学精神、科学思维和科学方法,以及创新引领的战略思维、深度思考和独立研究能力。

——"生命与健康"模块,突出对生命科学、医学、生命伦理等领域的学习探索,强化对大自然、对生命的尊重与敬畏,帮助读者保持身心健康、积极、阳光。

——"信息与交叉"模块，突出以"信息＋"推动实现"万物互联"和"万物智能"的新场景，使读者形成更宽的专业知识面和多学科的学术视野，进而成为探索科学前沿、创造未来技术的创新人才。

——"责任与视野"模块，着重探讨全球化时代多文明共存背景下人类面临的若干共同议题，鼓励读者不仅要有参与、融入国际事务的能力和胆识，更要有影响和引领全球事务的国际竞争力和领导力。

百部通识读本既相对独立又有机融通，共同构成了四川大学通识教育体系的重要一翼。它们体系精巧、知识丰博，皆出自名师大家之手，是大家著小书的生动范例。它们坚持思想性、知识性、系统性、可读性与趣味性的统一，力求将各学科的基本常识、思维方法以及价值观念简明扼要地呈现给读者，引领读者攀上知识树的顶端，一览人类知识的全景，并竭力揭示各知识之间交汇贯通的路径，以便读者自如穿梭于知识枝叶之间，兼收并蓄，掇菁撷华。

总之，通过这套书，我们不惟希望引领读者走进某一学科殿堂，更希望借此重申通识教育与终身学习的必要，并以具有强烈问题意识和未来意识的通识教育"川大方案"，使每位崇尚智识的读者都有机会获得心灵的满足，保持思想的活力，成就更开放通达的自我。

是为序。

（本文作于 2023 年 1 月，作者系中国工程院院士，时任四川大学校长）

目　录

上篇　微生物与疾病流行

下篇　流行病与公共卫生

上篇
微生物与疾病流行

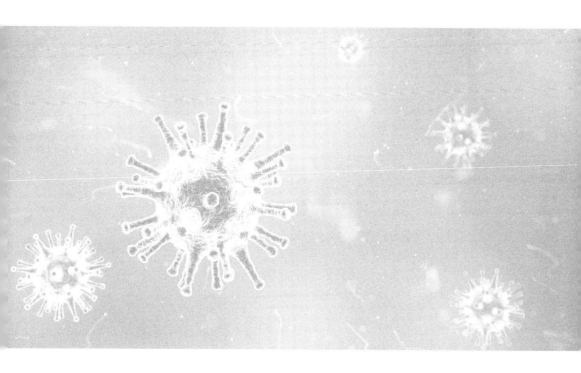

微生物及其特征

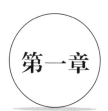

第一章

看不见的大千世界：微生物

　　地球上存在着众多生物，它们跟我们人类一样，都是地球的"居民"。这些生物大小差异非常大，有上百米高的参天大树，也有不到五厘米的矮柳，有重达上百吨的鲸鱼，也有体重才几十毫克的蚂蚁。上述举例的这些生物都是我们能通过肉眼观察到的，但实际上还有很多生物非常小，人类用肉眼根本看不见。这些微小的生物对地球生态环境十分重要，它们影响着其他生物的繁衍生息，也直接或间接地影响着人类的健康和人类文明进程。下面让我们一起走进微生物（Microorganism）的大千世界。

引子：布匹商人成了微生物研究的先驱

　　人类一直保持着探索未知世界的好奇心，渴望看到更多未曾见过的事物。早于公元前 3700 年，人类已开始使用玻璃，但直到 16 世纪末，简易的显微镜才诞生，而且只能放大几倍。虽然这种简易显微镜的放大

倍数不高，但对一些小物体的观察却引起了人们的极大兴趣。17 世纪
80 年代，列文虎克（Antonie van Leeuwenhoek）制作了可放大 160 倍
的显微镜。列文虎克本是布匹商人，但他从小对磨制透镜非常着迷，而
且心灵手巧，磨制的透镜质量非常高。最初他利用透镜的放大作用检查
布匹质量，后来他用透镜来观察各种细小的东西。在他的显微镜下，一
个个纷繁复杂的微观世界逐渐展现。1674 年的一次偶然观察，让他成
为世界上第一个"看见"微生物的人。他利用自己制作的显微镜观察雨
水，从中发现了许多"活的小动物"——后来被确定为细菌。他利用显
微镜持续对这些"活的小动物"的具体形态进行了观察和详细描述，并
将结果发表在《皇家学会哲学学报》，从此打开了人类研究微生物的大
门。之后，越来越多的研究者通过显微镜对微生物的形态等进行研究，
逐渐充实和扩大了人类对微生物的认知。

第一节 微生物的概念

微生物是指一大群形态细小，其个体不能用肉眼看见或用肉眼不能
看清，而必须借助显微镜才能观察的生物的总称。微生物不是具体的某
一种生物，而是一大类生物的总称。一般人类肉眼可以分辨的最小物体
为 0.1～0.2 毫米，如果生物体大小不足 0.1 毫米，人类就"视而不见"
了。所以，虽然没有准确的尺寸来界定微生物，但是通常所说的微生物
就是指个体大小不足 0.1 毫米的那些生物。

据科学家估计，地球上微生物诞生于 35 亿年前，远远早于人类出
现的时间。人类自出现以来，时时刻刻与微生物打着交道却浑然不觉。
虽然历史上很多生活或生产经验体现出人类对微生物的利用，但实际上

人类认识微生物的历史却非常短暂。如前所述，人类对微生物的认识始于显微镜的诞生。显微镜的出现，为人类认识微生物奠定了基础。在其后 200 年左右的时间里，人类利用显微镜发现了众多微生物，但大多也只停留在对微生物形态的描述上，对它们的生理活动、生命规律以及其影响人类健康和生产实践的规律知之甚少。19 世纪中叶以后，人类才逐渐认识微生物的生命活动过程。法国科学家路易斯·巴斯德（Louis Pasteur）和德国科学家罗伯特·科赫（Robert Koch）对微生物学的发展贡献巨大。

第二节　微生物的特点

虽然个体非常小，但微生物也像其他大型生物一样进行新陈代谢，也能生长繁殖，只不过它们的生命过程与大型生物有所不同，甚至不同的微生物之间也有不同。随着对微生物的认识越来越深入，科学家发现并总结了微生物的一些共有特征。

一、个体小、结构简单

微生物都很小，肉眼不可见。人头发丝的直径约 0.1 毫米，大多数细菌和酵母的大小在 1～10 微米（1 毫米＝1 000 微米），比如大肠埃希菌（大肠杆菌）的宽度约为 0.5 微米、长度约为 2 微米，80～100 个大肠杆菌"肩并肩"地排列成横队，才能达到一根头发丝的宽度，1 500 个大肠杆菌头尾相连也仅有一颗芝麻长。病毒就更小，但不同的病毒大小差异较大，通常在 10～300 纳米（1 微米＝1 000 纳米），连普通光学显微镜都观察不到，必须借助电子显微镜放大上万倍才能观察到。如脊髓灰质炎病毒基本呈球形，直径约为 20 纳米；冠状病毒的直径为 60～140 纳米；噬菌体大小一般为 20～200 纳米。但是随着科学的发展，也有一些个体较大的病毒或者细菌被发现：2003 年，科学家发现了米米病毒，直径为 800 纳米；2013 年，法国科学家发现了一种新的巨型病毒，命名为潘多拉病毒（Pandoravirus），直径达 1 微米；2022 年，在 *Science* 杂志上发表的一篇文章报道了比大多数细菌大 5 000 倍的一种细菌（图 1－1），这种细菌呈丝状，最长个体达 2 厘米。

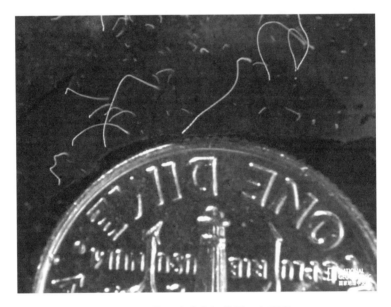

图 1－1　华丽硫珠菌与美元一角硬币

尽管有一些体型较大的微生物被发现，但一般认为微生物个体小。微生物之所以个体小，其中一个重要原因是结构简单。细菌、支原体、酵母是单细胞生物，一个细胞就是一个生物体。霉菌虽是多细胞微生物，但其细胞分化程度较低。病毒的结构更加简单，甚至连基本细胞结构都没有，只含有一种核酸和少数蛋白质，缺乏线粒体（细胞的能源工厂）、高尔基体（细胞的蛋白质合成工厂）等细胞器，所以不能独立生长和繁殖，必须在别的细胞中借助细胞提供能量和蛋白质合成机器才能增殖。我们不妨想象病毒就是一个拿着独家秘籍的传销人员，入侵一个工厂后忽悠工厂员工帮他生产所需的产品。

二、代谢力强、繁殖快速

由于微生物个体小，比表面积大，与外界物质交换速度非常快，它们具有极快的物质代谢速度和个体繁殖速度。例如大肠杆菌每小时可分解自重 1 000~10 000 倍重量的乳糖，乳酸菌每小时产生自重 1 000 倍重量的乳酸，大肠杆菌消耗自重 2 000 倍重量的食物只需 1 小时，而人类却要 500 年。

在适合的条件下，大肠杆菌平均每 20 分钟分裂 1 次，由 1 个变成 2 个，24 小时后，数量可达 4.7×10^{23} 个，重量达 4 722 吨，48 小时后，重量达 2.2×10^{25} 吨，相当于 4 000 个左右地球的重量。酵母通过出芽增殖，在适宜的条件下，12 分钟即可实现数量翻倍。微生物代谢强、繁殖快的特点被人类用于生产实践，在食品生产、药品生产、废物转化等方面发挥了重要作用。我们前面提到 1 个大肠杆菌 48 小时后就会达到 4 000 个左右地球的重量，那为什么这么长时间过去了，微生物还没有压垮地球呢？其实原因也很简单，那就是营养物质、环境条件的限制。

三、适应性强、容易变异

微生物在长期进化中形成了灵活的代谢调控机制，当环境条件变化时能迅速感知并做出反应，对环境的适应性非常强。微生物个体小、比表面积大，能非常敏锐地感知并接受环境变化，迅速调整生命代谢速度甚至代谢方式。例如细菌在合适的温度下能迅速增殖，当温度较低时，其代谢、增殖速度下降；某些细菌在环境不利时，会形成芽孢（休眠体），增加对外界不良环境的抵抗力，当处于有利环境时芽孢又能恢复生长。微生物种类繁多，某些微生物对特殊环境甚至极端环境的适应性很强。

由于微生物代谢、繁殖速度快，它们的遗传物质在复制中容易出错，也就导致了所谓的变异。可以把细胞想象成一个大工厂，各条工作线都在飞速运转，时不时会忙中出错。加上它们大多数结构简单，核酸复制错误后的纠错机制不足，所以发生的变异容易积累和遗传给下一代。可以想象成微生物工厂管理比较粗放，出错概率本来就高，加上现场监督、出厂检验环节的工人能力不足，瑕疵产品出现率就高。微生物基因组小而简单，少量的变异就可能导致微生物的生理代谢过程发生巨大改变，甚至引起微生物结构的变化，导致形态变异、致病力变异、抗原性变异等。相比而言，RNA 病毒更容易发生变异，如流感病毒、冠状病毒等。

四、种类繁多、分布广泛

微生物已经在地球上存在了数十亿年，在长期的进化过程中产生了非常多的种类。人类已经发现和认识的微生物有 10 万多种，但科学家估计这些被发现的微生物只占地球上微生物种类的 1% 左右，还有很多微生物等待着我们去发现。微生物可以简单地分成原核细胞型微生物、真核细胞型微生物和非细胞型微生物三大类，每个大类又包含很多种类。

每种微生物都有各自独特的环境适应能力，所以在自然界中，微生物分布广泛。调查发现，普通城市街道的空气中，每立方米含有上千个微生物；普通房间空气中更多一些，有上万个；肥沃的土壤中，1 克土壤的微生物数量可高达 10^8 个；符合标准要求的游泳池水中，每毫升大概含有数百个微生物；我们的皮肤上每平方厘米大约有 10^4 个细菌，1 毫升唾液中的细菌数量超过 10^9 个，1 克粪便中的细菌数量超过 10^{12} 个，据估计，人体肠道中的微生物总量可达 1 公斤。我们每时每刻都接触着微生物，它们就在我们不知不觉的状态下影响着我们。

第三节　微生物的分类

生物体的基本结构和功能单位是细胞。细胞的结构不同，其生命活动和代谢方式等也不同。细胞分为两大类：原核细胞（prokaryocyte）和真核细胞（eukaryocyte）。原核细胞比较原始，其细胞较小，无核膜、无核仁，没有成形的细胞核；遗传物质（多数为一个环状 DNA 分子）集中在细胞质中的某个区域（称为拟核）；没有染色体，DNA 不与蛋白质结合；细胞器只有核糖体。真核细胞结构比较复杂，细胞较大，有核膜、有核仁、有真正的细胞核（细胞核外包裹核膜，与细胞质中其他成分分开）；有一定数目的染色体（DNA 与蛋白质结合而成）；一般有多种细胞器。两种类型细胞的主要区别见图 1-2、表 1-1。如果细胞是一个工厂，那真核细胞厂里的生产车间和管理层之间有明确的工作分区，而且相互之间有隔墙。而原核细胞厂里大家都在一个大办公场所办公，中间没有隔墙。而且真核细胞厂里的生产车间功能种类更多、分工明确。

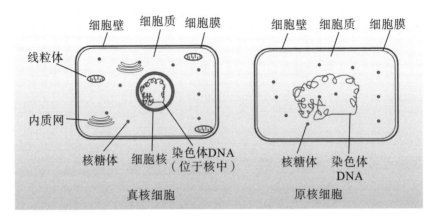

图1-2 真核细胞与原核细胞的结构示意图

表1-1 真核细胞和原核细胞的主要区别

比较项目	真核细胞	原核细胞
大小	较大，10~100 微米	较小，1~10 微米
细胞核	细胞核被核膜包裹，有核仁	无核膜和核仁，只有核区（拟核）
细胞器	复杂、多种，包括线粒体、核糖体、高尔基体、内质网、叶绿体等	简单，只有核糖体
DNA 存在形式	与蛋白质形成染色体，存在于细胞核中，部分存在于叶绿体、线粒体中	不与蛋白质形成染色体，游离在细胞质中拟核区域

一、原核细胞型微生物

原核细胞型微生物包括细菌、放线菌、支原体、衣原体、立克次体、螺旋体、蓝细菌等。

细菌（Bacterium）是原核细胞型微生物的代表，是地球上数量最多的微生物，约占环境中微生物总量的 90%。细菌的形态各有不同，基本分为球形、棒状和螺旋状（图1-3）。由于人类最初认识细菌是通过在显微镜下观察其形态特征，所以细菌的分类和命名中一般都包含对其形态的描述，如葡萄球菌、链球菌等就是因为这些细菌呈球形被命名为球菌；而变形杆菌、结核分枝杆菌、破伤风梭状芽孢杆菌等则因为呈杆状而被称为杆菌；幽门螺杆菌、霍乱弧菌等分别呈螺旋形和弧形。如果显微镜的放大倍数高，就会发现球菌也有不同的形状，有些是很圆的球形，有些则是椭圆形；杆菌像一根棒子，长短不同，有粗细差异。

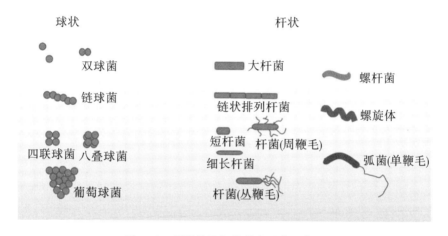

图1-3 显微镜下细菌基本形态示意图

尽管形状各异，但细菌的基本结构比较一致，某些结构是所有细菌都必需的，称为细菌的一般结构，包括细胞壁、细胞膜、细胞质、核糖体、拟核、中介体等，有一些细菌还具有一些特殊的结构，或者某些细菌在特定状态下会产生某些特殊结构，这些特殊结构包括鞭毛、芽孢、荚膜等。细菌的细胞壁为细菌提供外壳，固定细菌的形状，其主要成分是肽聚糖，肽聚糖形成三维网状结构（图1-4）。细菌细胞壁肽聚糖层的多少跟细菌与某些染料结合的能力有关，例如最常用的一种细菌染色方法——革兰染色法，就是根据细菌细胞壁肽聚糖层的多少将细菌分成革兰阳性菌和革兰阴性菌两大类。革兰阳性菌细胞壁肽聚糖层厚而被染成紫色，革兰阴性菌细胞壁肽聚糖层薄而被染成红色。细菌细胞膜、细胞质、核糖体的基本功能与其他生物细胞类似。

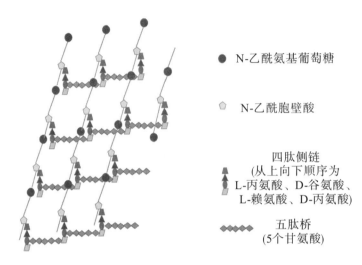

● N-乙酰氨基葡萄糖

⬠ N-乙酰胞壁酸

四肽侧链
(从上向下顺序为
L-丙氨酸、D-谷氨酸、
L-赖氨酸、D-丙氨酸)

五肽桥
(5个甘氨酸)

图1-4 细菌细胞壁肽聚糖结构示意图

鞭毛是细菌表面长出的管状结构，是细菌的运动器官。细菌根据鞭毛数量被分为单鞭毛细菌和多鞭毛细菌。顾名思义，单鞭毛细菌就是一个细菌只有一根鞭毛，多鞭毛细菌则长有多根鞭毛。多鞭毛的着生部位也有不同，有些细菌鞭毛于周身多处分布，有些细菌的多根鞭毛成簇生长。鞭毛数量和着生方式因细菌种类不同而异，是细菌分类鉴定的重要特征之一（图1-5）。某些细菌能形成芽孢，一般当细菌处于不利环境条件下，或者在其生长发育后期，在细菌细胞内形成一个椭圆形或圆柱形的、厚壁、含水量低、折光性强、具有抗逆性的休眠体，即为芽孢。芽孢对热、刺激性化学物质和辐射都具有极强的抵抗力。荚膜是某些细菌表面的特殊结构，是位于细胞壁表面的一层松散的黏液物质。荚膜的成分因菌种不同而异，主要是由葡萄糖与葡萄糖醛酸组成的聚合物，也有荚膜含多肽与脂质。细菌可利用荚膜抵御不良环境，有助于细菌生存。荚膜也能保护细菌不受白细胞吞噬，而且能有选择地黏附到特定细胞的表面上，表现出对靶细胞的专一攻击能力，有助于细菌致病。

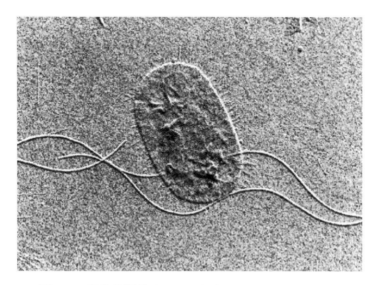

**图1-5　细菌的鞭毛（×39 000）（Prescott-Harley-Klein.
Microbiology，Fifth Edition）**

细菌主要通过二分裂方式繁殖。分裂时，细胞首先将其遗传物质进行复制，然后细胞从中部向内凹陷，形成两个子细胞。所以细菌每分裂一次，其数量就翻一倍。细菌两次分裂之间的时间被称为代时，代时的长短因细菌不同而异，也会受许多环境条件的影响。例如，生长极快的细菌之一——产气荚膜梭状芽孢杆菌的最佳分裂时间约为10分钟，大肠杆菌每20分钟可以翻一倍，生长缓慢的结核分枝杆菌繁殖一次的时间为12~16小时。有些科学家甚至相信某些生活在地球表面深处的细菌种群可能以极慢的速度生长，每隔几千年才繁殖一次。环境中的营养物质含量、温度条件等都会影响细菌代时。当细菌在固体培养基上生长繁殖时，越来越多的子代细菌被限制在培养基上的固定位置，逐渐形成肉眼可见的细菌团体，称为菌落（Colony）。一个菌落可以由一个细菌分裂繁殖而成，当多个细菌处在培养基的相同位置或相近位置时，也可能共同形成一个菌落。不同种类的细菌形态不同、生长条件要求不同，在培养基上形成的菌落特征不同，由此可对细菌进行分类和鉴别（图1-6）。

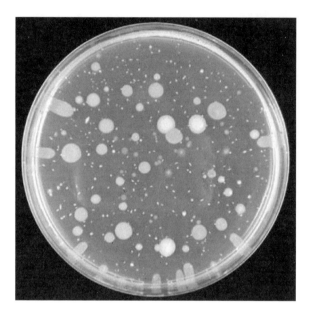

图1-6　某食品样品在培养基上长出的细菌菌落

（形态、大小、颜色均可不同）

细菌的生长繁殖需要营养物质和能量。细菌根据不同能量来源分为光能型细菌和化能型细菌。光能型细菌将光照的能量转化为供生命代谢的原始动力，而化能型细菌则以某些化学反应转化产生的能量为动力。细菌所需的营养素与其他大多数生物相同，包括氮源、碳源、磷源、硫源、镁源和钾源等。根据其碳源的来源，细菌分为自养型细菌和异养型细菌。自养型细菌是指能将环境中的无机碳源（如二氧化碳、碳酸盐）等转化成有机物的细菌；异养型细菌不能利用无机碳源，必须依靠有机物中的碳源才能生长繁殖。

环境中的能量来源、营养素来源决定了其中的微生物分布。微生物的生长繁殖受到环境温湿度、氧气含量、酸碱度、渗透压等诸多方面的影响。人们也可以通过改变和控制这些影响因素而实现对微生物生长繁殖速度的控制。

放线菌（Actinomycetes）也属于原核细胞型微生物，其与细菌不同。放线菌是原核生物中一类能形成分枝菌丝和分生孢子的特殊类群，呈菌丝状生长，主要以孢子繁殖，因菌落呈放射状而得名。放线菌在环境中，尤其是土壤中分布广泛。放线菌可以分解许多有机物，包括芳香族化合物、石蜡、橡胶、纤维素、木质等复杂化合物，在自然界物质循环中发挥重要作用。放线菌也被人类利用，在污水及有机固体废物的生物处理中产生积极的作用，还能促使土壤形成团粒结构而改善土壤。放线菌也是抗生素的主要来源，至今发现的近万种抗生素中，约 70% 由放线菌产生。

支原体（Mycoplasma）也属于原核细胞型微生物，能形成丝状与分枝形状，大小为 0.1~0.3 微米。支原体与细菌的不同之处在于没有细胞壁、能通过滤菌器。支原体广泛存在于人和动物体内，大多不致病，但某些支原体对人致病，如肺炎支原体、人型支原体、生殖支原体、解脲脲原体等。

衣原体（Chlamydia）有细胞壁、细胞膜，也属于原核细胞型微生物。它们没有合成高能化合物 ATP、GTP 的能力，必须寄生在宿主细胞内，由宿主细胞提供能量。衣原体多呈球状，在发育过程中呈现两种不同的形态特征：发育成熟的衣原体呈球形，小而致密，在宿主细胞外较为稳定，具有高度感染性，称为原体；繁殖中的细胞大而疏松，是原体在细胞内空泡中发育而成，不具感染性，称为网状体或始体。

蓝细菌（Cyanobacteria）是一类能进行产氧性光合作用的大型单细胞原核生物，以前被认为属于藻类，曾被称为蓝藻或蓝绿藻（Blue-green Algae)。蓝细菌分布十分广泛，遍及世界各地，大多数（约75％）存在于淡水，少数存在于海水，有些蓝藻细菌可生活在60~85℃的温泉中，有些种类与细菌、苔藓、蕨类、裸子植物共生，有些还可穿入钙质岩石、介壳中（如穿钙藻类）或土壤深层中（如土壤蓝藻）。蓝细菌和其他一些产生氧气的微生物被认为是地球氧气的最早来源。在地球诞生早期，地球上是无氧的，随着这些产氧微生物不断代谢产生氧气，经过漫长的时间后，地球上逐渐出现了植物、动物等。即使是现在，不少科学家也认为地球上70％的氧气来源于微生物，30％来源于植物。但是当人类排放到水中的氮磷元素过多时，水中的蓝细菌等会大量增殖引起水华、赤潮等环境问题，会产生很多有毒有害的代谢产物，成为饮水安全的一个严重威胁。

二、真核细胞型微生物

真核细胞型微生物有真菌（Fungus）、真核藻类和原生动物。真菌包括单细胞和多细胞两大类型，酵母（Yeast）是单细胞真菌的代表，多细胞真菌有蕈菌和霉菌（Mould 或 Mold）等。蕈菌如可食用菌可以生长到很大，传统上属于植物学研究的范畴，虽然近些年有学者将其纳入微生物的范畴，但在本教材中蕈菌不纳入微生物范畴。

酵母（Yeast）指一类能发酵糖类的单细胞真核微生物。酵母比细菌略大，基本呈卵圆形，具有无性繁殖和有性繁殖两种繁殖方式。无性繁殖以芽殖或裂殖为主，有性繁殖方式是产生子囊孢子。芽殖是酵母最常见的一种繁殖方式：成熟细胞长出一个小芽，到一定程度后脱离母体继续长成新个体（图1-7）。如果长大的子细胞与母细胞不立即分离，其间仅以狭小的面积相连，则这种藕节状的细胞串就称为假菌丝。芽体与母细胞分离后会在母细胞上留下芽痕，而在子细胞上相应地留下一个蒂痕。少数酵母可以像细菌一样通过分裂而繁殖，例如裂殖酵母。某些酵母可在卵圆形营养细胞上长出小梗，其上产生肾形的掷孢子；有的还能在假菌丝的顶端产生具有厚壁的厚垣孢子。

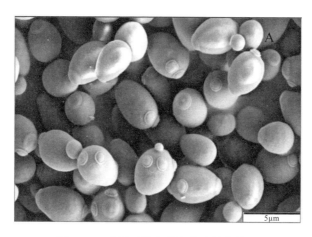

图 1-7　酿酒酵母出芽和蒂痕的电镜图

注：引自 Bernstein H，Bernstein C. Sexual processes in microbial eukaryotes［M/OL］. https：//www. intechopen. com/chapters/68651.

酵母在自然界的分布非常广泛，在很多水果、蔬菜及多种植物的花和果实上都有酵母存在。酵母是被人类驯化利用的第一种微生物。人类几乎离不开酵母，如酒类的生产、面包的制作、乙醇和甘油发酵、石油及油品的脱蜡。最近几十年来，酵母也因为易于培养、繁殖快速等特性，在基因工程中常用作"工程菌"。酵母对抗生素不敏感，当采用抗生素治疗细菌感染时，可能由于细菌被杀灭而使酵母生长空间变得"宽松"，利于酵母生长繁殖，从而引起酵母感染。

霉菌是形成分枝菌丝的真菌的统称，意即"发霉的真菌"，它们往往能形成分枝繁茂的菌丝体，但又不像蘑菇那样产生大型的子实体。霉菌不是分类学的名词，在分类上霉菌属于真菌门的各个亚门。构成霉菌的基本单位称为菌丝，菌丝呈长管状，宽 2~10 微米，可不断自前端生长并分枝。菌丝无隔或有隔，含有 1 个或多个细胞核。

在固体基质上生长时，霉菌的部分菌丝深入基质吸收养料，称为基质菌丝或营养菌丝；向空中伸展的称为气生菌丝，可进一步发育为繁殖菌丝，产生孢子。大量菌丝交织成绒毛状、絮状或网状等，称为菌丝体。菌丝体常呈白色、褐色、灰色，所以霉菌菌落有不同的颜色（图 1-8），有的霉菌还可产生色素使基质着色。霉菌繁殖迅速，常造成食品、用具的霉腐变质，甚至有些霉菌在粮食等食物上生长繁殖产生毒素，如黄曲霉毒素是一种致癌性非常强的真菌毒素。除有害的霉菌外，对人类有益的霉菌也很多，如毛霉可用于生产腐乳。

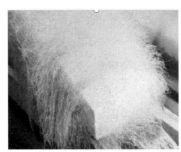 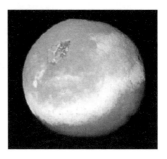

A. 毛豆腐上的毛霉　　　　B. 橘子上的青霉

图 1-8　霉菌的形态

霉菌有很强的繁殖能力，而且繁殖方式多种多样。虽然霉菌菌丝体上任一片段在适宜条件下都能发展成新个体，但在自然界中，霉菌主要依靠产生形形色色的无性或有性孢子进行繁殖。你可以想象孢子像植物种子一样是霉菌的种子，只是孢子的数量特别多，个体特别小。霉菌的孢子具有小、轻、干、多，以及形态色泽各异、休眠期长和抗逆性强等特点，每个个体所产生的孢子数经常是成千上万的，有时可达几百亿、几千亿甚至更多。这些特点有助于霉菌在自然界中随处散播和繁殖。霉菌可以感染植物并在其中生长繁殖，也可以感染人和动物导致霉菌病。

三、非细胞型微生物

有一大类微生物，它们结构更为简单，不具备独立进行细胞生长繁殖所需的必要结构成分，被称为非细胞型微生物，主要包括病毒（Virus）、噬菌体等。

病毒是一类形态细小、结构简单、只含一种核酸（DNA 或 RNA）、必须在活细胞内寄生并以复制方式增殖的非细胞型微生物。人类认识的第一个病毒是烟草花叶病毒，由马丁乌斯·贝杰林克于 1898 年发现并命名。1884 年，法国微生物学家查理斯·尚柏朗发明了一种细菌无法滤过的过滤器，用以制备无菌液体。后来，科学家发现染病的烟草汁液用过滤器滤除细菌后还能致病，说明其中的致病因子比细菌更小。经过多年的研究，马丁乌斯·贝杰林克于 1898 年提出致病因子是一种小分子组成的"传染性活流质"，并命名为病毒。

病毒个体很小，表征其大小常采用的长度单位是纳米。不同种类的病毒，其大小不同，但一般在 20～300 纳米。一般滤菌器的孔径为 0.45 微米，能阻留细菌，但是病毒个体小于该孔径，能够穿过。病毒的结构非常简单，基本结构由病毒核心和衣壳组成。病毒核心是指其核酸，位于病毒体内部，是病毒的遗传物质。病毒的衣壳是包围在核酸外面的蛋白质外壳，由一种或几种蛋白质构成。有些病毒在衣壳外还有一层类似于细胞膜结构的脂质双分子层外膜，称为包膜或者囊膜（Envelope），膜上镶嵌着某些糖蛋白，这些糖蛋白形似钉状突起，称为刺突（图1-9）。由于病毒包膜属于脂质结构，因此这类有包膜的病毒对脂溶剂敏感。

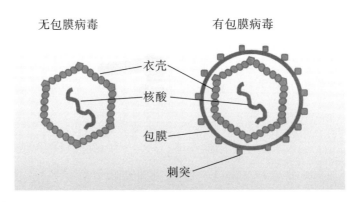

无包膜病毒　　　　　　有包膜病毒

衣壳
核酸
包膜
刺突

图 1-9　病毒结构模式图

一种病毒的体内只有一种核酸，要么是 DNA，要么是 RNA，因此病毒可分为 DNA 病毒和 RNA 病毒。病毒体内核酸的存在形式有单链和双链之分，因此病毒进一步分为单链 DNA 病毒、双链 DNA 病毒、单链 RNA 病毒、双链 RNA 病毒。根据病毒衣壳外是否有外膜，病毒又分为有包膜病毒和无包膜病毒。

病毒体内没有自己的代谢结构，没有酶系统，因此病毒不能独立自主繁殖。病毒的复制、转录和转译都在宿主细胞中进行，当它进入宿主细胞后，就可以利用细胞中的物质和能量完成生命活动，按照它自己的核酸所包含的遗传信息产生和它一样的新一代病毒。离开了宿主细胞，病毒就不能独立复制。病毒进入宿主细胞实现复制的过程分为吸附、穿入、脱壳、生物合成、装配、释放（图 1-10）。病毒通过包膜上的蛋白或者衣壳蛋白识别和结合宿主细胞上对应的受体（吸附）；吸附了病毒的细胞膜结构发生改变，通过细胞胞饮或者细胞膜融合等方式使病毒进入宿主细胞（穿入）；病毒进入细胞后释放出核酸（脱壳）；在病毒核酸的指导下，宿主细胞复制病毒核酸，合成病毒蛋白质（生物合成）；合成的病毒蛋白质和病毒核酸装配形成新病毒，从宿主细胞中释放出来

（装配、释放）。有些病毒会一边复制，一边装配释放。多数病毒是大量复制后集中释放并导致宿主细胞死亡。一个被病毒感染的细胞一次可以释放成百上千个新病毒。吸附宿主细胞是病毒致病的第一个环节，也是最具有选择性的环节。宿主细胞本来是封闭的，病毒却掌握了某种"开门"的技术，但是每种宿主细胞的"门锁"不一样，所以一种病毒只能进入具有相同"门锁"的细胞，对于具有其他"门锁"的细胞，病毒则无法进入。如果某一天，人们能找到一种专门攻击癌症细胞的病毒，治愈癌症岂不手到擒来？

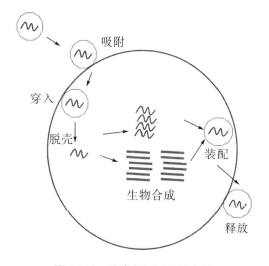

图 1－10　病毒复制过程示意图

　　感染细菌的病毒称为噬菌体（Phage），每种噬菌体只能感染少数种类的细菌，具有明显的特异性，可以用于细菌的分类和鉴定。噬菌体可以被用作研究人类病毒生理过程的替代病毒，也可以被用于治疗细菌引起的某些疾病或者控制细菌污染，具有较大的研究意义。

　　随着对疾病致病因子的深入研究，人类又发现了一些只含有蛋白质或者只含有核酸的致病因子，称其为亚病毒，包括类病毒（只含有具有感染性的 RNA）、拟病毒（只含有不具感染性的 RNA）、卫星病毒（与其他病毒伴生的缺陷病毒）、卫星 RNA（只含有与侵染无关的 RNA）、朊粒（只含有单一的蛋白质成分）。传染性海绵状脑病（如疯牛病、羊痒病、貂传染性脑病、人克－雅病、格－斯综合征、库鲁病等）的致病因子 PrP 就属于朊粒，其实质是一种变性蛋白质，变性后的 PrP 可以引起其他 PrP 变性，类似致病性病毒的复制。但 PrP 只是蛋白质，没有核酸，不可能向真正的生物那样生长和繁殖。

第四节　微生物与自然环境

　　原始的地球没有有机物，甚至连现在的高等生物生存所必需的氧气都没有。虽然到目前为止，对于最早的生物是如何在地球上出现的问题，人们只能给出推测性的答案，但毫无疑问，最早出现在地球上的生物一定是微生物。原始微生物不需要氧气，能够通过转化各种无机物获得能量，所以能在古地球的严酷环境中顽强生存。我们从现代的微生物中也可以找到这些原始生物的影子：耐热菌、耐盐菌、厌氧菌等。早期的微生物默默地生存、繁衍、进化，为地球积累有机物和氧气，为植物、动物等的出现创造了条件。

　　微生物虽然个体很小，但是数量巨大，既是重要的生产者，也是分解者，对维持地球生态平衡起着举足轻重的作用。它们参与物质循环。一些自养微生物如蓝细菌、硝化细菌、根瘤菌等，利用简单的无机物合成有机物，为其他生物包括某些微生物提供营养物质。也有很多微生物作为大自然循环系统的分解者，可以分解死亡的动植物、动物的排泄物、植物落下的叶子等，使其重新变成肥沃的土壤，回到地球的物质循环和能量循环之中。

自然环境中微生物分布非常广泛，科学家认为任何一个自然环境中都存在微生物，当然不同的环境由于温湿度、营养物质等条件不同，其中的微生物数量和种类有差异。微生物与其他生物一样，需要相应的营养物质才能实现生长繁殖。微生物需要的营养素有水、氮源、碳源、无机盐和生长因子。水是构成微生物甚至其他所有生物重要的要素之一，原因是营养元素一般需要溶解在水中才能被微生物吸收，而且生物的很多新陈代谢也需要水作为媒介。氮源和碳源分别提供氮元素和碳元素，它们是生物大分子的必要构成元素。无机盐离子维持着微生物细胞正常的渗透压，部分无机盐也作为酶活性调节因子参与新陈代谢。虽然不是所有微生物的生长都需要生长因子，但对于某些微生物，特定类型的生长因子能保证其特殊的营养需求。缺乏所需营养物质，微生物就会生长不良，甚至"饿死"，所以如果我们能控制微生物生长所需的营养物质，就能够控制微生物的生长繁殖。一般认为，营养物质是决定微生物生长繁殖和在环境中分布的主要因素。除此之外，环境中微生物的数量、种类和分布还受温度、酸碱度、氧气等众多环境因素的影响。

每种微生物都只在一定适宜温度范围才能存活和生长。温度过高微生物会死亡，这是人们采用高温杀灭微生物的理论依据。温度降低微生物的生命活动相应减缓、生长繁殖速度变慢，所以人们采用低温保存食物，避免微生物快速生长引起食物腐败变质。一般当温度低于 $-10\,^{\circ}\mathrm{C}$ 时，大多数微生物会停止繁殖，但处于休眠状态保持存活，所以人们采用低温保存微生物菌毒种。但是如果再降低温度，微生物体内的水分变成冰晶，会损伤微生物细胞导致其死亡，所以在冻存微生物菌毒种时，应注意减少冰晶产生。

微生物对酸碱度也只能耐受一定的范围，pH 值过高或过低都不利

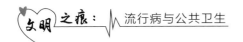

于微生物生长繁殖，甚至导致微生物死亡。例如人体胃内含有胃酸，
pH 值为 1~2，食物中大多数微生物会被杀灭，但少数耐酸的微生物能
在其中存活甚至引起人类疾病。其他很多环境因素也会影响微生物的生
长繁殖，从而影响环境中微生物的分布和数量。微生物在适合的环境条
件下才能大量生长繁殖，在不适合的环境中则生长受限甚至死亡，所以
微生物与环境的关系实质上就是选择与适应。

当然，如前所述，微生物有适应性强、容易变异的特征，更容易实
现"适者生存"，这有可能是环境中微生物分布广泛的原因之一。不同
的环境，营养物质分布不同，温度、pH 值、氧气含量等各种影响微生
物生长的环境因素不同，只有那些能适应的微生物才能存活和生长
繁殖。

第五节　微生物与人类生产生活

人类在文明发展的过程中积累了很多微生物相关的知识，并将微生
物知识用于生产生活中，极大地丰富了人类的物质文明。

在列文虎克通过显微镜观察到细菌之前，人类早已开始对微生物的
利用，只是未从科学角度对微生物的形态、功能及作用机制进行描述。
我国在古代就已开始利用曲蘖（发霉、发芽的谷粒）酿酒，但一直不知
道曲蘖的本质所在。考古学家在我国贾湖遗址的陶器沉积物中发现了酒
石酸成分（葡萄汁发酵产生），经放射性同位素碳－14 年代检测证实距
今有 9 000 多年，说明当时人们已经开始通过发酵酿造技术制作饮料。
公元 6 世纪，贾思勰在《齐民要术》中明确记载了谷物制曲、酿酒、制
酱、造醋、腌菜等利用微生物制作食品的方法。除了食品制作，我国人

民很早就将微生物用于农业生产和医疗。春秋战国时期，劳动人民从生产实践中发现腐烂在田里的杂草可以使庄稼长得茂盛，于是开始用腐烂的野草和粪作为肥料。公元前 1 世纪，世界现存最早的农学著作《氾胜之书》提出，利用瓜类和小豆间作的种植方法来提高作物产量。《神农本草经》记载了白僵蚕（即感染白僵菌而僵死的家蚕幼虫）的功效与用法。《左传》也有关于用麦曲治疗腹泻的记载。《医宗金鉴》则详细记载了种痘防治天花的方法。西方国家也同样有利用微生物的历史，如公元前 3 000 年左右，古埃及人就掌握了制作发酵面包、酿制果酒的技术。尽管当时人们通过日积月累的生活实践已经学会巧妙地利用微生物来改善自己的生产生活，但是他们并不知道这些方法的实质是微生物在发挥作用。

在现代人类生产生活中，微生物在方方面面都有应用，如微生物用于生产食品、药品，用于监测、治理环境污染，微生物还可以用来开采石油，微生物也是人们开展生命科学研究的重要研究对象，某些微生物甚至被用来消除其他微生物污染或者治疗微生物感染。

一．微生物在食品生产中的应用

在现代食品生产中，微生物的应用十分广泛，人们利用微生物生产各种发酵食品，如奶酪、酸奶、纳豆等，一方面丰富了食物类型，另一方面也提高了食物的营养价值，减少食物或食物成分的不良作用。如某些人群由于缺少小肠黏膜乳糖酶，导致乳糖吸收障碍，当摄入牛奶时会出现腹胀、腹泻、腹痛等症状，而利用乳酸菌等分解牛奶中的乳糖生产的酸奶就可以改善乳糖不耐受的情况。又如豆腐乳的生产是利用毛霉或根霉分解大豆蛋白质产生肽和氨基酸，还使大豆中的脂肪转化成游离脂肪酸、淀粉转化为糖，破坏其中的某些营养抵抗物质，使其具有丰富的营养、鲜美的口味。除了可以生产营养成分，微生物的某些代谢产物还具有抑制其他微生物生长的作用，可以用于食品保鲜、防腐。某些微生物还能产生特殊的色素，成为食品色素的重要来源，如红曲色素、β－胡萝卜素等。

二、微生物在农业生产中的应用

据报道，截至 2020 年，我国农业微生物在生物肥料、生物农药、生物饲料领域使用较多。生物肥料允许使用的菌种有 140 多种，主要包括细菌、真菌、放线菌、酵母等；生物农药目前使用的微生物也超过 80 多种，主要包括细菌、真菌、放线菌、昆虫病原微生物、病毒等；生物饲料方面主要有细菌、真菌、酵母等 18 种。

微生物肥料是一类通过人工培养的对植物有益的微生物制成的微生物制剂，其功能是利用特定的微生物的生命活动，促进土壤中的物质转化、改善作物营养、刺激或调整植物生长，从而达到增产的目的。微生物肥料的作用主要靠大量有益微生物的生命活动代谢。只有当这些有益微生物处于旺盛的繁殖和新陈代谢的情况下，物质转化和有益代谢产物才能不断形成。因此，微生物肥料中有益微生物的种类、生命活动是否旺盛是其有效性的基础，而不像其他肥料是以氮、磷、钾等主要元素的存在形式和含量多少为基础。

随着科学技术的发展和人类社会的进步，农药的环保、安全问题早已引起人们的高度重视。减少使用化学农药，保护人类生存环境的需求日益高涨。微生物及其代谢产物防治作物病虫害已取得了较为理想的效果。目前微生物农药主要有微生物杀虫剂、微生物杀菌剂、微生物除草剂及利用微生物代谢分泌的有效活性物质制成的农用抗生素杀虫剂、杀菌剂。微生物杀虫剂中细菌类杀虫剂以苏云金芽孢杆菌推广应用最广，而且杀虫效果非常理想。此外，还有真菌杀虫剂、病毒杀虫剂等。

微生物饲料是以微生物、复合酶为生物饲料发酵剂菌种，将饲料原料转化为集微生物菌体蛋白、生物活性小肽类氨基酸、微生物活性益生菌、复合酶制剂于一体的生物发酵饲料。该产品不但可以补充常规饲料中容易缺乏的氨基酸，而且能使其他粗饲料原料营养成分迅速转化，达到增强消化吸收利用的效果。我国继 1984 年发现可利用薯渣等粗淀粉生产菌体蛋白饲料的混生配伍菌株以来，先后选育出在柠檬渣、甜菜渣、豆渣、酒糟和玉米渣等工业废渣上生长良好的混生配伍菌株。微生物饲料生产的菌株越来越多，微生物饲料的应用越来越广。

三、微生物在环境保护中的应用

微生物在环境保护中主要应用于环境污染监测和污染物治理。某些微生物对特定的化学物质非常敏感，利用这种特点，人类将这些细菌用于检测环境中有毒有害物质。环境中的某些微生物对污染物有强烈的分解转化能力，可用于消除环境污染物，治理环境污染。如给水体投加除碳（有机碳）、除氮菌株，正成为一项消除水体富营养化的可行技术措施；给土壤添加除油（矿物油）菌株，已成为一项成熟的修复油污土壤的技术措施；对于生活垃圾、禽畜粪便、农业废弃物等非有毒有害固体废弃物采用微生物处理，具有污染物去除率高、周期短的特点。近年来，研究人员把物理选煤技术之一的浮选法和微生物处理相结合，既提高了选煤效率，又可缩短脱硫时间。自 20 世纪 70 年代以来，全球各国十分重视微生物技术在环境领域的应用，开展了大规模的科研活动，已开发了一系列的微生物技术及其产品，并在世界上广泛应用于污水处理、大气净化及污染环境介质治理等方面。人们对粮食、蔬菜无公害无污染的要求越来越严格，大家都喜欢绿色食品。人们在使用农药防治病虫草害的同时，也使粮食、蔬菜、瓜果等农药残留超标，土壤污染严重，同时给非靶生物带来伤害，破坏了生态平衡，影响了农业的可持续发展，威胁着人类的身心健康。土壤中的微生物，包括细菌、真菌、放线菌和藻类等，其中有一些具有农药降解性能，并且还可通过人工诱导使这些微生物降解农药的性能越加突出，例如假单胞菌能降解敌敌畏，曲霉、镰孢霉菌能降解敌百虫，芽孢杆菌、曲霉、青霉、假单胞杆菌、瓶型酵母等可降解甲胺磷。

四、微生物在医学研究中的应用

微生物转化在药物研制中得到了一系列突破性应用，为医药工业创造了巨大的医疗价值和经济效益，形成了微生物制药工业。微生物制药工业具有高度工程化的特点，以微生物反应规律为理论基础，在反应器内利用微生物的生长繁殖及代谢过程来合成特定药用产物，再经过纯化、精制，最终制备成所需的剂型。微生物药物包括具有抗微生物感染和抗肿瘤作用的传统的抗生素以及特异性酶抑制剂、免疫调节剂、受体拮抗剂、抗氧化剂等。

微生物也被用于治疗人类的某些疾病，如噬菌体治疗细菌感染。一种噬菌体一般只对一种特定的细菌，或一种细菌的某个特定菌株产生效力。这种有限的宿主范围对疾病治疗非常有利，不会产生像抗生素耐药的问题，更不会出现耐药性在细菌间传播的情况，在耐药性控制方面有重要的意义。将健康人类粪便中的功能菌群移植到病人肠道中，重建新的肠道微生态，称为粪菌移植。粪菌移植已经在人难辨梭状芽孢杆菌感染（CDI）、抗生素相关性腹泻、炎症性肠病（IBD）、肠易激综合征（IBS）、代谢综合征、神经发育不良与神经退行性疾病、自身免疫性肠病、肠道食物过敏等疾病的治疗中取得了很好的效果，具有较大的临床价值。

第六节　微生物与人类疾病

微生物与人类共同生活在地球环境中，不可避免地相互作用、相互影响。自然环境中的绝大多数微生物与人类疾病之间没有直接关系，它们在自然界各司其职，共同维系着地球生态平衡。但环境中有少部分微生物接触或者进入人体，会导致疾病，这些微生物被人们称为病原微生物，如霍乱弧菌、结核分枝杆菌、流感病毒等。还有部分微生物，包括部分定居在人体的微生物，在正常情况下对人体不致病，但是在机体免疫力下降、寄居部位发生改变等条件下可能引起疾病，这类微生物被称为条件致病微生物或机会致病微生物。

对某些微生物而言，人体就是其生存的环境，这些微生物与人体在进化中相互适应，形成了一个复杂的共生体。这些微生物为人体提供屏障作用，参与机体物质代谢，参与调节机体的多项生理代谢作用，它们对人体至关重要，被称为正常微生物群。各种因素如环境变化、药物使用、机体免疫力改变等均可导致人体正常微生物群的物种结构发生变化，即微生态紊乱。现代医学认为，微生态紊乱是人体疾病发生的重要机制之一。

传统的致病微生物如细菌、病毒、真菌以及寄生虫等侵入人体在体内生长繁殖所引起的局部组织和全身性炎症反应被称为感染。并非所有的感染都会引起疾病，疾病发生与否还取决于微生物侵入的数量、致病力以及机体免疫力等多种因素。不妨想象人体就像一座城池，病原微生物就是一群敌人，敌人进入城池会引起城内生产活动和生活秩序瘫痪，城池的城墙限制着敌人的进入，城内防卫力量也会不断发现和杀死敌人。当微生物侵入数量大、致病力强时，好比敌人人数众多、武器强大，最终导致疾病的可能性就大；反之，当微生物侵入数量不大、致病力不强时，微生物会被杀死清除，机体保持健康状态；当微生物与机体免疫力双方力量相当时，随着机体环境的变化而出现战局波动，就可能导致持续感染、迁延感染等。但由于战场都在人体这座城池中，不论战局如何，机体都可能受到很大的影响，所以有很多机体免疫力很强的青壮年，当感染大剂量微生物时，由于双方战斗剧烈，导致破坏严重，反而可能出现重症疾病。

病原微生物侵入人体的途径有呼吸道、消化道和皮肤黏膜。食物或饮用水中的微生物会随着食物和饮水一起进入人体。空气中的微生物会在呼吸时进入机体。环境中的微生物可以附着在皮肤和口腔、眼睛、鼻子的黏膜上，当皮肤黏膜受损时可以侵入人体。手作为人类重要的器官之一，也是疾病传播的重要途径，因为手可以接触各种环境中的微生物，又通过拿取食物、擦眼睛、挖鼻子等方式导致微生物侵入人体。

微生物侵入人体后导致的感染分为局部感染和全身性感染。局部感染只局限在侵入部位及相邻部位，如皮肤化脓性感染。当机体免疫力薄弱，不能将感染的微生物限制在局部时，微生物或者其毒素就会向周围扩散，经淋巴液或者直接进入血液，导致全身性感染，引起菌血症、毒血症、败血症、脓毒血症、内毒素血症等。

有些微生物侵入人体后，微生物被限制，并最终被杀灭，有部分可能被隔离起来，机体通过复杂的机制最终也会杀死这些微生物。但有些微生物感染后在机体内生长繁殖，并且能通过特定方式被人体排出，感染下一个人体，即传染。由可传染的病原体引起的感染性疾病称为传染病。某些传染病病原体传播能力和致病力非常强，可以引起疾病的流行甚至大流行。人类历史上发生过一些传染病大流行，严重地影响社会经济发展，有人甚至认为改变了人类社会的发展进程。

鼠疫在中世纪的欧洲被称为黑死病，是由鼠疫耶尔森菌引起的一种烈性传染病。鼠疫耶尔森菌俗称鼠疫杆菌，主要感染鼠、旱獭等啮齿类动物，鼠疫杆菌感染后会出现在受感染动物的血中，跳蚤叮咬受感染动物时就可以将鼠疫杆菌一起吸进肚中，并且鼠疫杆菌能在蚤肚内存活，当蚤叮咬人时，可将鼠疫杆菌释放入人体，引起鼠疫。鼠疫传播迅速，死亡率高，很多病人的皮肤会因为皮下出血而变黑，所以鼠疫曾被称为黑死病。人类历史上曾发生过多起鼠疫大流行。1910 年冬季，来自西伯利亚的鼠疫突然席卷了中国东北地区，一时之间人心惶惶，民众茫然无措，整个东北一片混乱。随后，伍连德博士被当时清政府委派负责处置鼠疫。他通过调查发现该疫情通过呼吸道传播，发明了"伍氏口罩"，并采取对病人强制隔离、治疗，对尸体进行焚烧等措施，仅用几个月时间就有效控制了疫情。

霍乱也是在历史上曾严重威胁人类健康的传染病之一，仅在 19 世纪和 20 世纪就发生过 7 次全球大流行。霍乱的病原体是霍乱弧菌，这种细菌可以在水中存活，后来人们发现其还可以在虾、贝等体内存活。霍乱主要通过被污染的饮用水和携带霍乱弧菌的水产品传播。1852—1859 年在亚洲、欧洲、北美和非洲暴发了第三次霍乱大流行。1854 年，英国医生约翰·斯诺仔细绘制了伦敦苏豪区的霍乱病例图。经过仔细研究分析，他确定该地区的疾病源头是公共井泵的污染水。在他的建议下，当地政府官员卸下了水泵把手，伦敦苏豪区的霍乱疫情立马得到缓解。

流行性感冒（简称流感）是由流感病毒引起的急性呼吸道感染，是一种传染性强、传播速度快的疾病。人类历史上有过多起流感世界大流行，其中最著名的一次是第一次世界大战期间的"西班牙大流感"，导致全球约5 000万人丧生，有20％～40％的世界人口受到感染。流感病毒是一个很大的家族，有些主要感染人，有些主要感染禽类，也有些主要感染猪等。一般情况下，这些流感病毒只感染对应的动物宿主，但由于流感病毒具有极易发生变异和基因重组的特性，人们逐渐发现一些突破传统宿主范围的感染，如人感染高致病性禽流感。流感病毒易发生变异，所以人类感染流感后很难产生长期有效的免疫力。近些年，全球都在加强流感病毒监测，预测病毒流行趋势，并针对性加强疫苗接种，希望能更好地保护人们免受流感病毒感染。

随着社会生产力水平提高，卫生条件改善，疫苗普及，生活方式改变，很多曾经严重威胁人类健康的传染病得到了很好的控制，发病率、死亡率都极大地下降。人类在应对传染病的斗争中最伟大的成就是消灭了天花，消灭脊髓灰质炎的目标也即将实现。但是也有些新的传染病出现，如2003年的严重急性呼吸综合征（SARS）、2019年年末发生的新型冠状病毒感染等。这提醒我们，微生物与人类相生相伴，将永远伴随着人类。我们应该继续深入认识微生物、环境和我们自己。

第七节　总结

地球上生活着各种各样的生物，它们中数量很大的一群因为个体小，不能被肉眼所见，被我们称为微生物。微生物种群众多、分布广泛、生物量巨大，构成了一个人类看不见的大千世界，对地球生态稳定发挥着不可替代的作用。

微生物与人类共同生存于地球上，大多数微生物与人类健康不存在直接联系，一部分微生物对人类健康有益，还有一部分微生物对人类健康有害。人类传染病的最主要病原因子属于微生物范畴，深入研究微生物的生命规律，更好地发挥微生物的有益作用，避免微生物的有害作用，是人类预防和控制传染病、促进健康的重要策略。

（王国庆）

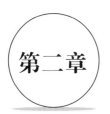

第二章

火眼金睛：无处遁形的病原体

病原体及其检测
方法概论

我们知道，核酸检测是发现新型冠状病毒感染者的重要方法之一。其实，核酸检测除了可以用于检测新型冠状病毒，还可以用于其他多种病原体的检测。那核酸检测是如何开发出来的呢？除了核酸检测，是否还有其他方法可以用于病原体检测呢？要回答这些问题，我们就需要了解一下什么是病原体，以及用于发现这些病原体的"火眼金睛"——病原体的检测方法。

引子：一部电影引发的思考

2011 年 9 月，美国上映了一部影片 Contagion（中文译名：传染病），影片取材于 2002—2003 年全球 SARS 疫情，讲述了一种靠空气就能传播的致命病毒席卷全球以及世界各地的医疗组织争分夺秒研究病毒抗体的故事。

这部电影有很多细节非常耐人寻味。电影情节跌宕起伏，镜头语言描述了传染病的扩散、人类的恐慌以及疫情中暴露出来的人性问题。比如，谣言比疫情传播得更为迅速，电影中有人说连翘（一种中药材）可以有效治愈这种传染病，导致连翘被哄抢一空，而不少本来没有被感染的人，也因为参与聚集哄抢而被感染。

全球新发、再发传染病层出不穷。与此同时，由于病原体耐药性的产生，一些原本有效的抗生素逐渐失去疗效，引起了人们的担忧。

面对未知的新发传染病，人类内心深处的恐慌情绪会被急剧放大。要消除恐慌，很重要的一点就是要了解新发传染病。新发传染病是一个相对的概念，有别于人类已经熟知的传染病。国际上普遍将近几十年以来发现或认识的能造成地域性或国际公共卫生问题的人类传染病纳入其中。传染病按照历史认识过程可以分为三类：①已存在的曾被认定为非传染病而又被重新定义为传染病的疾病，如消化性溃疡、T细胞白血病、手足口病等；②已存在的近代才被认知的传染病，如丙型（HCV）和戊型（HEV）病毒性肝炎、军团菌病、莱姆病等；③以往不存在的新发生的传染病，如甲型H1N1流感、SARS、新型冠状病毒感染等。或者我们可以这样认为，自1970年以来被新发现的传染病都在一定时期内属于新发传染病的范畴，不过，艾滋病、丙型和戊型病毒性肝炎这些发现时间比较久的传染病，目前已经不再以新发传染病来定义了。

了解新发传染病、鉴定传染病的病原体和明确传染病的传播途径，都需要精准的实验室数据。而获取传染病相关的实验室数据，就需要利用生物学、物理和化学的多种实验室技术检验手段来获取传染病病原体相关的数据，为我们了解新发传染病的发病原因、传播途径和预防治疗提供一手资料。所以病原体检测就是"火眼金睛"，它让病原体无处遁形，协助人类打赢对抗传染病的战争。

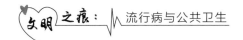

第一节　病原体的分类和检测方法

不同的病原体，由于其生物学特性不同，需要不同的检测手段。对病原体的背景信息掌握得越细致深入，越有助于我们研发更好的检测手段，越有利于我们将检测技术的性能发挥到最大。

人类历史的进程几乎贯穿着传染病大流行。传染病大流行的英文"Pandemic"一词来源于希腊文"Pandemos"，意思是"和所有人有关"。顾名思义，大规模的流行病即地理范围广、受影响人群规模大的流行病。

历史上有几种疾病对人类影响很大。一是天花，它累计造成了约3亿人的死亡。历史学家认为，天花病的流行是造成南美洲盛极一时的印加帝国覆灭的主要原因。二是由麻疹病毒引起的麻疹病，累计造成了约2亿人死亡。20世纪60年代，全球各国陆续推出麻疹病毒疫苗，才使得这种传染病得到了根本控制。三是"西班牙大流感"，夺去了5 000万人到1亿人的生命，比第一次世界大战的死亡人数还多，成为第一次世界大战提早结束的原因之一。四是臭名昭著的鼠疫（黑死病），鼠疫暴发于14世纪四五十年代，那段时间对于欧洲来说是一个极为悲惨的时期。

一、病原体的生物学分类

病原体的准确定义是可造成人或动植物感染疾病的微生物（包括细菌、病毒、立克次体、真菌）、寄生虫或其他媒介（微生物重组体，包括杂交体或突变体）。由上述这些病原体所导致的疾病被称为感染性疾病，而在大众的认知中，其又极易与传染病混淆。传染病是指由各种病原体引起的能在人与人、动物与动物或人与动物之间相互传播的一类疾病。病原体中大部分是微生物，小部分为寄生虫，寄生虫引起的疾病称为寄生虫病。不难发现，感染性疾病范围更大，包括传染病，而传染病属于感染性疾病的特殊类型。一部分感染性疾病可以通过接触、消化道、呼吸道、昆虫叮咬等方式在人与人、动物与动物或人与动物之间相互传播，具有较强的传染性，对社会危害极大，这一类疾病被归于传染病范畴，并且通过一定的管理程序（包括法律）加以管理。那是否由微生物病原体导致的感染性疾病都具有传染性呢？并非如此，例如败血症是一种由各种细菌感染导致的全身性症状，通过血培养能培养出细菌，是感染性疾病，但其却没有传染性。而由各型肝炎病毒、结核分枝杆菌、艾滋病病毒、梅毒螺旋体等导致的感染具有传染性，就构成传染病，其传播条件由传染源、传播途径、易感人群三部分组成，缺一不可。

我们根据病原微生物的组成及结构，可将其分为三大类：一是非细胞型微生物，主要包括病毒和朊粒等。病毒的主要特点是无细胞结构，仅由蛋白质外衣包裹核酸构成，如新型冠状病毒、甲型肝炎病毒等。典型的包膜病毒结构见图2-1。而朊粒是一种感染性蛋白质分子，能够引起动物和人类脑组织慢性海绵体变性，如疯牛病及人类的库鲁病。二是原核细胞型微生物，其由裸露的DNA盘绕形成原始核质，没有核膜和细胞器，包括细菌（图2-2）、立克次体、衣原体、支原体、螺旋体，属于广义的细菌范畴。三是真核细胞型微生物，包括真菌（图2-3）、原虫等。此类微生物具有核膜和复杂的细胞器，如引起疟疾的疟原虫及引起皮肤病的霉菌等。

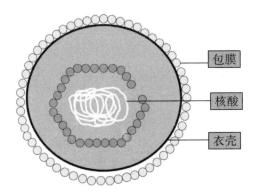

图2-1 典型的包膜病毒结构

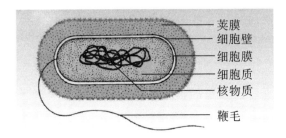

图2-2 细菌的一般结构

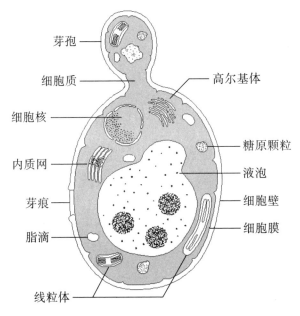

图2-3 真菌的一般结构（酵母）

二、我国传染病的法定分类

人们根据疾病的严重程度、传播力强弱和是否有行之有效的治疗手段等，对这些病原体引起的传染病进行分类。全球各个国家根据传染病病原体的流行特征，有各自的分类体系。

我国在《中华人民共和国传染病防治法》[①] 中规定了 41 种法定传染病，分为甲、乙、丙三类，针对甲类传染病实行最严格的传染病防控措施。目前，我国甲类传染病有两种，分别是鼠疫和霍乱，虽然这两种传染病现在已经很少引起大范围暴发流行，但是在我国近代和新中国成立初期都有过大规模流行，对我们国家人民的生命安全造成了严重伤害。

乙类传染病有 28 种，传染性非典型肺炎、人感染高致病性禽流感、肺炭疽等采取"乙类甲管"，这些传染病的共同点是致病性较强、传播性极强等，所以需要提高防控级别。除此之外，乙类传染病中还有艾滋病、病毒性肝炎和狂犬病等。

此外还有丙类传染病。丙类传染病中，值得关注的是手足口病，这种病是由多种肠道病毒引起的，如柯萨奇病毒 A16 型（Cox A16）和肠道病毒 71 型（EV 71），主要在 5 岁以下的儿童中流行，虽然致死率很低，但是每年都会导致数百万计的儿童感染，是儿童传染病中需重点关注的对象。

我们国家建设有完备的疾病监测体系，一旦在某地监测医院或疾病预防控制中心发现这些传染病，立即通过网络上报监测系统，并按不同的传染病级别采取不同防控措施。例如，当医疗机构发现甲类传染病

---

① https://www.ndcpa.gov.cn/jbkzzx/c100041/common/list.html

时，应当及时采取三类措施：①对病人、病原携带者予以隔离治疗，隔离期限根据医学检查结果确定；②对疑似病人，确诊前在指定场所单独隔离治疗；③对医疗机构内的病人、病原携带者、疑似病人的密切接触者，在指定场所进行医学观察和采取其他必要的预防措施。法律还规定，甲类传染病病人拒绝隔离治疗或者隔离期未满擅自脱离隔离治疗的，可以由公安机关协助医疗机构采取强制隔离治疗措施。在控制传播方面，疾病预防控制机构发现传染病疫情或者接到传染病疫情报告时，应当及时进行流行病学调查，提出划定疫点、疫区的建议，对被污染的场所进行卫生处理，对密切接触者采取预防措施，向卫生行政部门提出疫情控制方案。对已经出现甲类传染病病例的场所人员或者该场所内特定区域的人员，所在地的县级以上地方人民政府可以实施隔离措施，并同时向上一级人民政府报告。上一级人民政府应当即时做出是否批准的决定。上级政府做出不予批准决定的，实施隔离措施的人民政府应当立即解除隔离措施。

法律规定，医疗机构发现乙类传染病或者丙类传染病病人，应当根据病情采取必要的治疗和控制传播措施。

三、病原体的检测方法

对不同类别的传染病需要实施不同的防控措施，但防控措施的制定有一个重要的前提，那就是要明确这些传染病是由哪种病原体引起的。而病原体的鉴定，就是通过各种检测技术来实现的。

病原体的检测技术按照方法原理可以分为四大类（图2-4）：一是病原体分离培养鉴定，包括细菌分离培养、病毒分离培养、真菌分离培养和寄生虫分离培养等，病原体分离培养是非常重要的检测技术，它能将病原体从样本中分离出来，给检验人员提供直观的鉴定依据，同时也为其他几种检测技术的实现提供基础。二是直接观察，即利用显微镜直接观察病原体。对于非常小的病毒，我们需要借助电子显微镜来观察鉴定。三是核酸检测，核酸检测简而言之就是检测病原体的核酸，最常用的两种核酸检测方法是荧光 PCR 和等温扩增。四是免疫学检测，也称为血清学检测或抗原抗体检测，这类方法通过检测样本中的病原抗原或由抗原刺激产生的抗体来判别感染，其中，酶联免疫技术和胶体金技术是免疫学检测中的重要技术。

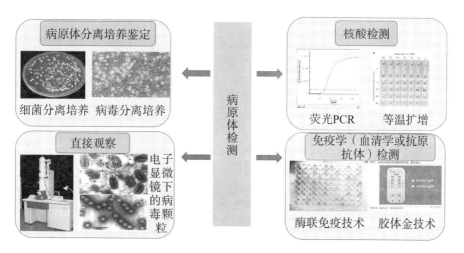

图 2-4　四种类型的病原体检测技术

第二节　病原体的分离培养鉴定

病原体的分离培养鉴定指根据病原体的特性和生长特点，模拟微生物的生态环境，以不同的培养基和培养条件对病原体进行分离、纯化和鉴定。不同类型的病原体，需要采取与之对应的分离培养鉴定方法。

一、细菌和真菌的分离培养

细菌和真菌的分离培养通常会利用培养基，在适宜的培养条件下，将样本中的病原体分离出来，进行后续的鉴定。从复杂样本中将某一种细菌或真菌分离培养出来，通常采用液体培养基和固体培养基（图2-5）。其中，液体培养基时间较为冗长，且结果不稳定，易污染。而固体培养基在细菌和真菌的分离培养中有着更为广泛的应用。固体培养基技术源于1881年，最早人们用无菌土豆片作为培养基分离细菌，但是发现很多细菌不能在土豆片上生长。1882年，经过改良后的琼脂固体培养基（利用浓度1‰左右的琼脂作为固体介质）被开发出来，并沿用至今。

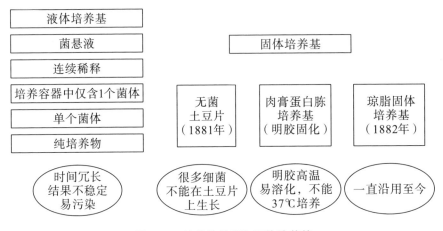

图2-5 液体培养基和固体培养基

固体培养基分离细菌和真菌常用的方法有涂布平板法和平板划线法等。平板划线法分离细菌或真菌的步骤见图2-6。

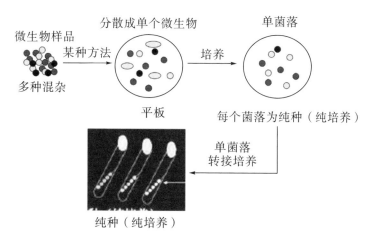

图 2-6　平板划线法分离细菌或真菌的步骤

　　这里我们需要了解一个重要的定义，即菌落。菌落是单个细菌或真菌在适宜的固体培养基表面或内部生长、繁殖到一定程度所形成的肉眼可见的、有一定形态结构的子细胞群体。一个菌落是一个纯种，也叫作一个纯培养，可以理解为一个细菌或真菌经过多次自我"克隆"而形成的堆团。单个细菌或真菌只在固体培养基上形成菌落（图 2-7），在液体培养基中不会形成菌落。

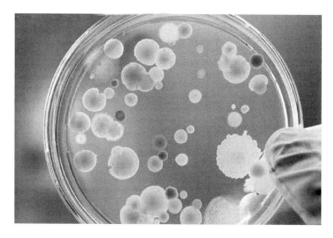

图 2-7　固体培养基上的菌落

不同种类的细菌和真菌有各自的菌落特点，并且在不同的培养基上会呈现出不一样的特征，比如金黄色葡萄球菌（一种在环境中普遍存在的常见致病菌）在羊血平板上会呈现如出图2−8所示的金黄色菌落，这也是金黄色葡萄球菌名称的由来之一。

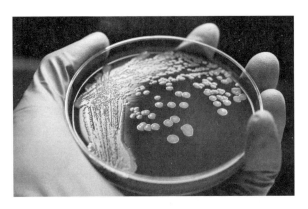

图 2−8　羊血平板上的金黄色葡萄球菌菌落

菌落形态是细菌、真菌物种鉴别的重要依据。菌落形态包括菌落的大小、形状、边缘、光泽、质地、颜色和透明程度等。每一种细菌、真菌在一定条件下形成固定的菌落特征。不同种或同种细菌或真菌在不同的培养条件下，菌落特征是不同的。这些特征对菌种鉴定有一定意义。比如图2−9中，不同真菌菌落的形态特征可以用来作为真菌鉴定的依据。

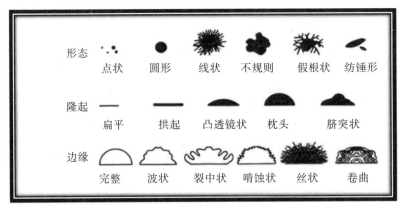

图 2−9　不同真菌菌落的形态特征

　　早期的微生物学家对不同的细菌、真菌在培养基上的形态进行记录，形成手册，后续也会不断将新发现的细菌、真菌的信息加入手册，最终形成一本"大词典"一样的工具手册，为广大检验和研究人员提供重要的鉴定依据。例如，1923 年，由大卫·伯杰（David Bergey）、弗朗西斯·哈里森（Francis Harrison）、罗伯特·布里德（Robert Breed）、伯纳德·哈默（Bernard Hammer）和弗兰克·亨顿（Frank Huntoon）组成的编辑委员，发行了《伯杰氏鉴定细菌学手册》（*Bergey's Manual of Determinative Bacteriology*）第一版。《伯杰氏鉴定细菌学手册》建立了原核微生物分类的明确标准，开启了对原核微生物分类学的探索。本手册也是国际上普遍采用的细菌分类鉴定书籍。它依据革兰染色反应、菌体形态、营养类型和运动方式等易测且显著的特征，将细菌分为光能营养细菌、滑动细菌、鞘细菌、螺旋体、革兰阴性好氧杆菌和球菌、放线菌和有关的有机体等 19 部分，在各部分中详述了各级分类单位、分类指征和鉴别特征，并加了必要的评注和图片。书后还附有术语汇编、菌种保藏机构目录、综合检索表、参考文献、细菌学名索引。

二、病毒分离培养

　　和细菌、真菌不同，病毒分离培养需要通过活组织或细胞才能实现。比较常用的方法是细胞培养技术。细胞培养技术是指从人或活体动物体内取出细胞或者组织，模拟体内的生理环境，在无菌、适温和丰富的营养条件下，使离体细胞或者组织生存、生长并维持结构和功能的一门技术，该技术也可笼统地称为体外培养技术。根据分离培养病毒采用的分离活体类型，病毒分离培养可以分为动物分离培养、鸡胚分离培养和细胞分离培养，其中细胞分离培养是病毒学检验中最常用的方法。此外，鸡胚分离培养也是较为常用的方法，其主要用来培养某些对鸡胚敏感的动物病毒，此方法主要用以进行病毒分离培养、毒力滴定、中和试验以及抗原和疫苗的制备等。

病毒分离的基本步骤见图2−10。

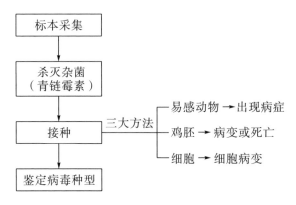

图 2−10 病毒分离的基本步骤

早在1885年，法国著名微生物学家巴斯德就开始使用家兔分离狂犬病病毒，为后续深入研究狂犬病的发病机制和研发狂犬病疫苗提供了重要的实验证据。病毒发病机制和疫苗的开发，都离不开病毒的动物接种和分离技术。

虽然采用动物来分离病毒已有悠久的历史，并且至今也有重要的应用，但以病毒检验为目的，采用实验动物进行病毒分离存在成本过高、周期长和动物之间具有个体差异等问题。于是，人们一直在寻找一种周期短的活体分离病毒的方法。

1887年，美国生物学家罗斯·哈里森（Ross Harrison）利用凝固的青蛙淋巴液作为培养基，在体外培养青蛙神经嵴，维持其活性达数星期，并观察到了神经纤维的生长。1906年，他又采用单盖片悬滴培养法，用淋巴液培养蛙胚神经组织数周，标志着体外培养组织细胞模式的初步建立。因此，罗斯·哈里森被人们尊称为细胞培养之父。

罗斯·哈里森还首创了器官移植法。诺贝尔奖评委会曾提名他为1917年诺贝尔生理学或医学奖获得者，但遗憾的是，因第一次世界大战在欧洲爆发而未发奖。

罗斯·哈里森和他的悬滴细胞培养装置见图2-11。

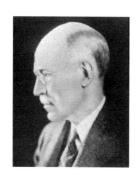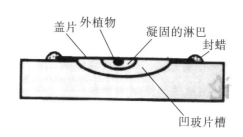

图 2-11 罗斯·哈里森和他的悬滴细胞培养装置

细胞的体外培养为病毒的接种分离提供了重要的条件。相比于动物实验，采用细胞分离培养病毒因具有成本低、周期短和实验结果稳定等诸多优点而得到迅速发展，并在病毒检验领域全面取代了动物实验。悬滴细胞培养装置也逐渐被品类繁多的细胞培养器皿所取代。

细胞培养皿和细胞培养瓶见图2-12。

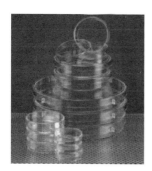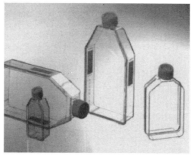

图 2-12 细胞培养皿（左）和细胞培养瓶（右）

在进行病毒的细胞分离培养时，将待分离病毒的样本加入细胞中，病毒会感染细胞，形成细胞病变效应，以此来判断样本中是否存在病毒，同时也可以实现病毒的增殖。感染病毒后，常见的细胞形态学变化为细胞变圆、坏死、溶解、脱落或形成合胞体，见图2-13。

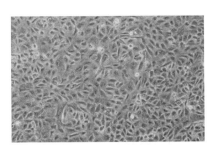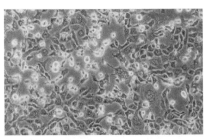

图2-13　正常的体外培养细胞（左）和感染病毒后发生细胞病变的细胞（右）

在光学显微镜下，正常的细胞由于贴附于培养容器的表面，呈现出类似公园里碎瓷片铺路石一样的形状。而病毒感染细胞后，发生细胞病变，细胞死亡，会从贴附的表面脱离开来，漂浮在培养容器里，由于折光度的变化，会在显微镜下变亮。

病毒分离是诊断病毒感染的金标准，一旦发现细胞病变效应（阳性），即可确诊。但是病毒感染细胞通常需要培养几天甚至更长时间，所以病毒分离技术不适用于快速诊断，并且存在操作复杂、实验成本较高、阳性检出率低等弊端。不过，分离病毒是一些鉴定和研发工作的前提条件，例如在发现一种新的病毒病，或者分离株的鉴定对流行病学有很大作用，或者需要培育疫苗，或者希望获得天然弱毒株等情况下，必须分离病毒进行研究。只有获得了大量的纯种病毒，才能为后续检测方法的开发、疫苗的研发等提供物质基础。

第三节　病原体的直接观察鉴定

借助显微镜，通过肉眼直接观察病原体也是一种重要的病原体检测技术。根据不同的病原体生物学构造，我们可以结合一些辅助手段，比如给病原体染色，观察染色后呈现的颜色情况，进行后续的鉴定。这里就不得不提到一种非常经典的染色技术，那就是细菌的革兰染色。

一、细菌的革兰染色

革兰染色是丹麦医生革兰（Gram）于 1884 年发明的一种鉴别不同类型细菌的染色方法。革兰染色的核心原理是细菌细胞壁的组分和结构不同，对染料的吸附偏好和能力也不同。通过革兰染色可将所有的细菌区分为两大类，即革兰阳性（G＋）菌和革兰阴性（G－）菌。革兰阳性菌的细胞壁较厚、致密且坚韧，而革兰阴性菌的细胞壁较薄和疏松。除此之外，革兰阳性菌细胞壁的肽聚糖含量比革兰阴性菌高，但是革兰阳性菌细胞壁脂类含量比较低，而革兰阴性菌细胞壁脂类含量可以达到细胞干重的 $11\%\sim22\%$。

革兰染色通过制片、初染、媒染、脱色、复染和镜检六个步骤（图 2-14），在 15 分钟以内就能完成革兰阳性菌和革兰阴性菌的鉴定。首先是制片，即在一张载玻片上将细菌菌落经过生理盐水稀释后均匀涂开，然后用结晶紫染料初染，随后用碘液媒染。这个时候，结晶紫和碘会形成一个晶体复合物，被固定到细菌细胞壁中。接下来就是关键的一步：酒精脱色。为何酒精可以实现脱色呢？因为革兰阴性菌细胞壁中含有较多脂类物质，脂类物质会溶于酒精，所以经过酒精作用后，革兰阴性菌的细胞壁结构会变得更加疏松，从而不再能够固定住结晶紫－碘复合物，革兰阴性菌被酒精脱色。而革兰阳性菌的细胞壁中脂类物质含量很少，所以经过酒精洗涤后，细胞壁结构依旧致密，结晶紫－碘复合物不会被酒精洗去。最后，由于革兰阴性菌的结晶紫－碘复合物被洗去后基本无色，在显微镜下不易观察，所以我们再用另一种染料番红复染，复染后，革兰阴性菌在显微镜下呈现番红的颜色（粉红色），而革兰阳性菌仍呈现结晶紫的颜色（紫色）。

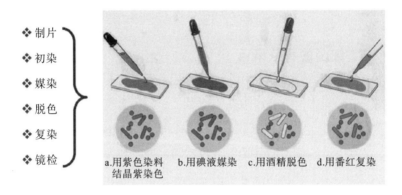

❖ 制片
❖ 初染
❖ 媒染
❖ 脱色
❖ 复染
❖ 镜检

a.用紫色染料　b.用碘液媒染　c.用酒精脱色　d.用番红复染
结晶紫染色

图 2－14　革兰染色的基本步骤

　　革兰染色的厉害之处在于通过简易的方法将世界上所有的细菌都先分为两个类别，大大方便了后续的进一步鉴定，所以一直沿用至今，仍旧是我们进行细菌鉴定的重要方法之一。经过革兰染色之后，在显微镜下的细菌形态区别非常明显，见图 2－15。

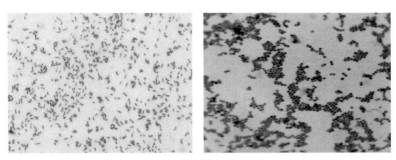

图 2－15　革兰阴性菌（左）和革兰阳性菌（右）在 1000 倍显微镜下的形态

二、真菌的显微镜直接观察

真菌的个体相比细菌普遍较大，我们可以利用光学显微镜直接观察真菌的镜下形态。不同种类的真菌有各自特有的镜下形态，比如曲霉属可见典型的分生孢子头和如"烧瓶"一样的顶囊结构（图2-16），青霉属在镜下可见有鉴别意义的帚状枝（图2-17），而镰刀菌属可见镰刀状的大分生孢子（图2-18）等。通过这些典型的形态，我们可以初步将真菌进行分类。

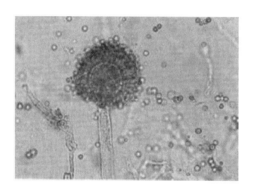

图2-16　曲霉属显微镜下的"烧瓶"样顶囊典型结构

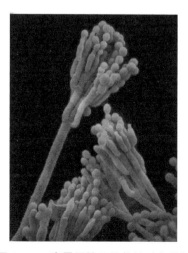

图2-17　青霉属镜下帚状枝形态特征

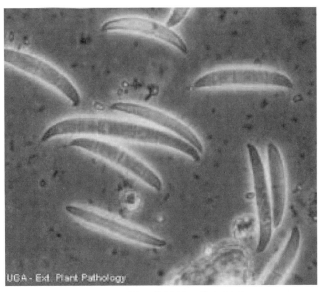

图 2—18　镰刀菌属镜下特征形态

三、病毒的直接观察

由于大多数病毒的直径在 10～300 纳米，使用传统的光学显微镜难以直接观察，因此必须借助电子显微镜进行观察。电子显微镜是一种根据电子光学原理，用电子束和电子透镜代替光束和光学透镜，使物质的细微结构在非常高的放大倍数下成像的仪器。对于目前尚难培养而形态又非常典型的病毒，可直接对感染组织或分泌液，或者对接种病料的鸡胚和细胞培养收获的材料进行电子显微镜观察，直接观察病毒粒子。

透射电子显微镜见图 2—19。

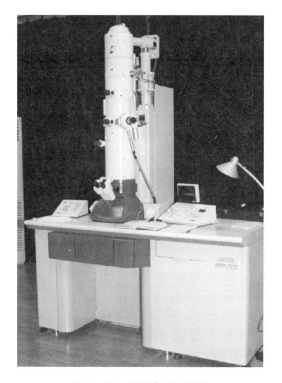

图 2－19　透射电子显微镜

　　不同种类的病毒在电子显微镜下也有各自独特的形态，比如图 2－20 所示的鸡痘病毒和口蹄疫病毒，在电子显微镜下的形态差异明显。

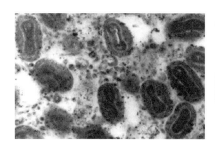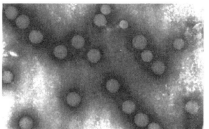

图 2－20　鸡痘病毒（左）和口蹄疫病毒（右）在电子显微镜下的形态

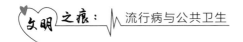

第四节 病原体的免疫学检测

免疫学检测也称为血清学检测或抗原抗体检测，指利用免疫学理论和技术，结合分子生物学及细胞生物学等的原理和技术，对样本中的病原体的抗原、病原体抗原诱导出的抗体进行定性和定量检测。

这里提出了抗原和抗体两个概念。那么，什么是抗原和抗体呢？抗原是一类进入动物机体后，能刺激机体产生与之对应的抗体，并能与其发生特异性反应的物质。抗原的种类繁多，比如病原体、生物大分子、细胞、化学毒素、空气颗粒物等都可以是抗原物质。例如，在日常生活中，在 PM2.5 偏高的日子里，有些人的过敏性鼻炎就容易发作，这就是由于空气颗粒物作为抗原物质，刺激了鼻黏膜免疫屏障，引发了炎症反应。

抗体是指机体在抗原物质刺激下，由 B 淋巴细胞产生的、可与相应抗原发生特异性结合反应的免疫球蛋白。人体产生的抗体有五种，分别为 IgG、IgA、IgD、IgE 和 IgM。免疫球蛋白就是天然抗体。对于免疫学检测来说，利用抗原和抗体的特异性结合，我们就可以用已知抗体检测样本中的待测抗原，或者用已知抗原检测样本中的待测抗体。

由于抗原和抗体的结合在天然情况下很难被肉眼直接观察到，所以需要通过一系列的标记方法使得抗原和抗体的结合被观察到，从而形成了荧光免疫技术、放射免疫技术、酶联免疫技术、胶体金免疫技术和化学发光免疫技术等。它们通过荧光、放射性同位素和酶等标志物来标记反应的发生，从而使得抗原-抗体反应的结果能够被我们肉眼观察到或者被相关仪器设备检测到。

酶联免疫吸附试验（Enzyme Linked Immunosorbent Assay，ELISA）是在医学和临床检验中被广泛应用的免疫学检测技术之一。我们以双抗体夹心法检测标本中的抗原为例，来了解酶联免疫吸附试验的工作原理。如图 2-21 所示，左图和右图分别代表检测结果阳性和阴性的原理。先看阳性这边，先将已知抗体包被于载体表面，接下来加入待检物，由于待检物中存在目标抗原，会发生抗原和抗体的特异性结合。通过洗涤去掉未发生结合的抗原，抗原-抗体复合物则固定在载体上没被洗去，随后加入带有酶标记的第二种抗体，形成了两个抗体夹一个抗原的双抗夹心结构，再洗涤一次，去掉未结合的第二种抗体，最后加入酶作用的底物溶液，这种底物溶液会在酶作用下改变溶液颜色，提示抗原-抗体特异性结合的发生。

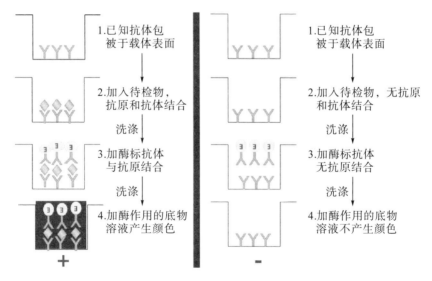

图 2-21 酶联免疫吸附试验阳性结果（左）和阴性结果（右）示意图

对于阴性结果而言，由于待检物中不存在与抗体特异性结合的抗原，所以第一次洗涤后，还是只有被固定在载体上的抗体，加入酶标记的第二种抗体后，由于抗体间无法发生结合，因此第二次洗涤后，会将第二种抗体也洗去，最终只剩最初的抗体在载体上，没有酶的存在，加入酶作用的底物溶液后，不发生颜色的变化，提示我们检测体系里没有发生抗原-抗体特异性结合，也就是检测结果为阴性。

图 2-22 是酶联免疫吸附试验的结果，孔板右数第二列 4 个孔都是蓝色，这是检测中设置的阳性对照，以监测反应体系是否工作正常，由于是阳性对照，所以一定是要显色的，如果不显色，则表明反应体系有问题。阳性对照都不是阴性结果，那自然待检样本就算是阴性也不能证明是真正的阴性结果。孔板右数第一列是检测中设置的阴性对照。阴性对照，顾名思义就是结果一定要是阴性，如果阴性对照结果为阳性，则提示反应体系可能受到了阳性样本的污染，这样会导致我们无法确定待检样本出现的阳性结果是真阳性还是来自阳性污染。

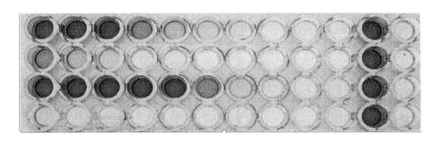

图 2-22　酶联免疫吸附试验的检测结果

阳性对照和阴性对照都是正常的，那么孔板左侧的待检样本结果是可信的，每个孔代表一个待检样本，我们通过显色结果，不难判断哪些孔是阳性，哪些孔是阴性。同时，这些阳性孔的颜色深浅是不同的，这表示发生特异性结合的抗原-抗体复合物的量不同。因此，颜色的深浅也可以用于对阳性样本中的抗原进行定量，简而言之，颜色越深，标本中被检测到的抗原量就越多。

酶联免疫吸附试验被广泛用于病原体的诊断，包括病毒类，如病毒性肝炎病原体（甲肝病毒、乙肝病毒、丙肝病毒、丁肝病毒、戊肝病毒）、新型冠状病毒、风疹病毒、疱疹病毒、轮状病毒等；细菌类，如结核分枝杆菌、幽门螺杆菌等；除此之外，酶联免疫吸附试验也用于进行一些蛋白类物质的检测，如各种免疫球蛋白、补体、肿瘤标志物（甲胎蛋白、癌胚抗原、前列腺特异性抗原等）等，在医学临床检验中有着非常广泛的应用场景。

第五节　病原体的核酸检测

核酸检测是一类技术，根据原理主要分为四种。第一种是实时荧光聚合酶链式反应（Polymerase Chain Reaction，PCR）。

PCR 是一项划时代的分子生物学技术。没有 PCR，就没有现代分子生物学。PCR 的发明者凯利·穆利斯（Kary Mullis）在 1993 年获得诺贝尔化学奖，被称为 PCR 教父。

生物体的遗传信息存储在 DNA 分子内部，但是分析这种遗传信息需要大量的 DNA。1985 年，凯利·穆利斯发明了一种有效的方法，该方法可在短时间内在体外大量复制 DNA。通过加热，DNA 分子的两条链被分离，已添加的 DNA 引物与每一条链结合，借助 DNA 聚合酶，形成新的 DNA 链，重复该过程即可复制出大量的 DNA。PCR 在医学研究和法医学领域都具有重要意义。

PCR 是一种非常强大的技术，可以通过一种非常简单但高效的方法来复制 DNA，可看作生物体外的特殊 DNA 复制。PCR 的最大特点是能将微量的 DNA 大幅增加。DNA 复制是很多研究的基础，例如，当我们对样本中的病毒核酸进行检测时，需要大量复制病毒，使微量病毒核酸也能出现可识别和探测到的阳性结果，因此，DNA 复制是病毒核酸检测的重要前提。那么，怎么获取这么多拷贝呢？PCR 正是一个复印机一般的存在，能够高效地批量复制 DNA。

荧光 PCR 就是在 PCR 的基础上，通过荧光染料或者荧光探针来呈现可识别和可检测的结果信号，利用 PCR 的扩增循环数（Cycle Threshold，Ct）值来间接反映待检样本中的病毒量，从而实现定性的结果报告。国家卫生健康委员会发布的《新型冠状病毒肺炎诊疗方案（试行第九版）》中指出，连续两次新型冠状病毒核酸检测 N 基因和 ORF 基因 Ct 值均大于或等于 35 可判定为阴性，可见 Ct 值在传染病检测中的重要作用。实时荧光 PCR 是最为广泛应用的核酸检测技术，新型冠状病毒的核酸检测几乎都是基于实时荧光 PCR 开发的。

荧光 PCR 的结果判读界面见图 2-23。

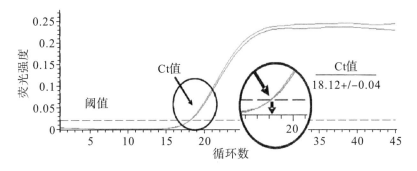

图 2-23　荧光 RCR 的结果判读界面

第二种方法是等温扩增，这种技术最大的特点是可以在恒定温度下实现快速的核酸检测，并可以通过肉眼对结果进行判读，对检测的硬件要求低。与荧光 PCR 相比，等温扩增是一种全新的核酸检测方法，具有简单、快速、特异性强的特点。该技术在灵敏度、特异度和检测范围等指标上能媲美甚至优于 PCR，不依赖任何专门的仪器设备实现现场高通量快速检测，检测成本远低于荧光 PCR，是一种适合现场、基层快速检测的方法。

第三种方法是二代测序技术，这种技术不光可以实现定性检测目标，还可以获取样本中病毒的基因信息，监测病毒是否发生变异。二代测序技术的测序速度快，应用非常广泛，如突变体的定位、寻找 SNP 位点、全基因组甲基化测序等。二代测序技术在新型冠状病毒感染疫情防控中也发挥了很大的作用，对于快速有效地控制疫情有重大的意义。

第四种方法是纳米孔测序。纳米孔测序可以对单条 DNA 或 RNA 分子进行测序，而无需对样品进行 PCR 放大或化学标记。纳米孔测序具有高测试迁移率、提供相对低成本的基因分型和快速处理样品的潜力，并能够实时显示结果。纳米孔测序在新型冠状病毒的检测和溯源上也发挥了作用。它在快速识别病毒病原体、监测埃博拉病毒、环境监测、食品安全监测、人类基因组测序、植物基因组测序和抗生素耐药性监测等方面都有重要应用。

第五种方法是利用基因编辑技术（Crispr－Cas 技术）实现核酸检测，这个方法目前还在起步阶段，应用场景还较少。

五类主要的病原体核酸检测技术见图 2－24。

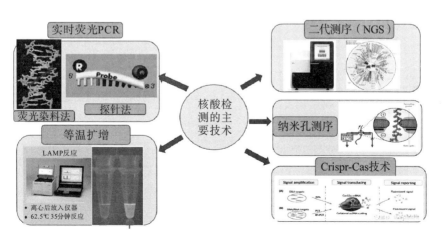

图 2－24　五类主要的病原体核酸检测技术

实时荧光 PCR 作为新型冠状病毒核酸检测的金标准，主要有三个步骤：一是 PCR 加样，二是将样本放到 PCR 仪器上进行实时荧光 PCR 反应，三是对反应结果进行判读并报告检测结果。

实时荧光 PCR 反应的主要步骤见图 2－25。

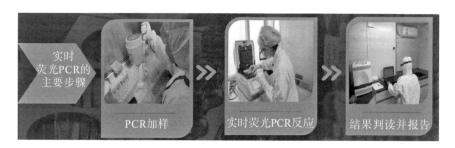

图 2－25　实时荧光 PCR 反应的主要步骤

实时荧光 PCR 有三个重要的优势。首先，灵敏度高，用荧光信号强度反映 PCR 产物量，以仪器辅助结果判读，在一定程度上降低主观误差。其次，可实时定量。实时荧光 PCR 可实时反映 PCR 产物累积过程，结合定量标准品和标准曲线，可进行定量检测。最后，这个技术省时，不易污染，直接电脑可视化扩增结果，全过程能够在两个半小时内完成。

要了解实时荧光 PCR 的工作原理，我们需要知道几个重要概念。首先是扩增曲线。扩增曲线是反映 PCR 产物量的荧光基团在被荧光 PCR 仪的检测元件接收后，通过电脑软件形成的一个随 PCR 循环数增加而逐渐变化的荧光强度曲线。它是实时荧光 PCR 结果判读的主要参考界面，其纵坐标代表荧光强度，横坐标表示扩增循环数，每一条扩增曲线是由每个循环收集的荧光量实时绘制出的，对应的就是扩增产物的量，这就是实时的原理所在。图 2－26 中，扩增曲线中的这条虚线就是阈值，交叉的点即为 Ct 值。Ct 值代表的扩增循环数就是实时荧光 PCR 结果判定的主要参考。

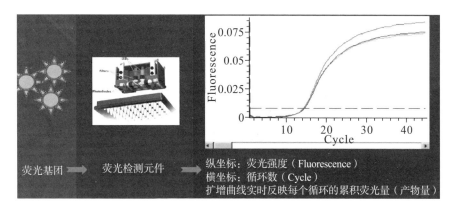

图2-26　实时荧光PCR工作原理示意图

　　荧光信号或者荧光基团的多少，代表了病毒核酸扩增产物的量。在实时荧光PCR反应体系中，是如何实现阳性扩增就释放荧光信号、阴性样本则无荧光信号的呢？实时荧光PCR体系里有一个探针，如TaqMan探针，这个探针是一种水解型探针，通常为20～25个核苷酸长度，在探针的5'端标记有报告基团（Reporter，R），3'端标记有荧光淬灭基团（Quencher，Q）。当探针完整时，R和Q会形成一种叫Fluorescence Resonance Energy Transfer（FRET）的荧光谐振能量传递现象，R所发射的荧光能量被Q吸收，所以PCR反应体系无R荧光发生。反之，当探针被水解时，R与Q分开，FRET现象被破坏，R所发射的荧光能量不再被Q所吸收，这个时候R就会发荧光，荧光基团就会被荧光PCR仪的检测元件接收，形成前面提到的扩增曲线。

　　荧光谐振能量传递现象示意图见图2-27。

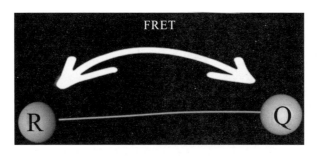

图 2-27　荧光谐振能量传递现象示意图

那么，在什么情况下，探针才会被水解呢？我们需要了解，PCR 反应所需要的合成酶（POL）不光具有合成 DNA 双链的功能，还可以切割探针，因此，当 POL 在合成 DNA 双链的过程中结合了模板上的探针，就会将其水解。而探针是根据病毒的基因设计的，具有高度特异性，所以只有当待检样本中存在病毒核酸时，探针才能结合上去，POL 才能水解探针发出荧光信号。所以不难发现，荧光探针不光对于检测结果报告起到主要作用，同时还在很大程度上影响核酸检测的特异度（图 2-28）。

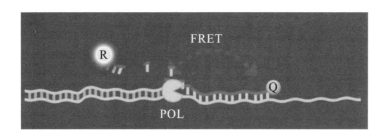

图 2-28　POL 水解合成模板探针过程示意图

图 2-29 是我们在实际中对新型冠状病毒进行核酸检测时的结果判读的电脑界面，通过这个界面我们发现，如果利用试剂盒（实时荧光 PCR）检测四份待测样本中的新型冠状病毒核酸，该试剂盒阳性的判定标准为 Ct 值小于 35。根据检测结果的扩增曲线，有如下结论：阳性、

阴性对照结果提示本次检测结果有效，1 号和 2 号样本判定为阳性，3 号和 4 号样本判定为阴性。

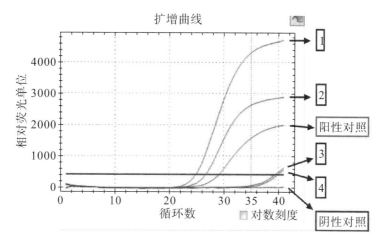

图 2-29 荧光 PCR 对新型冠状病毒检测的结果判读界面

第六节 总 结

病原体检测技术就好比一双"火眼金睛"，能够快速、准确地检测各种病原体，在实际工作中，往往需要将前面介绍的多种检测方法综合运用，为病原体检测设定严格的行业标准，为疾病的诊断提供周全的证据，为传染病的防控和治疗提供可靠的实验室证据。

病原体检测见图 2-30。

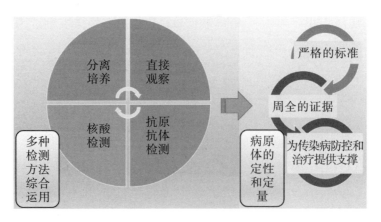

图 2—30　病原体检测

（曾沛斌）

病毒起源

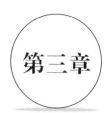

第三章

与狼共舞：病毒的进化变异

"与狼共舞"概括了人类与病毒变异之间复杂而微妙的互动关系。在这种关系中，病毒扮演着"狼"的角色，人类则是与之互动的一方，双方相互对抗、相互适应，共同生存。病毒的变异类似于狼的行为改变，而人类则试图通过疫苗研发等手段，来应对这种变异，寻找与病毒共存的方式。

引子：人类与流感病毒的共存

在我们日常生活中，有一种让人烦恼不已的"小病"，它伴随着秋冬的寒冷季节，给我们带来了无尽的不适和痛苦。没错，上面提到的主角就是流感。每年的流感季节，我们经常看到身边的人出现感冒症状，表现为发烧、咳嗽等，甚至出现严重的并发症。这个看似普通的疾病，却有着非常强大的传染性，轻则影响我们的生活工作，重则危及生命安全。

然而，有个问题时常困扰着大家：既然流感如此常见，为什么每年都要打流感疫苗呢？原因就是流感病毒会不断变异。为了逃避人类等宿主免疫系统的攻击，流感病毒需要通过基因变异来不断改变自己的特征，这些变异的流感病毒亚型具有新的表面抗原，使得我们的免疫系统无法辨识并应对它们，也使得以往的疫苗失效。

因此，为了应对这种变异，制备出有效的疫苗，病毒学家每年都会根据某个地区最新的监测结果和数据，预测下一个流感季节该地区最有可能流行的流感病毒亚型，并研发相应的新疫苗。这些新疫苗包含特定的流感病毒亚型的抗原。通过接种新疫苗，使当地人群的免疫系统产生特异性的抗体来抵御这些特定的病毒亚型。这是我们防止流感传播和严重并发症的最佳途径之一。然而，下一年的流感疫苗仍然需要根据流感病毒的新变异调整。

第一节　病毒简介

一、病毒的定义

由本书第一章可知，病毒是一种个体微小、结构简单，只含 DNA 或 RNA 核酸，必须在活细胞内寄生并以复制方式增殖的非细胞型生物。

二、病毒的特征

尽管病毒的结构和复制策略多样化，病毒也有一些稳定的共同特征：第一，病毒通常直径小于 200 纳米。第二，病毒通常只含有蛋白质外壳和 DNA 或 RNA 核酸，不含核糖体。第三，病毒是专性的细胞内"寄生虫"，也就是说它们只能在宿主细胞内复制。

第二节　病毒来源假说

病毒从何而来？病毒学家对这个问题有很多争论，并提出了四个假说：逃逸假说、极简假说、独立进化假说和来自宇宙假说。

一、逃逸假说

逃逸假说（图3-1）又称细胞起源假说或渐进假说。该假说推测，一些病毒可能是从细胞的基因中"逃离"的，由简单的遗传片段逐渐进化发展为病毒。科学家假设，逃逸的遗传片段可能来自"质粒"或"转座子"。

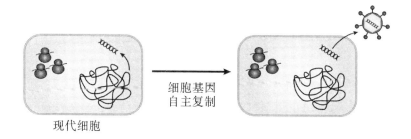

细胞基因
自主复制

现代细胞

图3-1　逃逸假说示意图

注：引自 Krupovic M，Dolja VV，Koonin EV. Origin of viruses：primordial replicators recruiting capsids from hosts［J］. Nat Rev Microbiol，2019（17）：449-458.

质粒的常见形态是"闭合环状的双链DNA"，存在于细胞质中，具有自主复制能力。病毒与质粒的生物学属性非常相似，二者结构简单、胞内寄生、可水平传播。举个例子，有一种大肠杆菌病毒，它进入细菌细胞可产生两种结果：复制和不复制。当它复制的时候，就是病毒；当它不复制的时候，就可看作质粒。

与质粒相比，转座子鲜为人知。转座子又称转座因子、重复序列、跳跃基因，是一类在很多动植物中发现的可动遗传因子。转座子的本质是一段 DNA 序列，构成了 42％的人类基因组。42％这个量非常大。转座子可以从原来位置上单独复制或断裂下来，通过 RNA 中间体，插入另一位点，实现在基因组内移动，并调控排在它后面的基因。这一行为像极了逆转录病毒，二者在功能上的惊人雷同暗示它俩在演化史上很可能存在着"鸡生蛋、蛋生鸡"的关系。

有一种主张是转座子源于病毒，是病毒序列的残骸。这种假说认为，自宿主细胞的祖先诞生以来，就在不断受病毒侵染。各种逆转录病毒不断将自己的核酸序列整合到宿主细胞的基因组里。通过几百万年的岁月沉淀，陆陆续续有很多病毒序列被整合进了生物的基因组里。时至今日，宿主基因组中绝大多数病毒序列的残骸不再拥有重新组装成病毒的能力，更不可能释放到胞外去感染其他细胞。但这些病毒序列的残骸保留了"转座"的能力，它们可以将自己复制或移动到基因组中的其他位置，就像从基因组的这个位置跳跃到了另一个位置，从而实现了在基因组中增殖的目的。一些病毒的基因逐渐被固定在了我们的基因组中，甚至参与了某些演化的关键环节，比如胎盘的发育。

另一种主张是逃逸假说。这种假说认为，病毒是由转座子演化而来的，它们在某个契机下获得一些结构蛋白，使该基因片段成功逃出宿主细胞，并感染新的细胞，从而成为一种病毒传染因子。事实上，已有科学家证明某些转座子仍有被激活成病毒的潜能。

但对于转座子和病毒孰先孰后，仍未有明确结论。在这里我们也做一个大胆的推测：古代病毒造就了转座子，转座子又成就了现代病毒。

二、极简假说

极简假说又称为退行进化假说（Regressive Hypothesis），该假说推测，现代病毒是由细胞通过不断"断舍离"，一路退行进化，最终达到极简状态（图3-2）。根据这一假说，病毒祖先与宿主最初可能是共生关系。随着时间的推移，这种关系变成寄生，随着曾经独立自由生活的病毒祖先失去以前必不可少的基因，其变得更加依赖宿主，最终无法独立复制，成为一种专性的细胞内"寄生虫"，也即病毒。从积极的观点来看，这是病毒祖先不断精简的过程。从消极的观点来看，这是病毒祖先不愿承担过多责任，只想"躺平寄生"的过程。

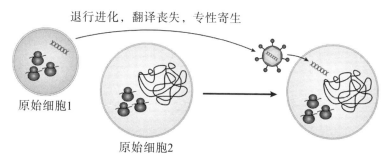

图3-2　极简假说示意图

注：引自 Krupovic M，Dolja VV，Koonin EV. Origin of viruses：primordial replicators recruiting capsids from hosts ［J］. Nat Rev Microbiol，2019（17）：449-458.

为什么会有这种假说呢？因为微生物学家普遍发现，某些细菌跟病毒一样，也是专性胞内寄生。比如衣原体和立克次体，它们缺少能够独立生活的基因，需要在细胞内寄生才能复制，就好像是从独立自由生活的祖先退行进化而来一样。另外，现实世界中的病毒种类多样，有的病毒很大，个头上接近衣原体和立克次体，如衣原体直径约为200纳米，立克次体稍微大一点，典型的痘病毒也有 200～360 纳米，巨型的拟菌病毒的直径更是达到 750 纳米。而有的病毒却很小，如流感病毒的直径为 80～100 纳米，脊髓灰质炎病毒的直径为 30～60 纳米。由于不同病毒在大小和复杂度上差异巨大，一些病毒学家推测，简单的、小的病毒，可能是复杂的、大的病毒祖先的后代。对巨型的拟菌病毒的分析也支持这一假说。这种病毒含有相对大量的与翻译相关的基因。这些基因可能是其"细胞祖先"完整的翻译系统的残余。

三、独立进化假说

独立进化假说（Virus－first Hypothesis）又称先于细胞假说，该假说推测，病毒起源早于宿主细胞（图 3－3）。一些研究人员提出，最早的复制分子是 RNA，而不是 DNA。病毒可能作为自我复制单位，先于细胞出现在地球。然而随着时间的推移，一些有机物变得更有组织、更复杂，并最终形成细胞。

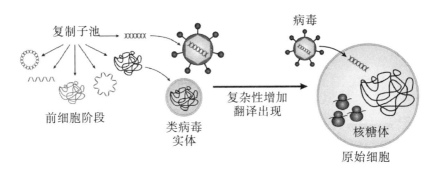

图 3－3　独立进化假说示意图

注：引自 Krupovic M，Dolja VV，Koonin EV. Origin of viruses：primordial replicators recruiting capsids from hosts ［J］. Nat Rev Microbiol，2019（17）：449－458.

四、来自宇宙假说

该假说推测，病毒可能来自外星球。自 20 世纪 80 年代，多篇研究报道了在碳质陨石中发现了形态酷似细菌、真核细胞和病毒的有机结构。于是有的研究机构就把目光投向了外太空，比如美国国家航空航天局（National Aeronautics and Space Administration，NASA）一直对外太空微生物格外关注。2018 年，受 NASA 资助的科学家发表了一篇文章，提示外太空可能存在大量病毒（图 3-4）。

Review　> Astrobiology. 2018 Feb;18(2):207-223. doi: 10.1089/ast.2017.1649.
Epub 2018 Jan 10.
天文病毒学：宇宙中的病毒
Astrovirology: Viruses at Large in the Universe

Aaron J Berliner [1], Tomohiro Mochizuki [2], Kenneth M Stedman [3]

Affiliations — collapse

Affiliations

[1] 1 University of California , Berkeley, California, USA .
[2] 2 Earth Life Sciences Institute, Tokyo Institute of Technology , Japan .
[3] 3 Center for Life in Extreme Environments and Biology Department, Portland State University , Oregon, USA .

PMID: 29319335　DOI: 10.1089/ast.2017.1649
Free article

图 3-4 病毒可能来自宇宙的相关文章

注：引自 Berliner AJ, Mochizuki T, Stedman KM. Astrovirology: viruses at large in the universe [J]. Astrobiology, 2018 (18): 207-223.

病毒从何而来，并不是一个简单的问题。任何单一的假说可能都是错误的。迄今为止，尚无对病毒起源的明确解释。今后的研究会为我们提供更清晰的答案。

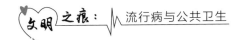

第三节　病毒的变异原因和进化经典案例

一、为什么病毒容易发生变异

病毒容易发生变异的原因与高复制率、缺乏校对机制、遗传物质特征、遗传物质重组和重排、选择压力等因素有关。首先，病毒在宿主细胞内复制并利用细胞机制繁殖，病毒复制的速度很快，在复制过程中会产生大量的复制错误或突变，这种高复制率有助于病毒种群内遗传多样性的快速产生。病毒在复制过程中往往缺乏校对机制，这意味着它们不具备检测和纠正复制错误的能力。这进一步增加了病毒复制过程中发生突变的机会。此外，大多数病毒以 RNA 或 DNA 为遗传物质。与 DNA 相比，RNA 在复制过程中更容易出错。与人类基因组相比，病毒基因组通常更简单，并且纠错机制可能更少，这也使得病毒遗传物质更容易发生突变。尤其是以流感病毒为代表的分节段 RNA 病毒，这些病毒基因可以进行重组或重排而产生新的变异株。当两种不同的病毒株感染同一宿主细胞时，它们的遗传物质在细胞内混合后就会发生重组，从而产生具有不同遗传特征的新病毒株。当具有分段基因组的病毒交换基因片段时会发生重排，也会导致新病毒株出现。这些过程能增强遗传变异和病毒进化的潜力。

上面几点都是病毒内因。从外因方面看，病毒面临来自宿主免疫系统和抗病毒治疗的选择压力。宿主的免疫反应针对特定的病毒抗原，而抗病毒药物则针对特定的病毒成分。这种选择压力推动病毒进化，这些变体可以逃避免疫识别或对抗病毒治疗产生耐药性，在选择压力下有利于生存和复制的变体具有更大的增殖机会。

总的来说，病毒由于高复制率、缺乏校对机制、遗传物质特征、遗传物质重组和重排，以及来自宿主免疫系统和抗病毒治疗的选择压力，容易发生变异。这种变异性使病毒能够适应不断变化的环境，逃避免疫反应，对我们的预防和控制策略产生挑战。因此，对病毒突变的持续监测和研究对于制定抗病毒性疾病的公共卫生策略至关重要。

二、病毒进化的经典案例——流感病毒进化

流感病毒能够进行频繁的基因变异，导致每年出现新毒株。这种进化是由两个主要机制驱动的：抗原漂移和抗原转变。当编码病毒表面蛋白、血凝素（Hemagglutinin，HA）和神经氨酸酶（Neuraminidase，NA）的基因发生微小变化时，就会发生抗原漂移。这些变化会导致季节性流感毒株的抗原特性略有不同，从而导致人群中先前获得的免疫力有效性降低。而抗原转变则涉及不同流感病毒株之间遗传物质的交换，导致新亚型的突然出现。当两种不同的流感病毒感染同一宿主并重新组合其遗传物质时，就会发生抗原转变，从而产生可能具有大流行潜力的新毒株。

在季节性流感暴发期间，有一个人出现了流感样症状并寻求医疗救助。初步诊断证实其感染了特定流感毒株，如甲型流感（H3N2）。几天后，病人症状越来越严重。随后的实验室检测显示，此人感染了一种新的流感病毒变种，与疾病最初发生时体内检测出的原始毒株不同。对该病毒的进一步分析表明病毒经历了抗原漂移，这是流感病毒中常见的一种进化形式。当编码病毒表面蛋白，特别是血凝素和神经氨酸酶的基因的变异积累到一定程度时，就会发生抗原漂移。这些突变会导致病毒抗原发生轻微变化，从而使免疫系统无法识别病毒。对该病人的医疗管

理包括密切监测病人的症状并提供支持性治疗。由于感染的流感病毒发生了抗原漂移，因此该病人先前接种流感疫苗或既往感染预先建立的免疫力对新病毒的免疫效果较差。当新毒株出现时，公卫卫生政策也需要适时调整。这个案例表明流感病毒通过抗原漂移不断进化，可能导致能逃避免疫系统的新病毒出现。这个案例强调了持续对病原进行监测、及时诊断和及时调整公共卫生措施对应对流感病毒变异的重要性；此外，还强调了每年接种包含最新抗原谱的流感疫苗的必要性，以提供针对季节性流感的最佳保护。

三、病毒进化的经典案例——人类免疫缺陷病毒（HIV）进化

导致艾滋病的 HIV 具有显著的遗传多样性和快速进化特性。由于其逆转录酶的易错性，HIV 具有很高的突变率。这导致在受感染的个体中产生许多病毒变体（称为准种）。HIV 的高复制率，加上缺乏校对机制，导致突变的不断积累和耐药株的进化。这种进化对 HIV 治疗和有效疫苗的开发提出了挑战，因为病毒可以快速适应以逃避免疫反应和抗逆转录病毒药物。

在一个医疗案例中，一名被诊断出感染 HIV 的病人最初对抗逆转录病毒疗法（ART）反应良好，该疗法有效地抑制了病毒复制并使病人体内的病毒载量维持在较低水平。在治疗后，该病人的免疫系统有所恢复，CD4＋T 细胞计数升高到正常水平。然而，在接受 ART 几年后，病人的病毒载量突然增加，表明治疗失败。经进一步检测，发现此病人体内产生了耐药的 HIV 毒株。对该病毒的遗传分析揭示了编码抗逆转录病毒药物所针对的病毒酶的基因产生了特定突变。这些突变赋予了病毒对药物的抗性，使药物在抑制病毒复制方面的效果降低。在这种情况

下，耐药性的出现是病毒响应抗逆转录病毒药物的选择压力而发生进化变异的结果。在病毒复制过程中，HIV 基因组发生错误，导致突变。在抗逆转录病毒药物存在的情况下，野生型、对药物敏感的 HIV 毒株的复制受到抑制，但一些耐药的突变株具有选择性优势。这些突变株随后能够复制和增殖，导致治疗失败。因此将病人的治疗方案改变为针对不同病毒酶/耐药性的特定抗逆转录病毒药物组合。这种治疗方案的改变旨在抑制耐药 HIV 毒株的复制，再次实现病毒抑制。该案例强调了 HIV 的持续演变和耐药毒株的发展是 HIV 治疗的重大挑战，强调了对接受 ART 的个体定期监测病毒载量和耐药性以及早期发现治疗失败并适当调整治疗方案的重要性。此外，它强调需要持续研究和开发新的抗逆转录病毒药物，以对抗不断演变的 HIV 并改善长期治疗效果。

四、病毒进化的经典案例——病毒与宿主共进化

病毒进化的目的是什么呢？是杀死更多的宿主？还是感染宿主之后，尽快与宿主完成磨合，好好相处，以复制传播更多自己的后代？

病毒检测和测序服务可帮助人们了解病毒在哪里传播，以及如何变化。从阿尔法（Alpha）到德尔塔（Delta）再到奥密克戎（Omicron），新型冠状病毒在不断进化的过程中总体呈现出重症率和死亡率逐渐下降、传播力不断加强的趋势。在此过程中，病毒的进化有目共睹，而宿主的进化没有明显地表现出来。因此，我们再通过一个病毒与兔子的经典案例来呈现病毒与宿主"相爱相杀、共同成长"的故事。

故事要从 1859 年说起。住在澳大利亚东南岸维多利亚州墨尔本市郊的英国人托马斯，为了排解身在异乡的寂寞，在家附近释放了 24 只从英国带来的兔子，以便于他和小伙伴打猎取乐。然而兔子很快泛滥。兔子泛滥是外因和内因联合作用的结果。内因主要是兔子强悍的繁殖能

力。兔子的实际孕期是 25～28 天。从理论上说，兔子可以实现 1 个月 1 胎，1 胎平均 6 只，1 年后可基本实现"后代自由"。兔子的繁殖速度是非常快的。

在西方，不仅有"苹果砸中牛顿，引出万有引力"的故事，还有"兔子启发斐波，引出那契数列"的传说。在意大利，有一位名叫斐波拉契（Leonardo Fibonacci）的小镇青年数学家，他家"熊孩子"养了 1 对兔子，斐波拉契在亲子活动中发现兔子繁殖能力碾压折耳猫和泰迪犬，这使他产生了一个大胆的想法。假定一对男兔和女兔被安排在一起。第一个月后长成大兔，第二个月就能生下一对小兔，并且保证是一公一母的小兔子。如果此后每个月都生一对小兔，如果一年内没有发生死亡，以此类推，一年内能繁殖多少对兔子？根据这个假设所呈现的场景，一年内将生产 144 对兔子。而用于得出答案的公式就是数学界著名的"斐波那契数列"（图 3-5）。

月	成对数量及兔子生长状态	成对数量
0	formula by setting $F_0=0$, $F_1=1$ to give Fn. The Fibonacci formula is given as follows. $F_n = F_{n-1} + F_{n-2}$, where $n>1$	1
1	Fibonacci Formula : $F_n = F_{n-1} + F_{n-2}$	1
2		2
3		3
4		5
5		8

月	成对数量
Jan	1
Feb	1
Mar	2
Apr	3
May	5
Jun	8
Jul	13
Aug	21
Sep	34
Oct	55
Nov	89
Dec	144

图 3-5 斐波那契数列

聊完兔子泛滥的内因，我们再来看看兔子泛滥的外因，主要有三点。第一，墨尔本及其周边有着宜居的气候，非常适宜兔子生长，这是天时。第二，当地草原肥沃、土壤松软，非常适宜兔子打洞居住，这是地利。第三，作为外来物种的兔子，在澳大利亚缺乏狐狸等天敌，并且托马斯也是闲暇时候才打打兔子娱乐，并没有开发出兔子的多种吃法，这是人和。

由于兔子的强大繁殖能力，加上天时、地利、人和，托马斯原始投入的 24 只兔子，短期内就猛增到上百万只兔子。这样的投资回报率让托马斯、澳大利亚农民、澳大利亚政府纷纷"哭晕"在墨尔本。因为兔子啃噬造成大面积土地退化、土壤流失，本地小型哺乳动物、植物锐减甚至灭绝，对以农业、畜牧业立国的澳大利亚造成了严重损失。澳大利亚部分地区政府甚至还悬赏 2.5 万英镑求让兔子灭绝的方法。直到 1933 年，澳大利亚科学家提出，兔黏液瘤病毒（Myxoma Virus）或可一战。

兔黏液瘤病毒与天花病毒都来自痘病毒家族，是双链 DNA 病毒。这种病毒原本的宿主是南美兔，通过接触和蚊虫叮咬传播引起兔黏液瘤病。实际上，南美兔感染了兔黏液瘤病毒后不会死亡，就是身上长肿瘤，虽影响美观但不影响机体功能。所以，兔黏液瘤病毒与南美兔形成了"病原体基本不伤害宿主，宿主也不杀死病原体"的和谐共存的关系。

但是澳大利亚兔子与兔黏液瘤病毒在此之前没有接触过，所以大量的澳大利亚兔子在感染一周后就死掉了。由于兔黏液瘤病毒靶向性很好，只针对澳大利亚兔子，不会杀死澳大利亚其他哺乳动物，于是 1950 年，澳大利亚政府决定用兔黏液瘤病毒来剿灭兔子。

在病毒释放后的三个月里，澳大利亚兔子的数量下降了 99.8%，澳大利亚的农业、畜牧业得以喘息。两年后，兔黏液瘤病毒在西欧迅速扩散。法国的兔子数量减少了 90%～95%，西班牙的兔子数量下降了 95%，英国的兔子数量下降了 99%。1956 年，法国官方还因为这事儿给放毒的医生颁发了一枚纪念奖章，表彰其灭兔贡献。

在经过兔黏液瘤病毒的大清洗后，存活下来的澳大利亚兔子和兔黏液瘤病毒好像熟悉了彼此。1991 年，澳大利亚兔子数量回升至 2 亿~3 亿。2019 年，在经历了兔黏液瘤病毒施加的近 70 年的自然选择压力后，兔子的 DNA 发生了变化，这些变化让澳大利亚兔子对兔黏液瘤病毒有更强的免疫力。和宿主的变化类似，毒性更弱的兔黏液瘤病毒株逐渐占据了主导地位，因为宿主死太快对其传播没有好处。至此，兔黏液瘤病毒与澳大利亚兔子共同进化的"大剧"暂告一段落。

那么，病毒是如何进化的呢？病毒在自然界中进化的方式包括突变、重组、重排。这些病毒基因变化可进一步引起病毒表型变化。第一，温度敏感突变：一些野生型病毒突变为热敏感病毒，热敏感病毒在 31℃可以存活，在 39℃无法存活，原因是突变病毒的关键蛋白质构象变化，耐高温功能丧失。根据这一表型变化特性，一些活疫苗在设计上就利用了上呼吸道温度较低、下呼吸道温度较高的特点。热敏感病毒在上呼吸道可以存活，在下呼吸道难以存活，所以对人的致病性会大大降低。同样，也有冷敏感病毒突变株。第二，宿主突变，比如，SARS 病毒/高致病性禽流感，其宿主从动物扩展至人。第三，抗性突变，比如，病毒酶功能突变，导致病毒从药物敏感转变为耐药。第四，核酸突变，比如，基因丢失/插入、重组/重排。我们提取病毒基因进行琼脂糖凝胶电泳，就可以通过电泳条带的变化观察核酸的丢失和插入。第五，空斑形态突变。通常病毒破坏性越强，感染细胞出现空斑的直径就越大。第六，毒力突变，我们可以通过将病毒进行鸡胚或细胞的连续传代，使其毒性变弱，保留抗原性。

第四节　如何应对病毒进化

从预防的角度，避免感染主要还是依靠传染病控制的基本原则，即"控制传染源、切断传播途径、保护易感人群"。应对病毒进化是一项持续的挑战，随着新信息的出现，可能需要更新防控策略。政府、公共卫生组织、研究人员和社区必须共同努力，保持警惕并有效应对新出现的病毒威胁。通常应对病毒进化的手段主要包括病原监测、疾病预防、抗病毒治疗。

一、病原监测

全球建立了强大的网络监测系统来监控和跟踪流感病毒等的进化。网络监测系统通常收集不同来源数据，如菌株数据（如基因组测序）、流行病学调查数据、病人临床数据、最新研究数据、与特定国际卫生组织合作共享的信息数据等。通过监测网络数据可预警新出现的病毒变种。

二、疾病预防

最重要的是疫苗的开发和接种。病毒进化可能导致新毒株的出现，这些新毒株可能逃避现有疫苗提供的免疫力。持续评估当前疫苗针对新变种的有效性并在必要时开发更新版本的疫苗或接种加强针至关重要。快速开发和有计划地接种疫苗有助于减少变异病毒的传播和影响。一种接种疫苗的方式是暴露前接种，通过疫苗接种，机体可产生特异性抗体，抑制病毒的感染过程来避免感染。比如我们可以通过接种流感疫苗来避免感染流感病毒，但由于此类病毒变异较快，疫苗接种获得的免疫保护通常只能维持一段时间。另一种接种疫苗的方式是在暴露后接种。比如，在被猫抓伤或被狗咬后，通过接种狂犬病疫苗来刺激机体产生抗体，中和体内可能存在的狂犬病病毒。在狂犬病三级暴露的情况下，我们还需要注射免疫球蛋白，直接中和伤口附近可能存在的狂犬病病毒。由于狂犬病病毒的变异较慢，通过狂犬病疫苗和免疫球蛋白可以很好地控制狂犬病的发病率。我国一直在响应世界卫生组织（WHO）的号召，致力于实现在 2030 年左右在人群中消灭狂犬病。

在疫苗接种的同时，可推广公共卫生措施以限制病毒传播。这些措施包括戴口罩、常洗手、保持社交距离、避免大型聚会等。这些措施可以减缓病毒的传播，让研究人员和医疗保健系统有更多时间了解和应对病毒进化。此外，随着新病毒变种的出现，快速评估其影响并相应地调整遏制措施、治疗方案和公共卫生战略非常重要。这可能需要国际合作、共同努力，使各国可以更有效地共同监测和应对病毒进化。共享数据、研究结果和最佳实践可以促进全球战略的发展，以对抗病毒威胁。

对于大部分没有疫苗的病毒，健康教育可让公众了解病毒进化及其影响。通过清晰透明的沟通，可加强民众的理解和信任，帮助提供有关风险知识、预防策略、治疗方案和正确决策。例如，面对目前还没有疫苗的艾滋病，更多还是要靠"自律"。预防进化的主要方法用 7 个字表述就是：禁欲、忠诚、安全套；用 4 个字表述就是：洁身自好；用 2 个字表述就是：自律。在这里我们希望通过几幅图为大家强调，为什么要禁欲、忠诚、戴套，为什么要洁身自好，为什么要自律。

归因于不同传播途径的新诊断 HIV 感染病例占比的年度变化见图 3-6。

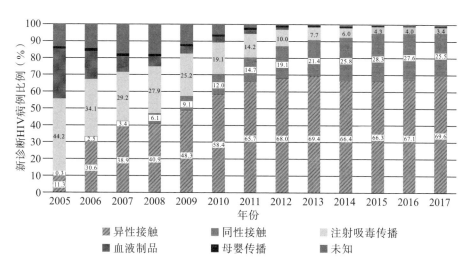

图 3-6 归因于不同传播途径的新诊断 HIV 感染病例占比的年度变化

注：引自 Wu Z，Wang Y，Detels R. HIV/AIDS in China：Epidemiology，prevention and treatment ［M］. Singapore：Springer Nature Press，2019.

图 3-6 描绘了 2005—2017 年，不同传播途径的新诊断 HIV 病例的占比。由图 3-6 可知，最主要的传播途径是性传播，不管是异性传播还是同性传播。性传播占比共计约为 95%。大家都知道，通常发生率小于 5% 的事件可以归为小概率事件。所以控制住性传播这一大概率事件，剩余的就是小概率事件了。其次，2005 年以前占比接近 80% 的"血液传播"和"注射吸毒传播"，到 2007 年，二者占比已小于 5%。这主要归功于我国对"血液传播"和"注射吸毒传播"的高度重视、对高危人群的健康教育和行为干预。

尽管该图里最新的数据是 2017 年的，但根据整个图形趋势来看，在大环境变化不大的情况下，上述数据对 2023 年仍然存在借鉴意义。

图 3-7 展示了 2000—2014 年不同风险群体的 HIV 感染率的变化情况。从图 3-7 可以看出，自 2010 年以后的几年里，"男男性行为者"是感染 HIV 的最高风险群体。除了"男男性行为者"和"吸毒者"，这

幅图里的 HIV 高危人群还包括青年学生、女性性工作者、长途汽车司机、男性流动人口等。那么，为什么这幅图里会把"青年学生"也纳入 HIV 高危人群？推测主要的原因有以下几点：首先，"不安全性行为"是青年学生感染 HIV 的主要危险因素。青年学生是精力最充沛、需求最旺盛的群体。恰好性传播又是目前 HIV 传播的主要途径。在激情时刻，少部分意志力薄弱的青年学生很容易失去理智，进行"不安全性行为"。其次，学校性教育不足、网络社交平台助推，也是青年学生感染 HIV 高风险的主要原因。青年学生不敢去检测艾滋病，或在检测时主动隐瞒身份。即使测出来了，也不敢去确诊和治疗。因此，为了降低青年学生"不安全性行为"的占比和 HIV 流行率，还需要系统的健康教育和配套支持。

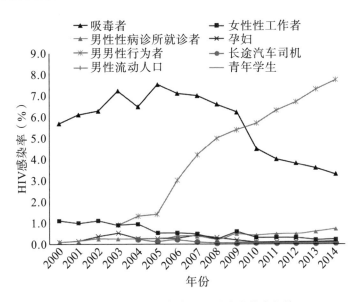

图 3-7　不同风险群体的 HIV 感染率的变化情况

注：引自 Wu Z, Wang Y, Detels R, et al. HIV/AIDS in China：Epidemiology, prevention and treatment［M］. Singapore：Springer Nature Press, 2019.

图 3－8 展示了 2011—2016 年中国 15～24 岁学生新诊断 HIV 病例数，提示有男男性行为的人群是学生中感染 HIV 的高危人群。

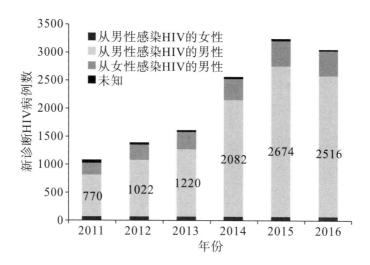

图 3－8　2011—2016 年中国 15～24 岁学生新诊断 HIV 病例

情况（按性传播方式）

注：引自 Wu Z，Wang Y，Detels R，et al. HIV/AIDS in China：Epidemiology，prevention and treatment ［M］. Singapore：Springer Nature Press，2019.

图 3－9 展示了 2005—2015 年三个高危群体获得健康教育的占比及其持续风险性行为的变化。总体来看，随着 HIV 健康教育和配套措施（如发放避孕套、发放一次性针管）的普及和深入，三个高危群体的风险性行为均有降低趋势。最显著的是在"吸毒者"群体中，从 2010 年的 20％降到了 2015 年的 5％以下。而在"男男性行为"群体中，从 2010 年的 60％降到了 2015 年的 50％左右，持续风险性行为的占比仍高达 50％。除了通过洁身自好、禁欲、忠诚、戴套来切断传播途径，对付艾滋病还要牢记"三早"原则：早预防，避孕套是性传播的最后防线，暴露后尽快服药，能有效阻断病毒感染；早发现，危险性行为后应

及时到医院和疾病预防控制中心检测；早治疗，确诊后早期服药、坚持治疗可以延长生存期和提高生存质量。

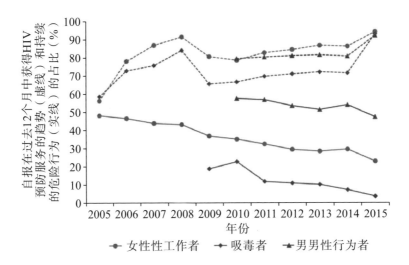

图 3-9 2005—2015 年三个高危群体获得 HIV 预防服务（含健康教育）的趋势（虚线）及其持续风险性行为的变化（实线）

注：引自 Wu Z，Wang Y，Detels R，et al. HIV/AIDS in China：Epidemiology，prevention and treatment ［M］. Singapore：Springer Nature Press，2019.

三、抗病毒治疗

政府和药企可投资研发能有效对抗多种病毒株的抗病毒治疗方案。广谱抗病毒药可以通过降低感染的严重程度和持续时间、预防并发症和限制传播来帮助减轻病毒变异的影响。

在抗病毒治疗中也有一些特例。比如，有一种变异就可以治愈艾滋病。这个传奇故事发生在"小布"身上。他的真名叫蒂莫西·雷·布朗，又称柏林病人。布朗在 20 世纪 90 年代来到柏林生活，1995 年，布朗被确诊为 HIV 阳性，但布朗没有放弃希望。在与 HIV 对抗的 12 年里，布朗一直坚持服药，病情控制良好，就在他以为自己的人生即将迎来转机的时候。2007 年布朗又被告知他被确诊为白血病。为了治疗白血病，布朗接受了一位北欧男性的骨髓捐赠，而少数北欧人体内天然存在抵御 HIV 的变异基因，恰好这位北欧捐赠者就携带这一罕见的基因突变，这种突变叫作 $CCR5$ 基因突变。

CCR5 的中文名为"趋化因子·受体 5"，它是白细胞表面的一种蛋白质，也称为 CCR5 蛋白质。$CCR5$ 基因通过转录翻译形成 CCR5 蛋白质。CCR5 蛋白质可以简单理解为宿主细胞表面的一道门。HIV 想要进入宿主细胞进行复制，需要用口令打开 CCR5 这道门。在 CCR5 没有变异之前，HIV 可以用旧钥匙打开 CCR5 这道门。但是 CCR5 变异后，HIV 就不能用旧钥匙打开 CCR5 的新大门，难以感染细胞。由于为布朗捐赠骨髓的这位北欧捐赠者携带 $CCR5$ 突变基因，经过骨髓抑制后，布朗体内的白细胞不对 HIV 放行，体内的 HIV 不能再感染新细胞，因而布朗体内的 HIV 被成功清除。布朗成为全球首例 HIV 治愈者，不再需要终身服用抗 HIV 药物。

第五节　病毒的进化分析解读

一、系统发育树概述

系统发育树是不同生物或生物群之间进化关系的图形表示，它说明了物种的进化历史或谱系相关性，展示了如何随着时间的推移从共同的祖先传下来。系统发育树基于共同祖先的概念。它假设所有生物都有一个共同的祖先，并通过数百万年的分支和物种形成过程实现了多样化。系统发育树通常使用各种类型的数据构建，包括形态特征、遗传信息和分子序列。通过分析这些数据，研究人员可以推断出不同生物之间的相似性或不同的相似程度，并确定它们的进化相关性。系统发育树是进化生物学中必不可少的工具，研究人员通过这种工具能够研究和理解进化的模式和过程。系统发育树为地球上不同物种的进化史、生物多样性和关系提供了宝贵的见解。

达尔文的进化树手稿见图 3-10。

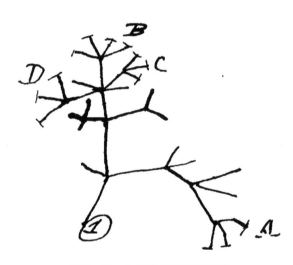

图 3-10　达尔文的进化树手稿

注：引自 Gregory TR. Understanding Evolutionary Trees ［M］. Evolution：Education and Outreach，2008.

系统发育树的基本结构由分支和节点组成。节点代表共同的祖先，而分支代表不同生物之间的进化关系。分支的长度可以指示自两个谱系分化以来发生的遗传变化量或进化时间。系统发育树可以是有根的或无根的。

有根树（图 3-11）是明确指示共同祖先并指定进化方向或时间的

系统发育树。它代表了物种或生物群体之间的等级关系，从一个共同的
祖先开始并分支出来，以描述进化多样化。树的根代表共同的祖先，树
枝代表不同生物或类群之间的进化关系。有根树中分支的长度可用于推
断自谱系分化以来发生的遗传变化量或进化时间。有根树使研究人员能
够确定进化事件的时间顺序，获得对进化历史和不同生物之间关系的更
全面的理解。如病毒系统发育树的分支代表不同的病毒谱系或毒株，分
支分裂的点表示分歧点或物种形成点。分支的长度可以表示自分歧以来
发生的遗传变化量或进化时间。更近的分支表明更密切相关的病毒，而
更远的分支表明更大的遗传差异。

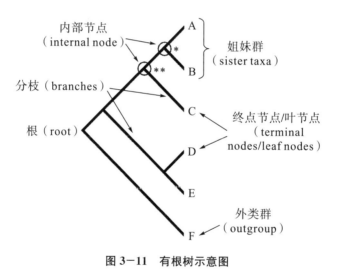

图 3-11　有根树示意图

注：引自 Gregory TR. Understanding Evolutionary Trees［M］. Evolution：
Education and Outreach，2008.

　　无根树（图 3-12）是物种或生物群之间进化关系的图形表示，没
有指定共同的祖先或进化方向。它描述了不同类群之间的相对关系和距
离，但没有显示进化事件的方向或时间。在无根树中，树枝代表生物体
之间的关系，节点代表不同谱系的分歧点。无根树的树枝长度不一定表

示遗传变化量或进化时间。当确切的祖先谱系或共同祖先未知或未被考虑时，无根树通常用于系统发育分析，以探索物种或生物群之间的关系。

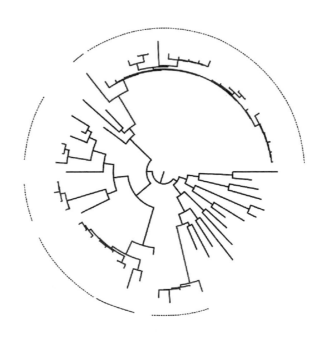

（a）环形无根树

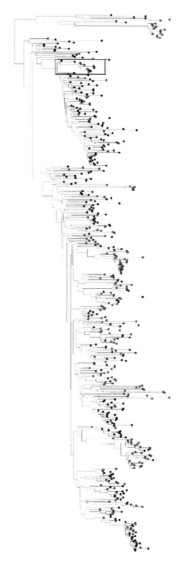

（b）竖形无根树

图 3−12 无根树示意图

注：引自 Roussos S，Paraskevis D，Psichogiou M，et al. Ongoing HIV transmission following a large outbreak among people who inject drugs in Athens，Greece（2014−20）[J]. Addiction，2022，117（6）：1670−1682.

总的来说，有根树在基部有一个共同的祖先，而树枝则以层次化的方式描述了进化关系。无根树说明了生物体之间的关系，但没有指定共同的祖先。无根树和有根树在系统发育学中都有重要作用，如何选择取决于具体的研究问题、可用数据和所需的进化信息水平。

二、病毒系统发育树

病毒系统发育树是显示不同病毒之间进化关系的分支图。它是根据病毒株或分离株的遗传信息或基因组序列构建的。通过分析病毒的遗传信息，研究人员可以确定其相关性并追溯进化历史。病毒系统发育树的构建涉及比较不同病毒的基因序列并确定它们之间的异同。这通常通过比对序列和分析序列差异程度来完成。序列越相似，病毒被认为越相关。

病毒系统发育树是病毒学和流行病学研究的重要工具。它们帮助研究人员了解病毒性疾病的起源和传播，追踪病毒随时间的演变，并确定传播模式和遗传多样性。通过研究病毒之间的关系，研究人员可以深入了解病毒如何适应、变异和进化，这可以为病毒感染的预防、诊断和治疗提供信息。系统发育树对于快速进化的病毒特别有价值，例如 RNA 病毒，因为其提供了不断变化的病毒景观的视觉表现，并有助于监测新毒株或变种的出现。

三、构建系统发育树的主要步骤

（一）数据收集

收集构建系统发育树所需的数据，这通常涉及从感兴趣的生物体中获取遗传信息或分子序列，如 DNA、RNA 或蛋白质序列。序列可以从各种来源获得，如数据库、测序项目或以前的研究。

（二）序列比对

在收集序列数据后，可对序列进行比对。多种序列比对算法如 ClustalW、MAFFT 或 MUSCLE，可用于此步骤。

（三）系统发育推断与模型选择

序列比对后，推断比对序列之间的系统发育关系。常用的分析方法有最大似然法（Maximum Likelihood，ML）、贝叶斯推理（Bayesian Inference）、近邻结合法（Neighbor－joining，NJ）、非加权组平均法（Unweighted Pair Group Method With Arithmetic Mean，UPGMA）、简约分析法（Parsimony）、完全连锁法（Complete Linkage）。每种方法都有自己的假设、优点和局限性，方法的选择取决于可用数据、计算资源和手头的具体研究问题等因素。这些方法利用统计模型和算法来计算进化距离，推断最可能的树拓扑结构，并估计分支长度。在系统发育推理步骤中，重要的是选择适合数据的进化模型。不同的模型解释了不同的进化过程，如替代率、核苷酸或氨基酸频率以及位点间速率变化。

（四）评估树的稳健性和可靠性

一旦推断出系统发育树，就需要评估树的稳健性和可靠性。

（五）树的可视化和解释

最后一步是可视化和解释构建的系统发育树。

四、病毒系统发育树常见分析方法

（一）最大似然法

最大似然法广泛用于构建系统发育树，以了解包括病毒在内的生物体之间的进化关系。这是一种"最大可能性估计"的统计方法，旨在寻找能够以较高概率产生观察数据的系统发育树。用最大似然法构建病毒系统发育树，使用来自不同病毒株或分离株的遗传序列数据，通常是核苷酸或氨基酸序列。序列是对齐的，这意味着它们的排列方式使得序列中的相应位置彼此对齐。这种比对有助于识别序列中的相似点和不同点。

最大似然法假设了一个序列进化模型，描述了核苷酸或氨基酸随时间的替换过程。该模型考虑了不同类型替换的概率，如转换（例如A到G）和颠换（例如 A 到 T）。该模型还考虑了位点之间的速率异质性以及插入和删除等进化过程的可能性等因素。一旦建立了序列比对和进化模型，最大似然法就会估计每个可能的系统发育树拓扑结构和分支长度的观察数据的可能性。

最大似然法分析计算不同树拓扑和分支长度的似然分数，然后识别最大化似然的树。此过程涉及优化模型的参数并使用启发式搜索等算法探索不同的树拓扑。目标是通过最大化给定模型的数据的可能性，找到最能根据进化关系解释观察到的序列数据的树。一旦最大似然法分析识别出具有最大可能性的树，它就代表了病毒株或分离株最有可能的进化历史。由此产生的系统发育树显示了指示病毒之间遗传关系的分支模式，更近的分支代表更密切相关的毒株。通过这些信息可以深入了解病毒的起源、传播和进化，帮助研究人员了解其流行病学、遗传多样性以及与其他病毒的潜在关系。需要注意的是，最大似然法是计算密集型的，尤其是对于大型数据集，并且已经开发了各种软件包和算法来促进使用最大似然法构建系统发育树。这些工具提供选项来定制进化模型、进行假设检验、评估不同分支的统计支持，并结合其他数据或信息，如地理或时间数据，以提高系统发育树的准确性和可靠性。

（二）贝叶斯推理

贝叶斯推理是另一种广泛使用的构建系统发育树的方法，也用于构建病毒系统发育树。它利用贝叶斯统计来估计系统发育树的后验概率分布，给定观察到的序列数据和树拓扑以及进化参数的先验分布。在构建病毒系统发育树时，贝叶斯推理从不同病毒株或分离株的基因序列比对开始，类似最大似然法。对齐的序列有助于识别异同，这对于推断进化关系至关重要。然而，贝叶斯推理先验分布的形式包含了额外的信息。这些先验分布代表了在观察数据之前关于病毒之间的系统发育关系和进化参数值的现有知识或信念。先验可以基于以前的研究、专家意见或经验分布。

贝叶斯推理构建病毒系统发育树包括以下几个步骤。①指定进化模型：与最大似然法类似，贝叶斯推理需要一个描述序列进化过程的进化模型。该模型包括替代率、速率异质性和分支长度等参数。②设置先验分布：先验分布分配给模型参数和树拓扑。这些先验表示对参数值和可能的树拓扑的初始信念或期望。先验的选择会影响结果，它们可以是统一的或基于先前的知识。③计算似然：似然函数表示在给定进化模型的情况下，在特定树上观察给定序列数据的概率。它是通过评估模型下观察到的序列的概率来计算的。④计算后验分布：使用贝叶斯定理，通过组合似然和先验分布获得后验分布。后验分布表示给定观察数据的不同树拓扑和参数值的概率。⑤从后验抽样：贝叶斯推理采用马尔可夫链蒙特卡罗（Markov Chain Monte Carlo，MCMC）方法从后验分布中抽样。这些方法生成一组树和参数值，这组树和参数值表示给定数据和先验知识的不同合理的系统发育假设。MCMC 方法探索参数空间，根据可能性和先验概率接受或拒绝建议的更改。⑥汇总结果：得到 MCMC样本后，可以计算汇总统计量，汇总后验分布。这些统计数据可能包括共识树，它代表采样树中最常见的分支模式，以及与每个分支相关联的后验概率。这些概率为推断的关系提供了置信度或支持度。

贝叶斯推理允许为系统发育树构建提供更灵活和概率性的框架。它可以结合先验知识，处理复杂模型，并通过后验分布提供不确定性估计。然而，贝叶斯推理的计算需求通常高于最大似然法，因为它涉及使用 MCMC 方法从后验分布中采样。尽管如此，它仍然是推断进化关系和了解病毒种群动态的有力工具。

（三）近邻结合法

近邻结合法是一种流行的算法，用于构建系统发育树，包括病毒系统发育树。它是一种基于距离的方法，旨在通过基于数据集中分类群（病毒株或分离株）之间的成对距离构建树来重建生物体之间的进化关系。

近邻结合法构建病毒系统发育树的步骤如下。①距离矩阵计算：第一步是计算数据集中序列的成对距离矩阵。序列之间的距离可以使用各种度量来确定，如序列相似性或遗传距离。②常见的度量包括核苷酸序列的 p 距离（不同位置的比例）或蛋白质序列的氨基酸距离。③构建初始树：通过使用距离矩阵的距离连接分类群来构建初始树。通常，这棵初始树被构建为星形树，其中所有分类群都连接到一个中心节点。④邻居的迭代加入：在每次迭代中，算法根据距离矩阵识别两个最近的邻居（分类单元或分类单元簇）。使用考虑到其他类群距离的公式调整邻居之间的距离。然后加入两个最近的邻居，并创建一个新节点来表示它们的共同祖先。⑤更新距离矩阵：加入两个邻居后，更新距离矩阵以反映新拓扑。新加入的簇与其他类群之间的距离是根据原始距离和树的拓扑结构计算的。⑥重复第 3 步和第 4 步，直到所有分类群都连接成一棵树，其中最后一个节点代表系统发育树的根。

近邻结合法旨在构造一棵树，使总分支长度最小化，其假设进化距离是相加的。但是，需要注意的是，近邻结合法没有明确地模拟进化过程，也没有考虑最大似然法或贝叶斯推理等替代模型。近邻结合法计算效率高，可以处理大型数据集。然而，众所周知，它对输入距离中的错误很敏感，并且违反了加性距离模型的假设。因此，它通常被认为更适合推断整体树拓扑结构，而不是准确估计分支长度或模拟复杂的进化过程。在病毒系统发育树构建中，近邻结合法用于根据成对距离快速、近似地了解病毒株或分离株之间的关系。它通常用作初步分析或作为使用最大似然法或贝叶斯推理等方法进行更精细分析的起点。

（四）非加权组平均法

非加权组平均法是一种常用的构建系统发育树的算法，包括病毒系统发育树。它是一种层次聚类方法，使用类群（病毒株或分离株）之间的成对距离来构建代表进化关系的树。

非加权组平均法构建病毒系统发育树包括以下几个步骤。①距离矩阵计算：第一步是计算数据集中序列的成对距离矩阵。可以使用各种度量来确定距离，如序列相似性或遗传距离。常见的度量包括核苷酸序列的 p 距离（不同位置的比例）或蛋白质序列的氨基酸距离。②创建初始集群：最初，每个分类单元都被视为一个单独的集群。距离矩阵用于确定类群之间的成对距离。③识别最近的集群：在每次迭代中，非加权组平均法算法根据距离矩阵识别两个最近的集群。接近度由每个簇中任意两个类群之间的最小成对距离来衡量。④合并集群：将最近的两个集群合并成一个新集群，并创建一个新节点来表示它们的共同祖先。将新节点连接到每个合并的集群的分支长度设置为集群之间距离的一半。⑤更新距离矩阵：合并集群后，更新距离矩阵以反映新的拓扑结构。新簇与剩余簇之间的距离是根据原始距离和树的拓扑结构计算的。⑥重复第 3 步到第 5 步，直到所有分类单元合并到一个集群，其中最终节点代表系统发育树的根。

用非加权组平均法构建一棵树，该树假设整个树和一棵超度量树的进化速率恒定，这意味着所有尖端与根的距离相等。但是，需要注意的是，非加权组平均法没有明确地模拟进化过程，也没有考虑最大似然法或贝叶斯推理等替代模型。非加权组平均法相对快速和直接，可用于初步分析或需要快速近似系统发育关系时。然而，它可能无法准确代表复杂的进化情景或解释谱系间替代率的异质性。在病毒系统发育树构建中，非加权组平均法可以基于成对距离提供对病毒株或分离株之间关系的基本理解。它通常用作使用最大似然法或贝叶斯推理等方法进行更精细分析的起点，这些方法可以解释更复杂的进化模型并提供更准确的关系和分支长度估计。

（五）简约分析法

简约分析法特别是最大简约法，是一种广泛用于构建系统发育树（包括病毒系统发育树）的算法。它试图找到需要最少进化变化或特征状态转换的树来解释观察到的数据，假设最简单的解释是最有可能的。

简约分析法构建病毒系统发育树包括以下几个步骤。①字符编码：识别病毒株或分离株序列中的信息字符或特征。字符可以是在整个数据集中表现出变化的核苷酸位置或氨基酸残基。例如，一个特征可以是特定位点是否存在特定突变。②字符矩阵构造：创建字符矩阵，其中每一行代表一个分类单元（病毒株或分离株），每一列代表一个字符。矩阵记录每个分类单元的每个字符的存在或不存在（或其他状态）。③构造树：简约分析法通过考虑不同可能的树拓扑结构和分支长度来构造树。它以最小化解释观察到的数据所需的变化总数的方式将最简约的状态变化（如突变）分配给树的分支。④优化树拓扑：该算法探索不同的树拓扑，重新排列分支，并根据所需的状态更改次数评估生成的树。它迭代地交换分支或评估替代树拓扑以找到具有最少整体字符状态变化的树。⑤评估分支长度：一旦确定了树形拓扑结构，简约分析法就可以根据状态变化的数量为分支分配权重来估计分支长度。较长的分支通常与角色状态的更多变化相关联。⑥评估树支持：为了评估推断树的稳健性，可以进行额外的分析，如引导重采样。这涉及通过对原始数据进行重采样来创建多个数据集，为每个重采样数据集构建树，以及评估特定分支在生成的树中出现的频率。较高的自展值（Bootstrap）表示对推断关系的置信度更高。

简约分析法假定最有可能的树是最小化字符状态更改次数的树。然而，重要的是要注意简约分析法没有明确地模拟序列进化的过程，也没有考虑最大似然法或贝叶斯推理等替代模型。简约分析法可以通过识别最简约的树拓扑来深入了解病毒株或分离株之间的进化关系。当数据集包含相对较少的分类群并且它们之间的进化变化相对简单时，简约分析法特别有用。然而，对于复杂的进化场景或具有许多分类单元和广泛遗传变异的数据集，简约分析法可能不太准确，在这些场景中通常使用更复杂的方法，如最大似然法或贝叶斯推理。

（六）完全连锁法

完全连锁法是一种层次聚类算法，用于构建系统发育树，包括病毒系统发育树。它是一种基于距离的方法，旨在根据簇中任意两个成员之间的最大成对距离来查找病毒株或分离株的分类单元簇。完全连锁法与非加权组平均法都是层次聚类算法，用于构建进化树或其他类型的群簇。这两种方法的核心都是根据给定的距离度量来合并群簇，但它们的合并标准有所不同。完全连锁法根据两个群簇间的最大距离合并，而非加权组平均法考虑两个群簇间所有点对的平均距离。

完全连锁法构建病毒系统发育树的步骤与非加权组平均法类似，也包括距离矩阵计算、创建初始集群、识别最近的集群、合并集群、更新距离矩阵等。

完全连锁法根据类群之间的最大成对距离构建树。它倾向于产生长枝的树，因为它强调最大距离而不是平均距离。重要的是要注意完全连锁法没有明确地模拟进化过程或考虑最大似然法、贝叶斯推理等替代模型。在病毒系统发育树构建中，完全连锁法用于根据最大成对距离深入了解病毒株或分离株之间的关系。它对于识别具有较大遗传差异的类群特别有用。然而，它可能无法准确代表复杂的进化场景或解释谱系间替代率的异质性。完全连锁法通常用作更广泛分析管道的一部分，通常使用最大似然法或贝叶斯推理等对生成的聚类进行细化，以更准确地对进化过程建模并在统计支持下估计分支长度。

五、自展值

自展值通常在进化分析后用于检验进化树分支可信度。自展值分析是构建系统发育树（包括病毒系统发育树）广泛使用的重采样技术。它通过评估分支的稳健性为树中推断的关系提供统计支持的度量，即把序列的位点进行重排，重排后的序列再用相同的办法构树，倘若重排前的进化树分支在重排后的进化树中也出现了，就给该分支积 1 分，倘若未出现就积 0 分，这样经过分析者给定的重复分析（Repetitions，通常为1000 次）次数，重排构树累计积分后，每个分支都获得其分值，计算机会将其转换成自展值（百分比），值越小提示分支可信度越低。

在病毒系统发育树构建的背景下，自展值分析包括以下步骤。①数据集重采样：第一步是通过从原始数据集中随机抽样和替换来创建多个重采样数据集。每个重采样数据集都具有与原始数据集相同数量的分类群，但可能包含重复或缺失的分类群。②系统发育树构建：对于每个重采样数据集，系统发育树是使用选定的树构建方法构建的，如最大似然法、贝叶斯推理；或基于距离的方法，如近邻结合法或非加权组平均法。③评估分支支持：比较重采样的树，并确定特定分支在结果树中出现的频率。此频率以百分比表示，称为引导程序支持值，它表示对该特定分支的支持级别。④生成共识树：通过组合来自重采样树的信息生成共识树。共识树表示由预定义的阈值引导程序支持值（如70％、80％或95％）支持的推断关系。出现在较高百分比的重采样树中的分支被认为得到了很好的支持。

自展值分析通过评估不同重采样方案下分支的稳定性来估计推断的系统发育树的可靠性。较高的自展值表明相应分支更稳定可信。然而，重要的是要注意引导程序支持不是准确度的绝对度量，因为它仅评估基于重采样过程的推断树的稳定性。在处理有限的序列数据或不确定的进化关系时，自展值分析在病毒系统发育树构建中特别有用。它有助于评估推断关系的稳健性，识别得到良好支持的分支，并识别可能需要进一步调查的树区域。从自展值分析得出的共识树可以为推断的系统发育关系提供更多信心，并有助于得出有关病毒进化的有意义的结论。

第六节　总　结

病毒表现出非凡的变异和进化能力，这有助于它们在各种环境中持续存在和适应环境。当病毒复制过程中产生错误，或接触抗病毒药物或宿主的免疫反应等外部因素时，就会发生突变。这些突变会导致病毒遗传物质发生变化，包括点突变、缺失、插入或重组。其结果就是出现新的病毒变体，且每个变体都具有独有的特征。一些突变可能对病毒是中性的或有害的，而另一些突变可以赋予病毒优势，如增加传播性、增强毒力或逃避宿主免疫反应。病毒进化的过程是动态的和持续的，由不同病毒株之间的选择压力和竞争驱动。了解病毒的变异和进化对于开发有效的诊断工具、治疗方法和预防措施以控制其传播并减轻对人类和动物健康的影响至关重要。

（左浩江）

参考文献

［1］Wu Z，Wang Y，Detels R，et al. HIV/AIDS in China：Epidemiology，prevention and treatment［M］. Singapore：Springer Nature Press，2019.

［2］Krupovic M，Dolja VV，Koonin EV. Origin of viruses：primordial replicators recruiting capsids from hosts［J］. Nature Reviews Microbiology，2019，17（7）：449－458.

［3］Berliner AJ，Mochizuki T，Stedman KM. Astrovirology：viruses at large in the Universe［J］. Astrobiology，2018，18（2）：207－223.

［4］苏澄宇. 关于在 1859 年带了一群兔子到澳大利亚这件"小事"［EB/OL］. https：//www. 163. com/dy/article/HUB721KD0511A8O9. html，2023－02－24.

［5］Gregory TR. Understanding evolutionary trees［J］. Evolution：Education and Outreach，2008，1（2）：121－137.

［6］Roussos S，Paraskevis D，Psichogiou M. Ongoing HIV transmission following a large outbreak among people who inject drugs in Athens，Greece（2014－20）［J］. Addiction，2022，117（6）：1670－1682.

传染病的流行病
学特征

第四章

万变不离其宗：传染病的流行规律

新型冠状病毒感染疫情让大众见识到了传染病的威力和可怕，在这场席卷全球的疫情对抗战中，我们从最初的被动无知到后期的主动防控，逐步建立了一系列科学的管控策略，保障了人民群众的生命健康安全，这都是基于我们对传染病流行规律的认识和研究。本章将从传染病的生物学特征和流行条件入手介绍传染病流行病学知识，并结合新型冠状病毒感染防控措施的演变实例解读传染病的流行规律对疫情控制的指导作用。

引子：一百多年前英国的抗疫

在伦敦宽街（又称布劳维克大街）和剑桥街的交界处，有一座被移走了手柄的铸铁水泵。水泵为深黑色，每天不少人从水泵旁经过，却鲜有人注意到这个水泵。仔细观察会发现在水泵的一侧，有一块花岗岩纪念牌匾。在不远处还有一个以"John Snow"命名的酒吧。位于伦敦宽街和剑桥街交界处的水泵及酒吧是为了纪念谁呢？这座水泵是为了纪念"现代流行病学之父"约翰·斯诺（John Snow，1813—1858 年）。1854年，他第一次使用图表与统计学结合的方法，揭示了伦敦宽街霍乱暴发的源头。仔细研究这座水泵背后的故事，对于应对当今的传染病疫情会有不少的启示。

19 世纪，霍乱自印度恒河三角洲开始蔓延，随后的七次大流行夺去了各大洲的数百万人的生命。19 世纪早期，霍乱分别在 1817—1824年、1826—1837 年和 1846—1860 年在全世界大流行，造成了严重的灾难。当时的英国正处于第二次工业革命时期，首都伦敦是欧洲最大的工业城市，也是世界上人口密度最大的城市。可是伦敦的卫生状况令人担忧，拉马车的马匹在道路沿途留下马粪，修建的地下污水坑收纳的粪水不时溢出，导致城中臭气熏天。但到了霍乱第三次在欧洲大规模暴发时，英国却控制住了疫情。而同期在俄罗斯暴发的霍乱却造成了超过一百万人的死亡。英国是如何保障居民健康的呢？这主要归功于约翰·斯诺、亨利·怀特海德（Henry Whitehead，1825—1896 年）和威廉·布德（William Budd，1811—1880 年）三人，他们成功地发现了霍乱的传播途径。1854 年 8 月 31 日，在伦敦城内一些地区暴发霍乱后，伦敦苏豪区的宽街附近霍乱也开始流行起来。三天内导致数百人死亡。一周内，这一地区有四分之三的居民逃离。约翰·斯诺并没有逃走，他深入社区开展调查，找到当时英国的注册局（General Register Office），拿到了死亡名单。然后在瘟疫肆虐的街区询问病人的日常活动情况，将发病人数用小短横线在地图上标识出来，再在地图上标出了周围的每一个水泵和水井。这就是后来著名的"霍乱死亡地图"。从地图中可以发现，宽街水泵附近的病例要比其他水井多。由此，他确定英国当时暴发的霍乱是经水传播的。

其实不只是百年前的英国霍乱，在人类的历史长河中，传染病曾经是严重危害人类健康和生命的主要疾病，天花、鼠疫、流感等传染病都曾给人类带来巨大的灾难。

随着社会经济发展、科学进步和人类坚持不懈地努力，全球大多数国家的传染病发病率和死亡率显著下降。1990—2019年，全球全年龄组伤残调整寿命年（Disability Adjusted Life Years，DALYs）变化趋势主要表现为传染病、营养性疾病、新生儿和孕产妇相关疾病的负担逐渐减少，而非传染性疾病的负担增加。2019年我国全年龄段死亡总数的前十大原因大部分为非传染性疾病（图4-1）。

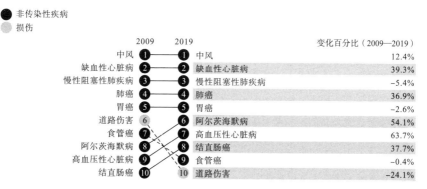

图4-1　中国2009—2019年所有年龄段死亡总人数的前十大原因及变化百分比

注：根据公开网站 https://www.healthdata.org/china 的数据自行绘制。

现代文明日益发达，技术日新月异，但传染病却从未远离。尽管传染病已不再是引起死亡的首要疾病，但由于全球化进程、气候变暖、人类生态环境和行为方式的变化，各类新发、再发传染病不断出现，对人类健康构成了严重的威胁，也对全球公共卫生提出了新挑战。正如WHO前总干事所说的那样，我们正处于传染病全球危机的边缘，没有哪一个国家可以免受其害，没有哪一个国家可以高枕无忧。换言之，任何一个国家和民族都不能免除传染病的危害，只是危害的程度与范围有所不同，而有效的传染病预防控制是维护人类健康的根本策略之一。我们必须对传染病的传播过程、传播环节各因素、流行过程等有深入的了解，才能采取合理有效的应对措施。只有知己知彼，才能百战不殆！

第一节 传染病的生物学特征和流行条件

一、病原体

传染病是由病原体引起的，能在人与人、动物与动物以及人与动物之间相互传播的疾病。病原体是指能够引起宿主致病的各类生物，包括病毒、细菌、立克次体、支原体、衣原体、螺旋体、真菌、朊粒、寄生虫等。它们通过感染的人、动物或储存宿主直接或间接地引起传播，感染易感者。其中致病细菌和病毒是常见的病原体类型，二者在形态、结构、抵抗力和药物敏感性方面存在明显差异（表4-1、图4-2）。

表4-1 病毒与细菌的区别

种类	形态	结构	抵抗力	药物敏感性	举例
病毒	非细胞型微生物。大小用纳米（nm）表示，有球形、杆形、蝌蚪形等。	无细胞壁和包膜，寄生在活细胞内，由蛋白衣壳及核酸组成，遗传物质为DNA或RNA，部分有囊膜和刺突等特殊结构。	耐寒不耐热。	对多数抗生素不敏感，对干扰素敏感，抗病毒药物只能干扰病毒的分裂增殖。	流感病毒、肝炎病毒、新型冠状病毒、麻疹病毒、埃博拉病毒、登革热病毒、狂犬病病毒等。

续表4-1

种类	形态	结构	抵抗力	药物敏感性	举例
细菌	原始单细胞生物。大小用微米（μm）表示，有球状、杆状、弧状、螺旋状等。	生物结构完整，细胞核无核膜包裹，只存在拟核，遗传物质为DNA，部分有荚膜、鞭毛、芽孢等特殊结构。	繁殖体抵抗力弱，芽孢抵抗力强。	对抗生素敏感。	结核分枝杆菌、破伤风梭菌、霍乱弧菌、麻风杆菌、溶血性链球菌、布鲁菌等。

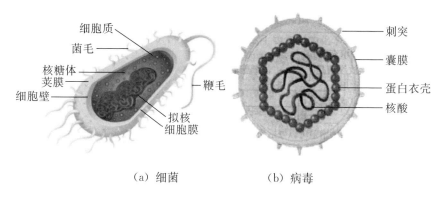

（a）细菌　　　　　　（b）病毒

图4-2　细菌和病毒结构示意图

（一）病原体的特性

1. 传染力（Infectivity）：病原体侵入宿主体内生存繁殖，引起感染的能力。不同病原体的传染力有很大的差异，例如，麻疹病毒的传染力强，而麻风杆菌的传染力相对较弱。

2. 致病力（Pathogenicity）：病原体侵入宿主后引起疾病的能力。致病力受到宿主和病原体等诸多因素的影响。与病原体相关的致病力取决于病原体在体内的繁殖速度、所致组织损伤的程度以及病原体产生毒素的毒性。与宿主相关的致病力取决于宿主的免疫力、遗传特性、感染的病毒量等因素。致病力可用暴露者中发生临床症状者的比例来衡量。

3. 毒力（Virulence）：病原体感染机体后引起严重病变的能力。

毒力强调引起疾病的严重程度。

4. 抗原性（Antigenicity）或免疫原性（Immunogenicity）：病原体引起宿主产生特异性免疫的能力。

（二）病原体变异

病原体在与环境、宿主相互作用的过程中，能够发生变异，甚至出现新型病原体。病原体变异对传染病的流行、预防和治疗有着重要意义。

1. 抗原性变异：病原体的基因突变导致其抗原性发生改变，从而使人群原来获得的特异性免疫力失去作用，导致疾病发生流行。例如流感病毒的变异引起流感流行，甚至大流行。

2. 毒力变异：病原体的毒力受环境因素和宿主免疫力的影响可以发生变异，包括毒力增强和毒力减弱。病原体的减毒株可用于制备疫苗预防传染病。

3. 耐药性变异：病原体从对某种抗菌（病毒）药物敏感变成不敏感或者耐药。耐药性变异可通过耐药基因或基因突变传给后代，也可通过微生物共生而转移给其他微生物。病原体的耐药性变异已经成为全球性问题，是多种传染病流行难以控制或复燃的重要原因。

（三）病原体在宿主体外的生存力

病原体在宿主体外的生存力对传染病的流行产生影响。大多数病原体在外界的生存力较弱，但也有一些病原体有较强的生存力（如能形成芽孢的细菌）。外界的诸多因素如光、热、干燥、氧、放射性、声波、化学物质等都会影响病原体的生存力。

二、传染过程

宿主暴露于病原体后，经过传染过程，可以产生不同的结局。传染过程的结局可以通过感染谱（Spectrum of Infection）反映。感染谱又称感染梯度（Gradient of Infection），是指宿主对病原体传染过程反应的轻重程度，包括隐性感染、显性感染、严重临床症状或死亡。

（一）以隐性感染为主的传染病

在这类传染病中，隐性感染者所占的比例较大，只有少数人在感染后出现明显的临床症状，重症和死亡病例罕见，呈现出"冰山"现象（Iceberg Phenomenon），如脊髓灰质炎、流行性脑脊髓膜炎和乙型脑炎等。隐性感染者排出病毒的途径有限，传染力小，但传染源多，不易控制。

（二）以显性感染为主的传染病

在这类传染病中，有明显临床症状和体征的感染者居多，隐性感染较少，重症和死亡病例极少，如水痘、麻疹等。

（三）以死亡为主的传染病

在这类传染病中，大多数感染者出现严重的临床症状和体征，常以死亡为结局，如狂犬病等。

不同病原体引起的疾病传染过程，其显性感染与隐性感染的比例不同，宿主的免疫力可以影响疾病的严重程度。了解不同传染病的感染谱，有助于制定相应的防控对策和措施。例如，显性感染可通过临床症状和体征诊断，而隐性感染必须借助实验室检查才能发现。隔离病人对以隐性感染为主的传染病意义不大，而对以显性感染为主的传染病作用明显。

三、流行过程

流行过程（Epidemic Process）是指病原体从传染源排出，经过一定的传播途径，侵入易感者体内而形成新的感染，并不断发生、发展的过程。流行过程必须具备传染源、传播途径和易感人群三个基本环节，这三个环节相互依赖、协同作用，共同影响传染病的流行，即传染病流行经典理论模型（图4-3）。缺少其中任何一个环节，传染病就不能在人群中传播和流行。

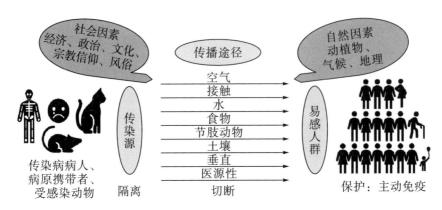

图4-3　传染病流行经典理论模型——"三环节两因素"

三环节就是传染病流行最根本的"宗"，任何疾病流行都万变不离其"宗"。阻断传染病流行的措施也就贯穿于这个"宗"，即隔离传染源、切断传播途径、保护易感人群。

此外，传染病的流行还受到自然因素和社会因素的影响。社会因素如宗教信仰、政治、文化等会影响传染病流行程度。社会因素对传染病流行的影响在此次新型冠状病毒感染疫情中表现得特别突出，比如我国的社会管理制度能保证坚决执行感染者的闭环管理，在新型冠状病毒感染疫情初期就有效地控制了疫情扩散。自然环境变化也同样改变着疫情的态势。随着气候变化和病原体在人与人之间、人与动物之间不断感染，病原体不断变异，新型冠状病毒感染从显性感染和重症为主，演变成以隐性感染和轻症为主。

可见，社会因素和自然因素在疫情传播当中影响着疾病流行态势和严重程度。我们应该用科学和动态的眼光去看待疫情对人群危害的变化，理性防疫。

（一）传染源

传染源是指体内有病原体生长、繁殖，并能排出病原体的人和动物，包括传染病病人、病原携带者和受感染动物。

1. 传染病病人：传染病病人体内存在大量病原体，又具有某些有利于病原体排出的临床症状，如呼吸道传染病病人咳嗽、肠道传染病病人腹泻等，均可排出大量病原体，增加了易感者受感染的机会，因此，传染病病人是重要的传染源。传染病病人排出病原体的整个时期称为传染期（Communicable Period）。传染期可影响疾病的流行特征。传染期短的疾病，续发病例常成组成簇出现；而传染期长的疾病，续发病例陆续出现，持续时间可能较长。传染期是决定传染病病人隔离期限的重要依据。宿主感染病原体之后，并不是立即具有传染性，而需经过一定的时间。

2. 病原携带者：感染病原体后无临床症状但能排出病原体的人，包括带菌者、带毒者和带虫者。病原携带者按其携带状态和临床分期可分为三类。

1) 潜伏期病原携带者：潜伏期内携带并可向体外排出病原体的人。少数传染病存在潜伏期病原携带者，如白喉、麻疹、痢疾、霍乱等。这类携带者一般在潜伏期末就可以排出病原体。

2) 恢复期病原携带者：临床症状消失后仍能在一定时间内向外排出病原体的人，如乙型肝炎、伤寒、霍乱等。一般来说，恢复期病原携带状态持续时间较短，但少数携带者持续时间较长，甚至持续终身。

3) 健康病原携带者：从未患过传染病，但能排出病原体的人。这种携带者只有通过实验室检查才能证实。此类携带者排出病原体的数量较少，时间较短，因而其作为传染源的流行病学意义较小。但是，有些传染病的健康病原携带者为数众多，如乙型肝炎、流行性脑脊髓膜炎等，也可成为重要的传染源。

病原携带者作为传染源的意义取决于携带者的类型、排出病原体的数量及持续时间、职业、行为习惯、生活环境、活动范围和卫生防疫措施等。在饮食服务行业、供水企业、托幼机构等单位工作的病原携带者对人群健康的威胁非常严重，"伤寒玛丽"就是著名的实例。

3. 受感染动物：脊椎动物与人类之间可以自然传播的疾病和感染称为人畜共患病，如鼠疫、狂犬病、血吸虫病等。人畜共患病可分为以下四类。

1）以动物为主的人畜共患病：这类疾病的病原体主要在动物间传播并延续，在一定条件下可以传给人，但人与人之间一般不传播，如狂犬病、森林脑炎、钩端螺旋体病等。

2）以人为主的人畜共患病：疾病一般在人群中传播，偶然感染动物，如人型结核、阿米巴痢疾等。

3）人畜并重的人畜共患病：人和动物均可作为传染源，并可互为传染源，如血吸虫病。

4）真性人畜共患病：病原体必须以人和动物分别作为终宿主和中间宿主，即病原体的生活史必须在人和动物体内协同完成，缺一不可，如牛绦虫病、猪绦虫病等。

动物作为传染源的流行病学意义主要取决于人与受感染动物的接触机会和密切程度、受感染动物的种类和密度，以及环境中是否有适宜该疾病传播的条件等。

（二）传播途径

传播途径是指病原体从传染源排出后，侵入新的易感宿主前，在外环境中所经历的全过程。传染病可通过一种或多种途径传播。在外界的病原体必须借助一定的媒介物［又叫传播因素（如水、空气、食物、土壤等无生命物质）或者传播媒介（如虫媒等活的生物）］才能进入易感宿主体内。传染病的传播主要有两种方式，即水平传播和垂直传播。水平传播是指病原体在外环境中借助传播因素实现人与人之间的传播。垂直传播是指病原体通过母体直接传给子代。

1. 经空气传播：呼吸道传染病的主要传播方式，包括飞沫传播、飞沫核传播和尘埃传播。

1）飞沫传播：含有大量病原体的飞沫在传染源呼气、打喷嚏、咳嗽时经口鼻排入环境，易感者直接吸入飞沫后引起感染。由于大的飞沫迅速降落地面，小的飞沫在空气中短暂停留，局限于传染源周围，因此飞沫传播主要累及传染源周围的密切接触者。这种传播在一些拥挤且通风较差的公共场所如车站、公共交通工具、电梯、临时工棚等较易发生，是那些对环境抵抗力较弱的呼吸道病原体，如流感病毒、百日咳杆菌和脑膜炎奈瑟菌常见的传播方式。

2）飞沫核传播：飞沫核由飞沫在空气中失去水分而剩下的蛋白质和病原体组成。飞沫核可以以气溶胶的形式在空气中存留时间较长。一些耐干燥的病原体如结核分枝杆菌等可以以这种方式传播。

3）尘埃传播：含有病原体的较大的飞沫或分泌物落在地面，干燥后随尘埃悬浮于空气中，易感者吸入后可感染。对外界抵抗力较强的病原体如结核分枝杆菌和炭疽杆菌芽孢可通过此方式传播。

2. 经水传播：饮用水传播和疫水接触传播，一般肠道传染病和某些寄生虫病通过此途径传播。

1）饮用水传播：主要是水源被污染，如自来水管网破损导致污水渗入、粪便或污物污染水源等。城市高层住宅蓄水池的二次污染是目前值得关注的问题。饮用水传播所致传染病的流行强度取决于水源污染的程度和频度、水源的类型、供水范围、居民的卫生习惯以及病原体在水中存活时间等。

2）疫水接触传播：人们接触疫水（被污染而具有传染性的水体）时，病原体经过皮肤、黏膜侵入机体，如血吸虫病、钩端螺旋体病等。

3. 经食物传播：肠道传染病、某些寄生虫病和少数呼吸道传染病的传播方式。

作为媒介物的食物可分为两类，即本身含有病原体的食物以及被病原体污染的食物。当人们食用了这两类食物，可引起传染病的传播。

4. 经接触传播：通常分为直接接触传播和间接接触传播两种。

1）直接接触传播：在没有外界因素参与下，易感者与传染源直接接触而导致疾病传播，如性传播疾病、狂犬病等。

2）间接接触传播：易感者接触了被病原体污染的物品所造成的传播。污染物品是指被传染源的排泄物或分泌物污染的日常生活用品，如毛巾、餐具、门把手、玩具等。因此，这种传播方式又称为日常生活接触传播。手的污染在此类传播中起重要作用。许多肠道传染病、体表传染病及某些人畜共患病均可通过间接接触传播。

5. 经节肢动物传播：又称虫媒传播，指经节肢动物机械携带和吸血叮咬传播疾病。传播媒介是蚊、蝇、蜱、螨、跳蚤等节肢动物。

1）机械携带：肠道传染病（如伤寒、痢疾等）的病原体可以在苍蝇、蟑螂等非吸血节肢动物的体表和体内存活数天，但不在其体内发育。节肢动物通过接触、反吐和粪便将病原体排出体外，污染食物或餐具等，感染接触者。

2）生物学传播：吸血节肢动物因叮咬血液中带有病原体的感染者，将病原体吸入体内，再叮咬易感者传播疾病，如登革热、疟疾等。病原体在节肢动物体内发育、繁殖，经过一段时间的增殖或完成其生活周期中的某阶段后，节肢动物才具有传染性。从节肢动物吸入病原体到具有传染性的这段时间，称为外潜伏期（Extrinsic Incubation Period）。

6. 经土壤传播：易感者通过接触被病原体污染的土壤所致的传播。传染源排出的含有病原体的排泄物、分泌物，死于传染病的病人或动物的尸体可直接或间接污染土壤。经土壤传播的疾病主要是肠道寄生虫病（如蛔虫病、钩虫病、鞭虫病等）以及能形成芽孢的细菌性疾病（如炭疽、破伤风等）。经土壤传播传染病的流行病学意义取决于病原体在土壤中的存活时间、人与土壤的接触机会、个人卫生习惯和劳动条件等。

7. 医源性传播：在医疗或预防工作中，由于未能严格执行规章制度和操作规程，人为地造成某些传染病的传播。

8. 垂直传播：与上述七种病原体在人与人之间的水平传播不同，垂直传播是指在怀孕期间和分娩过程中，病原体通过母体直接传给子代。垂直传播包括胎盘传播、上行性传播和分娩时传播。

1）胎盘传播：有些病原体可通过胎盘屏障，受感染的孕妇经胎盘血液将病原体传给胎儿引起宫内感染，如风疹病毒、HIV 和乙肝病毒等。

2）上行性传播：病原体经过孕妇阴道到达绒毛膜或胎盘引起胎儿宫内感染，如单纯疱疹病毒、白色念珠菌等。

3）分娩时传播：分娩过程中胎儿在通过母亲严重感染的产道时受到感染，如淋球菌等。

许多传染病可以通过多种途径传播，以哪种途径传播取决于病原体自身的特征及所处的环境。例如，艾滋病的传播途径有性接触传播、血液/血制品传播和母婴传播。

（三）易感人群

人群作为一个整体对传染病的易感程度称为人群易感性（Herd Susceptibility）。人群易感性取决于该人群中易感者所占的比例。人群中易感者比例越高，则人群易感性越高。与之相反的是人群免疫力（Herd Immunity），即人群对于传染病病原体的侵入和传播的抵抗力，可以用人群中免疫人口所占比例来衡量。易感人群是影响传染病流行的一个重要因素。一般来说，在引起传染病流行的其他条件不变的情况下，人群易感性高则传染病易于发生和传播；当人群免疫力足够高时，免疫人口不仅自身不发病，而且能够在人群中形成免疫屏障，阻断或终止传染病的流行。

引起人群易感性升高的主要因素包括：①新生儿，出生后 6 个月以上的婴儿，其源自母体的抗体逐渐消失，获得性免疫尚未形成，因此对许多传染病易感。②易感人群迁入，流行区的居民因患病或隐性感染获得了特异性免疫力。当缺乏相应免疫力的非流行区居民迁入时，会导致流行区的人群易感性升高。③免疫人口减少，人群免疫力自然消退和免疫人口死亡。当人群的病后（包括隐性感染）免疫或人工免疫水平随时间逐渐消退、免疫人口死亡时，人群易感性升高。④新型病原体出现或病原体变异，当新型病原体出现或某些病原体发生变异之后，由于人群普遍缺乏免疫力，会引起人群易感性升高。

导致人群易感性降低的主要因素包括：①预防接种，这是降低人群易感性的主要因素。根据疫情监测和人群免疫状况，按照规定的免疫程序对人群进行预防接种，可有效提高人群的特异性免疫力，降低人群易感性。②传染病流行，一次传染病流行之后，有相当数量的易感者因患病或隐性感染而获得免疫力，使人群在传染病流行后的一段时间内对该病的易感性降低。传染病的病后或隐性感染后免疫力的强弱及持续时间因病种而异。

第二节　传染病的流行病学特征

流行病学的三间分布指疾病在人群、时间和地区的存在状态及其发生发展规律。疾病分布的主要内容是描述疾病的发病、患病和死亡的群体现象及其特点和规律。了解疾病分布的特点是流行病学研究的首要任务，掌握了疾病分布特点，才能探索流行规律及其影响因素，为形成病因假设及探索病因提供线索，为临床医学和卫生服务提供重要信息，为制定和评价防治疾病及促进健康的策略和措施提供科学依据。

一、时间分布

疾病的时间分布是指疾病频率随着时间推移呈现动态变化，这是由人群的自然环境、社会环境、生物环境等因素改变所致。通过疾病的时间分布可了解疾病的流行规律，为病因研究提供重要线索。疾病的时间分布特征与变化规律可以从短期波动、季节性、周期性、长期趋势等几个方面进行归纳描述。

二、地区分布

与地区分布密切相关的一个知识点是疾病流行强度，为了便于了解疾病三间分布，先给大家介绍另一个知识点——疾病流行强度。

（一）疾病流行强度

1. 散发（Sporadic）：发病率呈历年的一般水平，各病例间在发病时间和地点上无明显联系，表现为散在发生。散发一般是对于范围较大的地区而言。确定散发时多与当地近三年该病的发病率进行比较，如果当年发病率未明显超过既往平均水平，就称为散发。

2. 暴发（Outbreak）：局部地区或集体单位短时间内突然出现很多症状相同病人的现象。这些人多有相同的传染源或传播途径。大多数病人常同时出现在该病的最短和最长潜伏期之间。

3. 流行（Epidemic）：在某地区某病的发病率显著超过该病历年发病率。相对于散发，流行出现时各病例之间呈现明显的时间和空间联系。

4. 大流行（Pandemic）：某病发病率显著超过该病历年发病率，疾病蔓延迅速，涉及地区广，在短期内跨越省界、国界甚至洲界形成世界性流行。疾病世界性流行的危险始终存在，如流感、霍乱就有过多次世界性流行。

（二）疾病流行强度与地区分布特征的关系

暴发、流行和大流行可与疫情的地区范围和规模相对应。在极早期，疫情的发生局限在某一个较小的范围内，地区局限，病例少，此时是暴发阶段。然后是流行，就是在与早期疫情发生地相邻的区域内也出现感染病例，出现较大区域的蔓延。全球大部分国家都有了病例报告，且每日增加，即出现了流行。疫情已经跨越一些区域或国家的边界，形成了大范围的蔓延，即大流行。

三、人群分布

人群的一些固有特征或社会特征可构成疾病或健康状态的人群特征，研究这些相关特征，有助于探讨疾病或健康状态的影响因素或流行特征。

对传染病而言，被感染者的易感因素，即病例的特征能指导疫情防控措施的制定。通常按性别、年龄、接触方式来统计比例或发生感染的概率，能提示易感人群的特点，表明容易导致感染的接触方式以及易感者的特征。

第三节　讨论

最后，我们以新型冠状病毒感染疫情为例，和大家讨论该如何理性应对由此带来的防控挑战。

随着病毒的进化演变，新型冠状病毒感染的传染源从初期的以病人为主演变为以无症状感染者为主，密切接触者也被列为可疑传染源。在疫情期间，我国采取"五早"措施和闭环管理政策。随着潜伏期从初期的3~7天（最长不超过14天）缩短至1~2天，我们对病毒核酸阳性者的隔离时长也做出了相应的缩减。初期，新型冠状病毒的传播途径主要是飞沫传播和接触传播。到后期，封闭环境的气溶胶传播和短时户外交集也可引起感染。人群易感性也发生了改变，从最初的家庭聚集性强、病情危重到以轻症和无症状为主。

在2022年以前，新型冠状病毒毒力强，多呈显性感染，潜伏期较长，变异小；而后面病毒呈现变异快、潜伏期短、隐性感染、毒力相对减弱特征。这将给防疫工作带来不断的挑战。政策措施将根据新的流行特征做出适时变动，最终促进公众健康。

（李佳圆　滕屹霖　杨会芳）

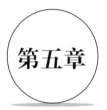

第五章

人类的保护伞：疫苗

人体免疫屏障

疫苗被认为是医学科学伟大的成就之一。接种疫苗是十分成功的公共卫生措施，也是预防、控制传染病有效的手段。可以说，疫苗是保护人类免受传染病伤害的一把保护伞。纵观传染病的历史，疫苗的接种挽救了成千上万人的生命，对降低人群传染病死亡率发挥了重要的作用。

引子：人类与病毒的斗争

从公元前 430 年至公元前 427 年席卷雅典全城的雅典大瘟疫，到罗马帝国时期的三场大瘟疫——安东尼瘟疫、西普里安瘟疫、查士丁尼瘟疫，历史上出现的历次重大瘟疫，由于缺乏阻止瘟疫蔓延的有效手段，均造成了大量人口死亡。人类历史进程中的每一场疾病的大流行都会夺走无数人的生命，给每一个家庭造成无法挽回的伤害。

1346 年，西征的蒙古大军在进攻黑海港口城市卡法（如今的乌克兰城市费奥多西亚）时用抛石机将患鼠疫而死之人的尸体抛入城内。当时城内的一支热那亚商队在蒙古人破城以前及时逃回了自己的老家——意大利。事实上，这些热那亚人很可能在卡法城时就已感染了鼠疫，只是尚处于潜伏期的他们并没有意识到。1347 年，鼠疫开始在意大利蔓延，一场大瘟疫以卡法城为圆心席卷了整个欧洲和中东。鼠疫是历史上高死亡率的大流行病，病人呼吸困难、缺氧，口唇、颜面及四肢皮肤发绀，死亡的病人甚至全身发绀，皮肤呈黑色，故在 14 世纪时它被称为黑死病。亲历了黑死病的佛罗伦萨作家乔万尼·薄伽丘在他的作品《十日谈》中写道："整座佛罗伦萨变成了一座地狱，每天都有成车的死尸被运往城外，人们因为长期营养不良骨瘦如柴，走在街道上的人们随时倒地身亡，或者待在自己的家中孤独地死去。大街上到处是尸首，看不到一个活人，而野狗和奶牛行走在大街上根本无人去管。"

当黑死病出现的时候，人们认为这是魔鬼的惩罚，并认为黑猫和恶魔如影随形，必须要消灭黑猫，后来这种想法扩散到所有有颜色的家猫身上，一场猫的大规模屠杀运动随即开始。对猫的大量屠杀导致鼠患变得猖獗，进而加速了疫情的蔓延。此外，面对死亡的恐惧，人们还采用了一些匪夷所思、啼笑皆非的极端方法试图治疗瘟疫，如烟熏房间、用尿洗澡、放血疗法等。

1918 年"西班牙大流感"由 H1N1 流感病毒引起，通过呼吸道或直接接触传播，病毒从美洲大陆穿越大西洋来到了欧洲大陆，进而侵袭亚洲大陆，造成全球范围内人口的大量死亡。这是人类历史上第一场真正意义上的全球性流行病，该病毒也被称为"流行病之母"。

2019 年年底暴发的新型冠状病毒感染疫情，给人类的健康和全球经济发展造成了严重危害，使得戴口罩、疫苗接种、消毒等预防疾病的手段走进大众视野，受到人们的广泛关注。

在整个流行病发展的历史进程中，人类从未放弃与病毒搏斗。古代的智者已在各个文明形态中播下了"免疫"思想的种子，随着时代的发展与进步，"免疫"这颗种子也随之成长，使得当今有了对抗病毒的强有力的武器。

第一节　疫苗的起源

一、人痘接种

疫苗的前身是人痘，人类历史上第一次使用疫苗，是为了对抗天花（smallpox）这一传染病。天花是一种由天花病毒感染引起的、通过呼吸道和接触传播的传染病，其主要症状表现为高热、皮肤上出现颗粒状脓疱。天花的死亡率极高，平均每 3 名感染者中就会有一人死亡，而感染该病毒的幸存者也大多会失明或变成麻脸，即皮肤上留下密密麻麻的瘢痕，类似小花朵，"天花"一名由此而来。天花是人类历史上极为恐怖的传染病之一。

人们在古埃及法老拉美西斯五世的木乃伊的面部、脖子和肩膀都发现了天花瘢痕，说明天花至少在 3000 年前就已存在。6 世纪中叶，第一次天花流行发生在阿拉伯国家，15 世纪天花在欧洲流行，16 世纪天花传到美洲，18 世纪天花在欧洲流行达到顶峰。从公元前 1100 多年，一直到 1977 年索马里最后一例天花病人被治愈，天花肆虐人类社会 3000 余年，共造成约 3 亿人死亡，是迄今造成死亡人数最多的传染病。

中国最早记载天花临床症状的是葛洪著的《肘后备急方》（图 5-1），书中记载"比岁有病时行，仍发疮头面及身，须臾周匝，状如火疮，皆戴白浆，随决随生。不即治，剧者多死；治得瘥后，疮瘢紫黑，弥岁方减，此恶毒之气"，同时书中还对"天花"的起源进行了追溯。这是我国也是世界上最早关于天花的记载。书中还说："永徽四年，此疮从西流东，遍及海中。"这是世界上最早关于天花流行的记载。

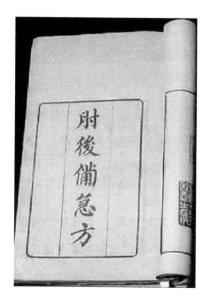

图 5-1 《肘后备急方》

注：引自王晨飞，于文莅，顾亚丽.《黄蒿素》——一本 40 年前的青蒿素研究报告汇编［J］. 赤峰学院学报（自然科学版），2016，32（23）：87-93.

清代朱纯嘏在 1713 年所著的《痘疹定论》中记载了一则宋真宗时宰相王旦的儿子种痘的故事。清代名医张璐注意到一种"道家仙人所赐"的技术，首先在江西（长江下游右岸）施行，并在他在世的时代传遍了全国。张璐 1695 年出版的一本医学书籍中描述了三种种痘的方法：①将一块浸透了痘脓的棉花放入健康儿童的鼻孔（痘浆法）；②在没有新鲜脓疱时，把痘痂研成细末，用水调匀后用棉球蘸染，将棉球塞入儿童鼻孔里（水苗法）；③让健康儿童穿上患儿穿过的衣服（痘衣法）。朱纯嘏在《痘疹定论》中描述了第四种方法：取天花的痘痂，将痘痂研细，通过一根细银管吹入鼻孔（旱苗法，另称"吹鼻法"，图5-2）。儿童种痘后，约7天出现发热，有轻微的良性天花症状，痊愈后就不会再得天花了。

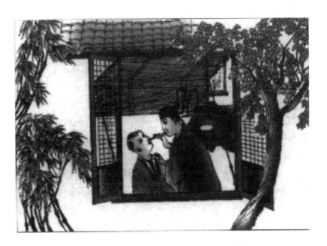

图5-2 "吹鼻法"人痘接种示意图

注：引自黄启臣，庞秀声. 中国人痘接种医术的西传［J］. 寻根，2000（5）：16-20.

中国的种痘技术在17世纪传到日本和朝鲜，1688年，俄国也派人来学习，然后从俄国传到了土耳其和北欧。英国驻奥斯曼帝国大使夫人蒙塔古的兄弟死于天花，她自己也感染过天花，瘢痕明显，她在奥斯曼帝国学会了人痘接种。1718年，蒙塔古夫人让英国外科医生查尔斯·梅特兰给她6岁的儿子接种，回英国后，她积极推广人痘接种，在1721年伦敦天花大流行后，人痘接种在英国得到了认可，并由此传到了欧洲大陆和美洲。

法国哲学家伏尔泰在《哲学通信》中写道："我听说一百年来，中国人一直就有这种习惯（指人痘接种），这被认为是全世界最聪明、最讲礼貌的一个民族的伟大先例和榜样。"1980年5月8日，WHO宣布，天花在地球上被彻底消灭，这是人类历史上第一个，也是迄今为止唯一的一个被彻底消灭的传染病。

二、牛痘接种

中国的人痘接种是在牛痘疫苗之前流行于世界各地的古老接种方法之一。人痘接种虽然起到了预防作用，挽救了很多人的生命，但是也有一定的危险，易在接种者中引起严重的后遗症，因此还需要发明更安全的疫苗。

牛痘的故事始于一头名叫"Blossom"的红褐色格洛斯特奶牛。格洛斯特奶牛是英国古老的奶牛品种之一，现在也是稀有的品种之一。这头红褐色的格洛斯特奶牛的肖像收藏在格罗斯特郡伯克利的詹纳博物馆，它的兽皮则挂在伦敦圣乔治医院图书馆的墙上。1796 年，Blossom 和它的挤奶女工莎拉·尼尔姆斯都感染了牛痘。英国格罗斯特郡的一位乡村医生爱德华·詹纳（Edward Jenner）观察到，牛会得牛痘，牛痘疹酷似人类的天花痘疹，挤奶女工接触这些病牛脓疱物后受到感染，身上会出现类似的痘疹，但痊愈后就不会再得天花。他猜想女工感染牛痘后可以预防天花，于是开始大胆试验。1796 年 5 月 14 日，詹纳从挤奶女工手上的伤口取得脓疱液（图 5-3），用一把小刀在一名名叫詹姆斯·菲普斯的健康 8 岁男孩的左臂皮肤上轻轻地划了一条小痕，然后将脓疱液接种到詹姆斯的皮肤破损处。詹姆斯在第 7 天和第 9 天之间有轻微的天花症状，随后迅速恢复健康。7 月 1 日，詹纳通过几处轻微的穿刺和切口给该男孩接种了天花病毒，男孩没有感染天花，多次接种后仍然安全无恙。詹纳观察到，那些患过牛痘但从未感染天花的人，无论是通过接种还是暴露，都没有感染天花。

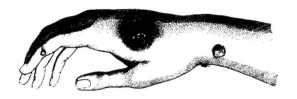

图 5-3 詹纳调查的莎拉·尼尔姆斯的手

注：引自 Bremner G，Slater A. History of Vaccine Development ［M］. New York：Springer，2011.

在他的出版物中，詹纳用"virus"这个词来表示从罗马时代开始的一种有毒物质或毒药。他提到了"Vaccine Virus，Vaccine Disease，Vaccine Inoculation and Vaccine Matter"。他描述了预防天花的措施及其对人体的保护，但没有解释这是如何产生的，也没有使用"Immunity"这个词。他也没有使用"Vaccination"这个词，这个词是1800年由英国普利茅斯外科医生理查德·邓宁（Richard Dunning）在詹纳的同意下引入的。他从来没有提到过疫苗学，直到路易斯·巴斯德发明了家禽霍乱、炭疽和狂犬病的疫苗。

1805年，中国人发明的人痘接种在国外转了一圈后，以全新的形式传了回来。牛痘接种是一项划时代的发明和成就，为人类预防和消灭天花奠定了基础，拯救了无数的生命，也为疫苗防治其他传染病提供了重要启示。

1966年，第19次世界卫生大会决定开展全球性大规模的消灭天花运动，并通过了消灭天花的决议。最初认为全球天花疫苗接种率达到80%以上就可以逐步消灭天花。但是在接种率超过80%的地区，由于未接种天花疫苗人口的迁入，导致时不时有天花散发病例。1966年12月，负责尼日利亚天花消灭行动的威廉·福吉博士发现，对天花病人及其接触者进行疫苗接种并隔离可以阻止疾病传播。因此，人们重新制定了接种策略，即疫苗接种加隔离。1977 年 10 月 26 日，全球最后一名天花病人被治愈。1980 年 5 月 8 日，WHO 宣布，危害人类数千年的天花被根除。

天花之所以能被根除，还有一个重要的条件：天花病毒的自然宿主只有人。人一旦产生免疫力，病毒就无法继续繁殖。与之类似的病毒还有脊髓灰质炎病毒和麻疹病毒，但目前这两个病毒还没有被完全消灭。

第二节　疫苗的演变

现代医学对疫苗的定义各不相同。WHO 将疫苗定义为：含有免疫原性的物质，能够诱导机体产生特异性免疫、主动免疫来保护宿主，能够预防传染病的一类异源性药学产品，包括以传染病为适应证的预防和治疗性疫苗。《中国药典》2020 版将疫苗定义为：以病原微生物或其组成成分、代谢产物为起始材料，采用生物技术制备而成的，用于预防、治疗人类相应疾病的生物制品。免疫学对疫苗的定义为：用各类病原微生物制作的，用于预防接种的生物制品。

虽然现代医学对疫苗的定义不统一，但疫苗的本质是一样的，即一种既保留病原体特征又没有致病能力的物质。那么疫苗保留了病原体的什么特征呢？为何要保留其特征？如何降低其致病性？疫苗的演变就围绕着这些问题而展开。

一、第一代疫苗

第一代疫苗是传统疫苗，主要包括减毒活疫苗和灭活疫苗，使用减毒或灭活的病原体来刺激机体产生免疫反应。减毒活疫苗保留了病原微生物的抗原性，将其接种到体内，不会引起疾病的发生，但可以引发机体免疫反应，刺激机体产生特异性的记忆性 B 细胞和记忆 T 细胞，起到长期或终生保护的作用。代表性的减毒活疫苗包括卡介苗和脊髓灰质炎疫苗等。灭活疫苗指用细胞基质或培养基对病原微生物进行培养，然后用物理或化学方法将具有感染性的病原微生物杀死，但同时保持其抗原物质的完整性。灭活疫苗既可由整个病毒或细菌组成，也可由它们的裂解片段组成裂解疫苗。代表性的灭活疫苗包括伤寒疫苗、鼠疫疫苗和霍乱疫苗。

疫苗毕竟是一种人工免疫制剂，如何降低其毒性是疫苗演变的重要内容。我国古代的人痘接种法由于直接采用天花病人的结痂或脓液，成分复杂，因此可能会引起新的感染或其他不良反应，安全性较低。降低疫苗致病性是确保疫苗安全性、维护人类健康的关键环节。第一代疫苗的发展主要围绕着降低疫苗致病性。

（一）卡介苗

通过把细菌连续传代来降低毒性而成功制备出疫苗的一个典型例子是卡介苗（BCG）。卡介苗是预防结核病的疫苗。在我国，卡介苗是计划免疫接种的疫苗，其有效成分是减毒牛型结核分枝杆菌。发明卡介苗的是 20 世纪初法国的两位科学家：卡尔梅特（Albert Calmette，1863—1933 年）与介兰（Camile Guerin，1872—1961 年），卡介苗的名称中的"卡介"二字也是源于这两位科学家的姓名。

卡尔梅特与介兰花了整整 13 年的时间，连续传代 230 代才成功获得可以作为疫苗的减毒牛型结核分枝杆菌。卡尔梅特与介兰采用连续传代的方法对结核分枝杆菌减毒的灵感据说来自一片矮玉米地。

一个金秋的下午，巴黎近郊的马波泰农场上，农场主马波泰先生正在自己的一片玉米地旁转悠。这时，卡尔梅特与介兰路过农场，看到玉米地里的玉米长得又矮、穗儿又小，便询问马波泰先生是不是忘记施肥了。马波泰先生则告诉他们玉米是引种过来的，长了十几代了，因此有些退化了。卡尔梅特与介兰由玉米的退化马上联想到：如果把毒性强烈的结核分枝杆菌像玉米一样一代一代地定向培育下去，它的毒性是否也会减弱呢？而把这种减弱毒性的结核分枝杆菌注射到人体中去，那不就可以既不伤人体，又能使人体产生免疫力了吗？

两位科学家说干就干，将一株从牛身上分离出来的牛结核分枝杆菌培养在牛胆汁马铃薯培养基上，经过每隔三周的连续传代，发现此结核分枝杆菌的毒力逐渐减弱。10 个月后，卡尔梅特与介兰发现，随着连续传代的增加，牛结核分枝杆菌的毒力逐渐减弱。在大约 70 次连续传代后，他们发现牛结核分枝杆菌对牛无毒，小牛在静脉注射一定剂量牛结核分枝杆菌后仍保持健康。虽然连续传代的牛结核分枝杆菌不再具有致病性，但其仍然具有抗原性。疫苗接种研究表明，间隔一个月静脉注射两剂减毒牛结核分枝杆菌，然后在一个月后注射对牛致命的试验剂量的毒性牛结核分枝杆菌，小牛在长达 18 个月的时间里都保持健康。卡尔梅特与介兰一直传了 230 代，因为结核分枝杆菌生长缓慢，生长出一代的时间就需要 2~4 周，所以这个工作持续了 13 年才终于完成，获得了毒性低到可以作为疫苗接种到人体的结核疫苗株。1921 年 7 月 18 日，在巴黎的一家医院，一名母亲死于肺结核的男婴首次接种了卡介苗，男孩接种后并未患结核病。此后，很多国家向卡尔梅特与介兰索取菌株进行研究和接种。1924 年，卡尔梅特发表了一篇关于在实验动物和新生儿中使用卡介苗的里程碑式的论文。在论文中他说，所有接种过疫苗的婴儿对卡介苗的耐受性都很好，对尽可能多的婴儿进行的随访表明卡介苗是安全的。

在世界首次接种卡介苗后的第 7 年，我国就引入了卡介苗，并且呼吁民众接种。但就在我国引入后的第二年，德国发生了一起由卡介苗接种引发的不良反应事件。1930 年 4 月中旬，在德国接种卡介苗的 252 名婴儿中，72 名婴儿死于肺结核，43 名婴儿健康，其他婴儿则患有慢性病。这一报道使世界各国对卡介苗的安全性产生了怀疑，我国也停止了对卡介苗的推广。直到 1932 年 2 月，德国调查发现，造成灾难的原因是当地卡介苗菌株受到了同一实验室正在研究的对人类致命的另一种结核分枝杆菌菌株的污染。

在我国卡介苗接种停滞后，来自四川的王良医师决定探寻卡介苗是否能预防结核病。他只身前往巴黎，向卡尔梅特与介兰学习，在卡尔梅特的研究所工作两年后，王良医师回国，并引入卡介苗菌种。回国后，王良马不停蹄地将卡介苗传代，并且设立了一间实验室。在这间实验室里，王良将卡介苗菌种培养传代，在 1933—1935 年，他用带回的卡介苗接种了 248 名幼儿，除了用注射法接种的幼儿有几人的注射部位出现溃脓之外，并未有其他不良反应。王良在回忆这段经历时说："我当时是独自工作，初次用自己制造的卡介苗接种小儿需特别小心谨慎，我只对相识的医生们的子女或信任我的病家子女免费接种，但接种与否纯属自愿。同一家庭的幼儿中有自愿接种者，也有拒绝接种者，无形中就有了对照和可比性。凡接种了卡介苗者都未发生不良反应，体质均很健康，对一般流行病，似乎还有一定抵抗力，比未接种卡介苗者的抵抗力均见加强，即使偶有流行病，其恢复健康也较快。"[①] 王良医师是中国第一位以个人身份引入卡介苗菌种并推行卡介苗接种的医师。

---

① 引自晏子厚. 中国卡介苗的奠基人——王良（1891～1985）［J］. 中华微生物学和免疫学杂志，2003（1）：5—6.

（二）脊髓灰质炎疫苗

减毒活疫苗的另一个典型代表是脊髓灰质炎疫苗，谈起这个名字，大家或许会感到陌生，但说起它的另一个名字——"糖丸"，便能一下唤醒人们儿时的记忆。

脊髓灰质炎俗称小儿麻痹症，是由脊髓灰质炎病毒感染引起的急性传染病，主要发病人群为 5 岁以下儿童。自 1953 年江苏南通发生脊髓灰质炎流行后，我国卫生部就将该病列为法定报告传染病。此后，脊髓灰质炎在我国病例报告数不断增加，流行面积不断扩大，严重危害儿童健康。而彼时美国已经发明了针对脊髓灰质炎的灭活疫苗，于是 1959 年年底，顾方舟和董德祥、闻仲权、蒋竞武 4 人一起被派往苏联考察疫苗生产情况。在考察过程中他们发现，脊髓灰质炎灭活疫苗的制作过程和注射程序十分烦琐。此外，灭活疫苗的成本过高，并且需要专业人士进行注射。综合考虑这些问题后，顾方舟认为当时的中国国情不适合引进脊髓灰质炎灭活疫苗。就在这时，顾方舟从学术会议上了解到，美国和苏联正在合作开发脊髓灰质炎减毒活疫苗。与灭活疫苗相比，脊髓灰质炎减毒活疫苗生产方便、价格低廉、接种便利。于是，顾方舟大胆提出了采用减毒活疫苗的策略，并且写信给卫生部，最终这项建议得到了卫生部的批准和支持。

通过了动物实验后，脊髓灰质炎减毒活疫苗在批量生产使用前还需要进行临床试验，以验证活疫苗的安全性。此时，顾方舟教授带头将试验疫苗用在自己刚出生的儿子身上，他自己在访谈中说道："其实也没什么，我们搞这一行的，心里有数，不像别的人还挺害怕，我不能够随便拿孩子去冒这个险，在之前我们实验室的大人也吃了。可是我还是没跟他妈妈说，她那阵子正好出差，后来她知道了，也没埋怨我。我们都是干这一行的，她理解我。我自己的孩子不吃，让别人吃去，这不大仗义。"① 这一壮举也感动了实验室的其他人，纷纷让自己的孩子参与临床试验。Ⅰ期和Ⅱ期临床试验取得了显著效果，疫苗的安全性、免疫性得到了验证。Ⅲ期临床试验则主要用于测试流行病学效果，顾方舟教授与北京、上海、青岛等城市的卫生防疫站合作，为近 7 万名 7 岁以下儿童进行了疫苗接种，Ⅲ期临床试验结果表明，活疫苗安全有效，具有良好的免疫和流行病学效果。

决定选择活疫苗口服免疫途径后，由于活疫苗要求严格低温，因此有必要对剂型进行改进，以保证疫苗的质量。1960 年，顾方舟教授提出研制"糖丸"疫苗，即采用中药丸剂的制备技术，将病毒液包裹在糖中，制成"糖丸"疫苗。1963 年，在经历数次试验后，顾方舟教授团队成功生产出了在 4~8℃可以长期保存的"糖丸"疫苗。1964 年，"糖丸"疫苗在全国推广，对我国的脊髓灰质炎控制做出了巨大贡献。

关于"糖丸"的灵感，顾方舟教授说："因为疫苗刚出来的时候都是液体的，一开始我们滴在饼干上，或者在馒头上，让孩子吃下去。主要是给孩子吃液体的东西，孩子抗拒，他不知道你给他吃什么，他害怕。后来我感觉这样太麻烦，就改成糖丸这种剂型，孩子都喜欢吃糖嘛。"①

发明"糖丸"的科学家顾方舟教授一生投身脊髓灰质炎疫苗科学事业，尤其是顾方舟教授将自己的小孩当作试验对象"以身试苗"的壮举，获得大家的尊敬，他被称为"中国脊髓灰质炎疫苗"之父。

（三）其他减毒活疫苗

早期的科学家发明的减毒活疫苗还包括采用陈旧培养物自然减毒

---

① 顾方舟口述，范瑞婷访问整理. 一生一事：顾方舟口述史 [M]. 北京：商务印书馆，2018.

制备的早期鸡霍乱疫苗，通过提高培养温度使细菌失去荚膜而减毒的炭疽芽孢杆菌疫苗，将狂犬病病毒干燥进行减毒后制备的狂犬病疫苗等。

（四）灭活疫苗和减毒活疫苗的优缺点

灭活疫苗和减毒活疫苗各有优缺点：灭活疫苗由于不能在体内复制，主要引发体液免疫反应，只能产生记忆性 B 细胞，不能产生记忆性 CD8＋T 细胞，故而机体的细胞免疫反应很弱，持续时间较短，需要多次接种，接种剂量大，并需定期加强接种以提高抗体滴度。但灭活疫苗也有安全性高、稳定性好、易于保存和运输的优点。减毒活疫苗引起的免疫反应与自然感染类似，疫苗株可以在体内短暂繁殖，除了产生体液免疫反应外，还可以激活细胞免疫产生记忆性 CD8＋T 细胞。减毒活疫苗通常接种 1 次即有效。但由于是活疫苗，易受光和热的影响，不稳定，不易于保存和运输，也会受体内循环抗体的影响而降低疫苗的免疫效果。另外，减毒活疫苗也有毒力返祖的风险，免疫缺陷者或正接受免疫抑制治疗者如接种减毒活疫苗将有较大的风险。

灭活疫苗和减毒活疫苗优缺点对比见表 5－1。

表 5－1　灭活疫苗和减毒活疫苗优缺点对比

疫苗名称	优点	缺点	备注
灭活疫苗	安全性高、稳定性好、易于保存和运输	需要多次接种，接种剂量大，并需定期加强接种	只能产生记忆性 B 细胞，不能产生记忆性 CD8＋T 细胞
减毒活疫苗	接种 1 次即可	不稳定，不易于保存和运输；免疫效果受影响；有毒力返祖的风险	除了产生体液免疫反应外，还可以激活细胞免疫产生记忆性 CD8＋T 细胞

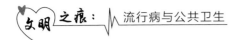

二、第二代疫苗

第二代疫苗指亚单位疫苗或重组疫苗。亚单位疫苗是通过化学分解或有控制性的蛋白质水解方法，提取细菌、病毒的特殊蛋白质结构，筛选出的具有免疫活性的片段制成的疫苗，如乙肝亚单位疫苗。亚单位疫苗仅包含来自病原体的特定抗原（蛋白质或多糖），而不是整个生物体。重组疫苗是通过将编码病原体抗原的基因插入其他生物体（如酵母或细菌）以大量生产出所需的抗原并以此作为疫苗，如人乳头瘤病毒（HPV）重组疫苗。

前文提到疫苗保留了病原体的特征，事实上，疫苗保留的是病原体的抗原特征。当机体接种疫苗后，免疫系统通过识别病原体的抗原特征"认识"病原体，产生对病原体的记忆，当真正的病原体进入机体后，人体免疫系统随即启动程序，发动对病原体的一系列攻击，摧毁病原体。如果将此场景想象为人类世界，就相当于古代两国交战，我方先获得对方将领的画像，对独一无二的样貌特征产生深刻记忆，交战时根据记忆针对性地攻击。因此，如何选择病原体特征就显得极为重要。如果特征出现了变异或者偏差，免疫系统就无法进行精准攻击，疫苗就失去了效果。

第二代及以上代次的疫苗演变围绕怎样提取病原体特征。

20世纪70年代后，基因工程技术的发展催生了"第二次疫苗革命"。与第一代疫苗主要基于病原微生物整体进行研制不同，第二代疫苗采用基因工程技术，从病原体中提取与诱导保护性免疫反应有关的抗原组分，去除其余无关甚至对机体有害的成分而制备疫苗。以大肠杆菌蛋白表达系统制备重组亚单位疫苗为例，通常需要首先将抗原基因扩增出来，再将基因插入表达质粒，构建出重组质粒，然后将重组质粒转化进大肠杆菌，筛选出携带重组质粒的阳性大肠杆菌，这种大肠杆菌能在一定条件下表达出大量的抗原蛋白，通过纯化技术获得抗原蛋白，再将抗原蛋白与佐剂混合，即制备出成品疫苗。此外，酵母、昆虫等体系也可用于重组蛋白疫苗的制备。

第二代疫苗所选的抗原物质稳定、纯度高，通常可以减少疫苗的不良反应，但往往存在免疫原性低的问题，需要配合佐剂或者多次接种才能起到最佳的免疫效果。

三、第三代疫苗

随着载体技术的发展，第三代疫苗——重组活载体疫苗诞生了。重组活载体疫苗，简单地说，就是用弱毒或无毒的病原体作为载体，通过基因技术插入某种病原微生物来源的抗原基因，基因插入后不影响该载体病毒或细菌的生存与繁殖。机体接种重组活载体疫苗以后，可以产生针对载体微生物携带的抗原基因所代表的病原微生物的保护力。

活载体疫苗与传统疫苗相比，具有免疫效果好、成本低、稳定性好等优点，细菌载体疫苗可通过口服或鼻内等途径接种，诱导黏膜免疫，对于呼吸道和肠道感染疾病的预防有效。相比病毒载体疫苗，细菌载体疫苗的生产成本更低，生产工艺简单、利于纯化。但载体疫苗的局限性在于，载体可能受机体的预存抗体影响，在到达目的地前就被消灭从而降低免疫效果；同时，细菌或病毒载体本身也可能有潜在风险。

四、新型疫苗

随着科技进步，各类新型疫苗的研发层出不穷，并已投入生产，获得了巨大的成功。核酸疫苗的有效成分是编码病原微生物抗原蛋白的DNA或RNA，通过疫苗将编码抗原蛋白的基因导入宿主细胞，利用宿细胞的表达系统合成抗原蛋白，诱导宿主产生对该抗原的免疫应答，从而达到预防疾病的目的。根据不同的有效成分，核酸疫苗分为 mRNA 疫苗和 DNA 疫苗。以 mRNA 疫苗为例，这类疫苗将病原微生物抗原蛋白基因转录出的 mRNA 导入人体，mRNA 进入人体细胞内的核糖体翻译出抗原蛋白，直接诱导人体产生免疫应答。mRNA 疫苗研发周期短，一旦知道病毒的核酸序列，疫苗很快就能被研制出来。核酸疫苗不再局限于病原微生物及其产物本身，而是让接种疫苗的机体通过基因表达自行产生病原微生物的抗原物质，即病原微生物抗原物质是在接种者体内自动产生的。核酸疫苗制备简单，研发速度应答快，产生免疫快，细胞免疫和体液免疫效果强，相比载体疫苗，没有载体成分，避免载体抗原的影响。但也有维持疫苗稳定性、完善接种途径等技术难题需要攻克；且核酸疫苗长期存在细胞内是否有潜在风险，是否会整合入人体染色体等情况尚不清楚。

今后，随着科技的进步，各种纳米材料的研究发展，势必会演变出更多新型疫苗。

第三节　人体免疫屏障

说到疫苗发挥保护作用，那不可避免地要提到人体免疫系统（immune system）。通过疫苗接种，可以刺激人体免疫系统产生相应的特异性抗体及免疫细胞，从而达到预防疾病的目的。

免疫系统是由多个器官、组织、细胞和功能分子共同组成的防御体系，对外能够抵御病毒、细菌、真菌等病原体入侵；对内能够清除发生突变的自体细胞，遏制肿瘤发生。人体的免疫系统有三道免疫屏障：物理化学防御屏障、非特异性生物防御屏障以及特异性生物防御屏障。三道免疫屏障的保护使我们免受病原微生物的侵扰，保持一种健康状态。

生物免疫系统防御层次抽象图见图5-4。

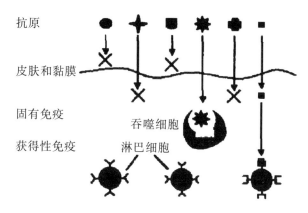

图5-4　生物免疫系统防御层次抽象图

注：引自伍海波，高劲松，唐启涛，等. 基于生物免疫原理的网络入侵检测研究［J］. 计算机技术与发展，2013，23（7）：167-170.

一、第一道免疫屏障：物理化学防御屏障

第一道免疫屏障是由皮肤、汗液、黏膜．黏液、咳嗽、喷嚏、眼泪、唾液、胃酸、鞭毛、正常菌群等组成的物理化学防御屏障。其中最主要的是皮肤和黏膜。皮肤覆盖我们全身，是人体面积最大的器官。皮肤的总重量占我们体重的5％～15％，总面积为1.5～2.0平方米，厚度因人或部位而异，厚度范围为0.5～4.0毫米。皮肤具有两个方面的屏障作用：一方面防止体内水分、电解质、其他物质丢失，另一方面阻止外界有害物质侵入。黏膜是覆盖在人体与外界相通的管腔表面的一层特殊的"皮肤"，在口腔、食管、小肠、胃等消化道，鼻腔、气管、支气管等呼吸道，还有阴道等管腔表面都覆盖着一层黏膜。人体黏膜的面积非常大。病毒、细菌、真菌以及寄生虫等病原体要成功入侵人体就必须穿过皮肤和黏膜。

除了皮肤和黏膜外，汗液、眼泪、唾液、黏膜分泌的黏液、呼吸道表面的鞭毛、胃酸、黏膜表面寄生的正常菌群等能杀死、阻挡部分病原微生物，甚至咳嗽和喷嚏也是一种保护性反应，可以排出口腔和鼻腔内表面的微生物。

二、第二道免疫屏障：先天免疫系统（非特异性生物防御屏障）

病原体突破了机体第一道免疫屏障后，就将面临第二道免疫屏障——先天免疫系统（Innate Immune System）。这一套免疫系统在所有动物体内都是与生俱来的，不特异针对某一种病原体，因此又叫固有免疫系统或者非特异性免疫系统，是一种非特异性生物防御屏障。先天免疫系统引起的免疫反应叫先天免疫反应，由一系列的先天性免疫细胞和特定的免疫机制组成。主要的免疫细胞包括：

（一）肥大细胞

肥大细胞（Mast Cell）存在于黏膜、皮肤真皮和皮下组织以及结缔组织中。肥大细胞胞质内有很多颗粒，其中含有肝素、组胺和过敏性嗜酸性粒细胞趋化因子。当肥大细胞被激活后，会迅速向细胞外释放颗粒以及多种体液调节因子、趋化因子、细胞因子，吸引中性粒细胞和吞噬细胞到有病原微生物的部位。肥大细胞的激活也可能引起过敏反应。

（二）巨噬细胞

巨噬细胞（Macrophage）是白细胞中的一种，能够吞噬病原体、被病原微生物感染的细胞以及自身衰老或凋亡的细胞。它的体积较大，胞质中富含溶酶体颗粒。当病原微生物入侵机体后，巨噬细胞从外周血管中逸出，聚集到病原体所在部位，通过变形运动包裹病原微生物并内吞进细胞后形成吞噬体，溶酶体与吞噬体融合形成吞噬溶酶体，溶酶中的过氧化物酶、酸性磷酸酶、非特异性脂酶和溶菌酶等多种酶类物质发挥作用，将细菌等病原微生物杀死并降解，然后排出细胞。

（三）中性粒细胞

中性粒细胞（Neutrophils）也是白细胞中的一种，存在于血液循环中，是数量最多的一类白细胞，在有感染时，中性粒细胞迅速从外周血管中逸出赶赴感染部位，在有急性化脓性感染时，中性粒细胞数量激增。中性粒细胞胞质中存在很多颗粒，颗粒中含有多种毒素，可以杀死或抑制细菌、真菌。中性粒细胞杀死被细菌感染的细胞，自己也死亡，形成脓液。

（四）自然杀伤细胞

自然杀伤细胞（Natural Killer Cell，NK 细胞）的主要功能为攻击和杀伤那些被病毒感染的宿主细胞以及肿瘤细胞，在机体抗肿瘤和早期抗病毒或胞内寄生菌感染的免疫过程中起重要作用。NK 细胞对靶细胞的杀伤作用启动快，在体内 4 小时即可见到杀伤效应。NK 细胞的杀伤无需抗原预先致敏，它识别靶细胞的确切机制目前还不是很明确，现已知与靶细胞表面的一些分子相关。NK 细胞识别出靶细胞后，通过释放穿孔素、NK 细胞毒因子和肿瘤坏死因子（Tumor Necrosis Factor，TNF）等细胞因子来裂解靶细胞。

（五）树突状细胞

树突状细胞（Dendritic Cells，DC）是一类专职抗原递呈细胞，能高效地摄取、加工处理和递呈抗原，通常存在于皮肤、鼻黏膜内侧、肺、胃和肠道之中。DC 摄取、加工处理抗原信息后变为成熟的 DC，迁移至淋巴组织中将抗原信息递呈给胸腺依赖性淋巴细胞（Thymus Dependent Lymphocyte），胸腺依赖性淋巴细胞又称 T 淋巴细胞，简称 T 细胞。DC 能通过两种主要组织相容性复合物（Major Histocompatibility

Complex，MHC）递呈抗原，分别激活 CD8＋T 细胞和 CD4＋T 细胞，从而激活机体第三道免疫屏障——特异性免疫应答。因此 DC 的作用更像是信号兵，连接非特异性免疫应答和特异性免疫应答。

除了先天性免疫细胞，固有免疫分子如补体系统、急性期蛋白、细胞因子、抗菌肽、有抗菌作用的酶也参与先天性免疫应答。

先天免疫系统就像边防线上巡逻的士兵，不断游走在边防线上，巡查可能的入侵者。一旦这些巡逻的士兵发现了敌人，他们就会送回信号，召集更多的防御者聚集到"出事"的地方。在增援部队到来之前，这些士兵会尽其所能地阻止入侵者，为随后的特异性免疫应答的启动争取宝贵的时间。

先天性免疫见图 5-5。

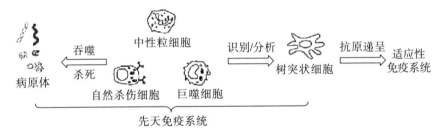

图 5-5　先天性免疫

注：引自于全，任婧，李颖，等. 类生物免疫机制的网络安全架构［J］. 网络空间安全，2020，11（8）：6-10，22.

三、第三道免疫屏障：特异性免疫应答（特异性生物防御屏障）

特异性免疫应答主要由 B 淋巴细胞（B Lymphocytes，简称 B 细胞）和 T 淋巴细胞来完成。

B 细胞是产生抗体的细胞，B 细胞通过表面的 B 细胞抗原受体

(B-cell Receptor，BCR）直接识别多种天然抗原物质（天然蛋白、多肽、核酸、多糖、小分子化合物等）。BCR 识别抗原不需要抗原递呈细胞的递呈，不受 MHC 限制。

抗体与入侵的抗原结合，但是不会杀死抗原，结合是给抗原一个予以消灭的标记，吞噬细胞发现标记后就会主动过来，将抗体标记的抗原吞掉消化。病毒入侵机体需要进入细胞，抗体可与细胞外的病毒结合，阻止病毒进入细胞或者使病毒进入细胞而不能复制增殖，有这种功能的抗体叫中和抗体。

T 细胞分为辅助性 T 细胞（Helper T Cell，Th 细胞）和细胞毒性 T 细胞（Cytotoxic T cell，Tc 或 CTL 细胞，也称杀伤性 T 细胞）。活化的 Th 细胞分泌细胞因子、蛋白质或缩氨酸来调控其他免疫细胞，使得B细胞分化成浆细胞产生抗体。CTL 细胞能特异性杀伤带抗原的靶细胞，如移植细胞、肿瘤细胞以及受微生物感染的细胞等。CTL 细胞的杀伤力较强，可反复杀伤靶细胞，而且在杀伤靶细胞的过程中本身不受损伤。当它们和靶细胞接触后，能释放穿孔素，嵌入靶细胞膜内形成多聚体穿膜管状结构，细胞外液便可通过此管状结构进入靶细胞，导致细胞溶解。CTL 细胞还能分泌颗粒酶，从小孔进入靶细胞，诱发靶细胞凋亡。

值得注意的是，B 细胞和 T 细胞都能进一步分化为记忆性 B 细胞和记忆性 T 细胞储存在体内，在第二次接触到病原体的时候，这些记忆性细胞会更快地起反应，产生更高水平的抗体或分化为活性更强的 CTL 细胞，摧毁入侵的病原体，这也是疫苗接种对机体的保护原理。

适应性免疫见图 5-6。

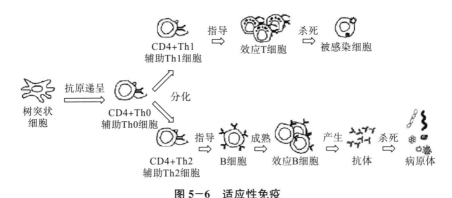

图 5-6 适应性免疫

注：引自于全，任婧，李颖，等. 类生物免疫机制的网络安全架构 ［J］. 网络空间安全，2020，11（8）：6-10，22.

第四节 疫苗研发与上市

将疫苗注射进人体只需要很短的时间，背后却是数十年的研发与上市之路。疫苗研发不是一劳永逸，而是一个持续创新的过程。

一、我国首个宫颈癌疫苗诞生之路

宫颈癌是发生在宫颈部位的恶性肿瘤，是女性生殖道常见的妇科恶性肿瘤。宫颈癌是影响全球女性健康的高发癌症。宫颈癌是由高危型人乳头瘤病毒（Human Papilloma Virus，HPV）持续感染引起的，HPV主要通过性或皮肤与皮肤的接触传播，接种疫苗可以有效降低 HPV 感染率，是预防宫颈癌的最佳方案。

自 2018 年以来，WHO 一直希望通过疫苗接种、病毒筛查和治疗在各国全面消除宫颈癌。截至 2020 年 5 月，全球有超过 80% 的高收入国家和仅有不到 30% 的低收入国家实施了国家层面的 HPV 疫苗接种项目。近年来，我国的宫颈癌防控取得显著成效，已有 4 种预防性 HPV 疫苗获批上市，包括我国自主研发的预防性二价 HPV 疫苗。目前，我国宫颈癌的发病率和死亡率均显著低于世界水平，疫苗接种产生了积极的防控成效。

但在 2019 年以前，宫颈癌疫苗只能依靠进口，葛兰素史克（GSK）和默沙东（MSD）垄断了全球宫颈癌疫苗市场。随着公众健康意识的提高，宫颈癌疫苗更为女性熟知，全球 HPV 疫苗销售额逐年增加，在 2019 年，默沙东全球 HPV 疫苗销售额达到了 37.37 亿美元。但进口 HPV 疫苗十分紧俏，许多女性排队许久才能打上，甚至有些人因为排队而错过了最佳接种时间。2019 年我国自主研发的二价宫颈癌疫苗上市，为我国适龄女性接种宫颈癌疫苗提供了新的选择。

只有创新，找到与原有疫苗不同的制作方法，才能打破制药巨头的专利壁垒。据厦门大学夏宁邵团队成员介绍，有别于英美采用真核细胞表达的方法做疫苗，他们采用大肠杆菌这种原核细菌做表达。然而在那个时候，用大肠杆菌表达的方法做宫颈癌疫苗这一构想仅零星出现在科研文献中。因此，难就难在如何找到方法，让细菌"听话"，去模拟高等生物制造病毒蛋白。

国产宫颈癌疫苗使用的大肠杆菌技术平台，是全球首创的重组（大肠杆菌）类病毒颗粒疫苗研制技术平台，这是一个不同于国外的新型疫苗技术体系，提供了一个非常廉价和直接的疫苗生产方法。

获得国家科技重大专项（新药创制）、国家 863 计划、国际科技合作计划等多项课题支持，首个国产宫颈癌疫苗"出道即巅峰"。但光环的背后，饱含着研发的艰辛。据研发人员介绍，在研发过程中，困难很多。每一天都努力和坚持，不断与困难斗争。支持团队坚持下去的是一种信念。因为大家相信，中国人一定可以。实验数据不理想是常有的事，有的同伴做实验做到大哭，然后擦干眼泪继续做。团队研发人员常常一天工作13个小时，不分节假日连续工作。

就是这样一步一个脚印，尽管这条国产宫颈癌疫苗研发之路很崎岖，但研发人员步履坚实。数据显示，国产二价宫颈癌疫苗上市仅3年时间，年设计产能达到3000万支，2022年，其产值已突破百亿元。国产二价宫颈癌疫苗先后获得摩洛哥、尼泊尔、泰国、刚果（金）、柬埔寨等的上市许可，标志着该产品可正式出口到当地，也预示着国产宫颈癌疫苗的国际影响力进一步提升。

二、疫苗研制

疫苗研制需要完整的管理和控制体系，耗费巨大的人力、物力。疫苗研制涵盖工艺开发、临床试验和检定方法研究等多个方面。

（一）疫苗研制策略的选择

在制定疫苗研制策略时，需要综合考虑目标疾病的发病机制、流行病学和免疫学特征，以及疫苗工艺的可行性。通过流行病学调查可以确定疫苗接种的目标人群，针对其年龄和健康状态调整设计，使疫苗更加有利于诱导保护性免疫应答。对疾病免疫学特征的了解有助于确定疫苗诱导的免疫应答类型以保证其有效性。

（二）宿主细胞的选择

目前疫苗常用的表达系统包括细菌、酵母、昆虫细胞及哺乳动物传代细胞系等。对于翻译后不需要修饰的一些小分子蛋白，可以使用原核微生物表达系统表达，在简化生产工艺的同时可节省成本。相反，对于必须经过适当折叠或者翻译后修饰才能具有好的免疫原性和活性的抗原，则需要使用哺乳动物宿主细胞表达系统。对于某些病原体的抗原，也可以使用植物或动物个体作为宿主用于重组蛋白的表达。

（三）配方的选择

疫苗的配方指的是其中含有的不同成分的构成情况。通过配方的优化，可以提高疫苗的免疫原性和免疫效果。随着疾病种类的增加，人一生中需要接种的疫苗也逐渐增多，不论是从经济还是时间方面，人们都倾向于尽可能以最少的针次完成所有疫苗的接种，这就促进了联合疫苗的研制。

（四）疫苗工艺的开发

选择一种合适的新免疫原，将其开发为疫苗成品，并使其通过临床前和临床研究，确定其安全性和效力的过程即为疫苗工艺的开发。疫苗工艺可大致分为批生产和后处理。批生产包括菌种发酵/细胞培养、疫苗成分纯化等步骤；后处理包括佐剂/防腐剂的加入，成品容器的灌装、贴签、包装和储存等。

（五）临床试验

在开展疫苗临床试验前，所有有关疫苗制备、稳定性以及动物实验的结果都必须上报有关审批机构。只有在动物实验有充分证据证明该疫苗的效力、安全性和有效性后，才有可能开展临床试验。临床试验通常包括三期：Ⅰ期为剂量设定和安全性评价，Ⅱ期为安全性和免疫性试验，Ⅲ期为疫苗效果比较试验。

（六）检定方法研究

疫苗的检定方法研究涉及其生产所需的原料、原液、半成品、成品等，需要从理化性质、安全性、有效性等多方面进行检测。在疫苗工艺开发阶段，即需要开始考虑建立疫苗产品的质量标准、对应的检定方法，以及稳定性的验证方案等。

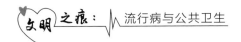

三、疫苗上市

我国疫苗研发后进入市场销售总共分为四个阶段：注册阶段、生产阶段、流通阶段和使用阶段。

（一）注册阶段

注册阶段一般持续3~5年，生产企业将研发阶段所形成的所有资料递交药品监管部门，申请药品注册证。药品监管部门受理后依照法定程序，对准备上市疫苗的安全性、有效性和可控性进行审查。在中国，药品生产质量规范（Good Manufacturing Practice of Medical Products，GMP）是包括疫苗在内的所有药品生产所需要遵守的基本原则，适用于药品制剂生产的全过程和原料药生产中影响成品质量的关键工序。GMP将"安全、有效、质量可控"等原则系统地融入其条款中，同时还强调药品注册、药品生产与上市后监管之间的联系。大力推行药品GMP，是为了最大限度地避免药品生产过程中的各种污染，避免多种差错的发生，是提高药品质量的重要措施。

（二）生产阶段

企业拿到药品注册批件和GMP证书后必须遵循已批准的工艺流程进行采购、生产、检查、鉴定。每批疫苗生产出厂后，必须送至我国食品药品检定研究院进行批签发，检验合格才能拿到批签发合格证，批签发合格证是流通的前置性手续。生物制品批签发，是指国家对疫苗类制品、血液制品等出厂上市或进口时进行强制性检验、审核的制度。自2006年1月1日起，所有预防用疫苗类制品均实施批签发。

（三）流通阶段

本阶段强调销售以及运输储存必须遵守《疫苗流通和预防接种管理条例》和省级平台的招投标流程，并在中标后签订合同协议。

（四）使用阶段

这一阶段主要包括疫苗研发单位根据要求进行Ⅳ期临床试验。Ⅳ期临床试验是指新药上市后的应用研究阶段，强调考察疫苗在使用环节中的安全性、有效性，并防止大规模的突发性事件发生。

第五节　总结

在人类与传染病抗争的漫长历史中，疫苗发挥了极其重要的作用。通过推进疫苗接种，有效控制了多种传染病的传播。随着各种新技术、新学科的出现与发展，疫苗的研制和生产水平也得以不断提高。疫苗是人类预防传染病的重要武器，给人类生命健康提供了保护，帮助人们建立免疫屏障，预防和控制传染病的流行。疫苗的作用主要体现在以下几个方面。

一、预防传染病

通过注射疫苗刺激人体产生免疫反应，从而建立免疫屏障，防止病原体的侵入和繁殖，预防传染病的发生。

二、健全公共卫生体系

疫苗不仅可以预防个体感染疾病，还能提高群体免疫水平，降低疾病流行率，具有显著的公共卫生意义。当越来越多的人接受疫苗接种后，整个人群的免疫力都会提高，形成群体免疫，从而减少病原体的传播，防止疫情扩散。

三、降低医疗成本

接种疫苗可以预防疾病的发生，减少治疗成本和医疗资源的消耗。如果疫苗覆盖率足够高，可以将某些传染病的流行率控制到极低水平，从而减少人们因疾病而面临的经济压力和生活负担。

综上所述，疫苗是我们人类的保护伞，是预防传染病的重要武器，不仅可以保护个体健康，还可以加固公共卫生体系和降低医疗成本。疫苗接种是一项重要的公共卫生措施，需要全社会的重视和积极参与。

（汪川　唐静　杨瑞）

参考文献

[1] 晏子厚. 中国卡介苗的奠基人——王良（1891～1985）[J]. 中华微生物学和免疫学杂志，2003（1）：5-6.

[2] 李朝阳. 我国疫苗行业的监管问题及其完善机制 [J]. 当代化工研究，2018，35（11）：16-17.

[3] 张梅. 人类消灭天花之路 [J]. 人人健康，2013（22）：22-23.

[4] 杨微. 论黑死病在西欧的传播与影响 [D]. 吉林：吉林大学，2008.

[5] 孙晓东，刁连东. 什么是疫苗 [M]. 上海：上海科学技术出版社，2021.

[6] 张文宏，王新宇. 疫苗简史 [M]. 上海：上海教育出版社，2021.

[7] 迈克尔·金奇. 希望与恐惧之间 [M]. 金烨，译. 北京：中信出版社，2020.

[8] 傅传喜. 疫苗与免疫 [M]. 北京：人民卫生出版社，2020.

世界上最早的
抗生素——青霉素

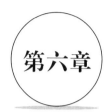

第六章

魔高一尺，道高一丈：药物

微生物微小到用肉眼无法看见，它们遍布一切生物群落，人类长期以来一直被微生物所困扰。在青霉素被发现之前，微生物引起的感染让人"谈微色变"。每一次传染病的暴发，都可能给人类带来惨重的伤亡和损失。只有高效做好传染病的预防、治疗和控制工作，才能最大限度地减少疫情对国家、经济和社会的影响。在人们的不断摸索中，治疗方案不断更新。对致病微生物及其致病机制的深入理解，有利于科研工作者更快地找出能抑制和杀死致病微生物的方法。

引子：医圣张仲景的智慧

疫，《说文解字》解释为："民皆疾也。"瘟，《辞源》解释为："疫病，人或牲畜家禽所生的急性传染病。"东汉末年，不断的战争导致瘟疫大流行。这直接导致一些市镇变成了空城，其中尤以死于伤寒的人最多。伤寒传染性强、死亡率高。张仲景的家人也深受其害。亲身经历瘟疫带来的苦难，张仲景决心要控制瘟疫的流行，根治伤寒。他广泛借鉴其他医家的治疗方法，结合个人临床诊断经验，研究治疗伤寒杂病的方法，并于建安十年（公元 205 年）开始撰写《伤寒杂病论》。

张仲景就任长沙太守期间，正值疫病流行，许多贫苦百姓慕名前来求医。他研制了一个可以御寒的食疗方子。他叫徒弟在南阳东关的一个空地搭了个棚子，支上大锅，为穷人舍药治病，开张的那天正是冬至，舍的药就是祛寒娇耳汤。祛寒娇耳汤就是把羊肉和一些祛寒的药物放在锅里煮，熟了以后捞出来切碎，用面皮包成耳朵的样子，再下锅，用原汤再将包好馅料的面皮煮熟。面皮包好后，样子像耳朵，所以张仲景给它取名叫"娇耳"。张仲景让徒弟给每个穷人一碗汤、2 个"娇耳"，人们吃了"娇耳"，喝了汤，浑身发暖，两耳生热。

千年前张仲景的"娇耳"治了病也暖了人心。张仲景被后人尊称为医圣，他的医学理论对中国古代医学的发展和老百姓的健康做出了巨大的贡献。药物与人们的生活息息相关，药物的使用极大地提高了人类生存质量和延长了平均寿命，让全人类受益。关于药物背后的故事及新药是如何产生的，值得大家一起来一探究竟。

第一节　人类必须冷静反思且付诸行动的议题
——抗生素及抗生素耐药

一、世界上最早的抗生素——青霉素

在第二次世界大战期间，很多人因感染不能愈合，最后只能截肢，手术如果不及时，病人还会失去生命。伟大的国际主义战士白求恩大夫

因为感染得不到有效控制，于 1939 年遗憾地离我们而去。直到 1941
年，世界上最早的抗生素（青霉素）被应用，才迅速扭转战局，挽救了
数百万人的性命。青霉素的出现标志着人类进入抗菌药物时代。

青霉素和原子弹、雷达一起，被称为第二次世界大战最伟大的三项
发明。青霉素不但在第二次世界大战期间成功地挽救了成千上万人的生
命，而且使人的平均寿命延长了 15 年。青霉素的横空出世得益于英国
细菌学家、生物化学家和微生物学家亚历山大·弗莱明爵士（Sir
Alexander Fleming）。弗莱明发现青霉素是医学研究中偶然性作用的经
典事例，青霉素的发现同样也离不开弗莱明的长期积累。

早在 1921 年弗莱明就发现了溶菌酶，当时患重感冒的弗莱明坚持
工作，在一培养基中发现溶菌现象，细究之下原来是鼻涕所致，由此发
现了溶菌酶。到了 1928 年 7 月下旬，弗莱明休假前将未经清洗的众多
培养基平板摞在一起，放在试验台阳光照不到的位置。9 月度假归来的
弗莱明，刚进实验室，其前任助手普利斯来串门，祝贺弗莱明因溶菌酶
的发现等多项成就获得教授职位。寒暄中他问弗莱明这段时间在做什
么，于是弗莱明顺手拿起顶层第一个平板，准备给他解释正在研究葡萄
球菌的菌落形态，结果他发现实验平板中的培养基边缘有一块因细菌溶
解而变成惨白色的区域。因偶然污染，在这个区域中长出了一个青霉菌
菌落，青霉周围的葡萄球菌菌落的生长被抑制而出现了一片没有菌生长
的区域，只有在离青霉菌较远的地方才有葡萄球菌生长。弗莱明敏锐地
判断出这些霉菌里一定含有某种抑制细菌生长的物质，长期的工作积累
驱使他进一步研究这一微生物拮抗现象产生的原因。微生物拮抗是指一
种微生物在其生命活动中产生某种代谢产物或改变环境条件，从而抑制
其他微生物的生长繁殖，甚至杀死其他微生物。

发现青霉菌抑菌的现象后，弗莱明把这株青霉菌接种到葡萄球菌及

多种有害细菌，如链球菌、脑膜炎球菌和白喉杆菌的细菌培养物平板上，进一步确证了青霉菌能很好地抑制这些细菌的生长。弗莱明还在显微镜下观察记录了青霉菌典型的帚状枝特征。他有意识地用青霉菌培养物的滤液（排除青霉菌菌体直接抑菌的干扰）去测试，发现青霉菌培养物的滤液有显著的抑菌作用，这极大地鼓舞了正急于找到一种治疗化脓性感染药物的弗莱明。经过一系列试验和研究，弗莱明于 1929 年 6 月在《实验病理学》杂志上发表了最终使其获诺贝尔奖的报告青霉菌抑菌的论文，他将青霉菌分泌的这种极具杀菌力的物质起名为"盘尼西林"，就是我们现在熟知的青霉素。

青霉菌分泌的青霉素抑制了周围细菌的生长见图 6-1。

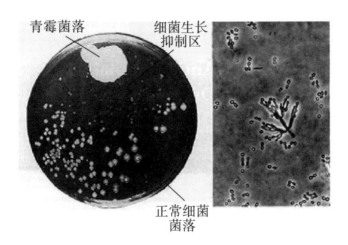

图 6-1　青霉菌分泌的青霉素抑制了周围细菌的生长

注：左图是青霉菌的抑菌现象，右图是青霉菌典型的帚状枝特征。

尽管如此，青霉素真正被运用于临床治疗是 20 世纪 40 年代的事。由于青霉素的不稳定性和热敏性，青霉素在纯化过程中损失严重，进一步的提取还需要低温条件，这使得发酵后的回收提纯工作十分艰难。年轻的牛津大学病理学家霍华德·弗洛里爵士（Sir Howard Walter

Florey）在 1938—1939 年对已知的由微生物产生的抗生物质进行了系统的研究，他特别关注青霉菌培养物中的活性物质——青霉素的提取和纯化。1941 年，弗洛里得到德裔生物化学家恩斯特·鲍里斯·钱恩爵士（Sir Ernst Boris Chain）的帮助，两人专注研究青霉素的性质、分离和化学结构，青霉素分离、提纯和浓缩工艺得到进一步的改进。实验发现，青霉素在猫、大鼠、小鼠、兔子体内都没有明显毒性，随后医生成功在临床上使用青霉素救治了当时无法治愈的败血症病人。最终，在英美科学家的协作攻关下，在真空条件下冷冻干燥，成功地纯化出稳定、无菌且可用的青霉素，使得青霉素成功走上工业化生产的道路，并在短短一年后便完成商品化。

青霉素是第一个作为治疗药物应用于临床的抗生素，由于其具有杀菌力强、毒性低、价格低廉、使用方便等优点，时至今日仍是治疗各种细菌感染的首选药物。其作用机制是抑制细菌青霉素结合蛋白转肽酶的活性，从而抑制细菌细胞壁的合成而达到抗菌的目的。青霉素大量应用以后，许多曾经严重危害人类、曾是不治之症的疾病，如猩红热、化脓性咽喉炎、白喉、梅毒、淋病，以及各种败血症、肺炎、伤寒等，都得到了有效的抑制。正是这种有神奇疗效的抗细菌药物，使感染性疾病的治疗得以发生巨大的变革。1945 年，中国采用本土分离的菌种研制青霉素并利用青霉素治疗感染，挽救了很多战士的生命。亚历山大·弗莱明、霍华德·弗洛里和恩斯特·鲍里斯·钱恩因发明青霉素的突出贡献，三人共同分享了 1945 年的诺贝尔生理学或医学奖。

一个伟大的发现可能始于一个机遇性观察，而一个突破性顿悟则来自长期的工作积累。抗菌药物青霉素的发现提示我们在科学研究中需要其他人的合作与专研，拓展科学知识，将理论具体化，并应用于实际之中。

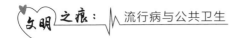

二、首个治疗结核病的抗生素——链霉素

结核病是一种非常古老的疾病，历史上曾有不少的知名人士被结核病所困扰，如钢琴音乐家肖邦、思想家卢梭、诗人雪莱、文学家鲁迅、女建筑学家林徽因等。除了头发和指甲，全身所有部位均可被结核分枝杆菌感染。虽然青霉素是第一种对抗细菌的灵丹妙药，但是它对很多致病菌并不起作用，比如结核分枝杆菌。结核分枝杆菌是结核病的致病菌。德国医生赫尔曼·布雷默（Hermann Brehmer）提议让结核病病人多晒太阳，多呼吸新鲜空气，并为其提供良好的营养条件。但是，依靠疗养院治疗结核病的成本太高，大多数的结核病病人并没有机会去疗养，在真正有效的药物发明之前，结核病的治疗本质上靠的还是病人自身的免疫力（图6-2）。

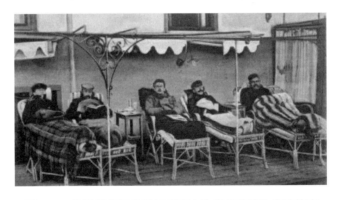

图6-2　链霉素问世前结核病病人依靠疗养院治疗结核病

受到青霉素卓越疗效的鼓舞和医疗实际需求等因素的推动，抗生素研究工作迅速推进。1943年，美国生物化学博士赛尔曼·A. 瓦克斯曼（Selman Abraham Waksman，1888—1978，1952年诺贝尔奖获得者）在美国新泽西的罗格斯大学实验室提炼出一种抗生素，称为链霉素，能够杀死结核分枝杆菌。链霉素的发现改变了结核病的预后，它宣告了无

特殊治疗只能靠卧床静养和一般支持治疗的结核病治疗时代的结束，掀起了结核病治疗的革命，开启了结核病化学治疗的新时代。

　　链霉素的发现得益于微生物学、生物化学、有机化学基础理论的发展以及分子遗传学和新技术的进步，是瓦克斯曼和他的研究小组对土壤中的微生物区系研究多年的结晶，标志着成功研发新抗生素的理性化筛选方法的建立。瓦克斯曼和他的学生勒内·杜博斯（René·J. Dubos）等不再依赖传统的、机遇性的分离抗生素的方法，开始通过筛选成千上万的微生物来有意识地、有目的地寻找抗生素。1938 年，默沙东公司为罗格斯大学微生物学教授瓦克斯曼的实验室设立了学术基金，用于土壤微生物学的研究。

　　完成一项造福人类的伟大发明不仅需要韧性，还需要严谨的治学态度。瓦克斯曼为了寻找治疗结核病的抗生素，鉴定了泥土中约 8000 种细菌，从土壤中成功培养出一种能产生潜在抑制药物的细菌后，又经过一万多次实验，才发现了理想的新药物，并几经努力最终制成了新药链霉素（图 6-3）。链霉素是由灰色链霉菌产生的，与青霉素无交叉抗药性。第一个投入临床使用的抗生素——青霉素主要对革兰阳性菌有抗菌作用，第二个投入临床使用的抗生素——链霉素主要对革兰阴性菌有抗菌作用。如果治疗时遇到的是对青霉素不敏感的革兰阴性菌感染，使用链霉素即可对症治疗。特别的是，链霉素对结核分枝杆菌的明显抗菌作用使它得以征服 19 世纪欧洲死亡率极高的传染病——结核病。

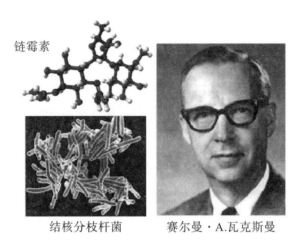

链霉素

结核分枝杆菌　　　赛尔曼·A.瓦克斯曼

图6-3　发现链霉素能抑制结核分枝杆菌的科学家

赛尔曼·A.瓦克斯曼

　　链霉素的出现引发的轰动不亚于青霉素。美国在1904年以前平均每10万结核病病人有188人死亡，自从有了链霉素，到1953年每10万结核病病人的死亡比例下降到了4人。土壤微生物还会不会产生其他抗生素呢？瓦克斯曼的成就引起人们在世界范围内寻找其他抗生素的兴趣，抗生素研究也因此进入了有目的、有计划、系统化的阶段，大规模的抗菌素制药工业也开始建立起来。研究者相继发现了金霉素（1947年）、氯霉素（1948年）、土霉素（1950年）、制霉菌素（1950年）、红霉素（1952年）、卡那霉素（1958年）等，进一步拓展了抗生素家族成员（图6-4）。

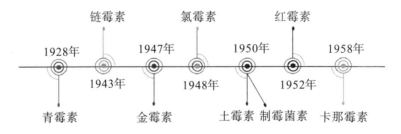

图6-4　继青霉素、链霉素后20世纪中叶相继问世的抗生素

抗生素不但广泛应用于细菌感染性疾病的治疗，也应用于肿瘤放化疗中感染的防治。此外，器官移植、关节置换、心脏手术等大型手术也离不开抗生素的使用。如果没有抗生素，即使常规的医疗程序也会引起致命的感染。迄今为止，科学家已经发现了近万种抗生素，用于临床的抗生素近百种。抗生素的发现成功挽救了世界各国数不清的病人，为守护人类的健康立下了汗马功劳。抗生素对人类的贡献是举世公认的。

三、抗生素滥用的潜在危害——超级细菌危机

抗生素是否就是万用灵药？答案是否定的。随着时间的推移，人类正面临失去它们的风险。因为随着抗生素的广泛运用，临床上出现了一系列问题，如细菌耐药性逐年增加致使一些抗生素疗效降低，一些不致病的细菌成为条件致病菌等。弗莱明在诺贝尔奖获奖演讲中就警示了抗生素滥用可能存在的危害。他提到在实验室中如果没有将细菌暴露在足够浓度的青霉素下，细菌不但不会被杀死，反而会产生对青霉素的耐药。然而抗生素耐药的警告在很长一段时间内没有被人们重视。超级细菌今天已经成为全球性危机。现阶段抗生素耐药细菌遍布世界各地，即使医疗体系完善的高收入国家，其国民也不能幸免，这是每个人都会面对的问题，我们所有人都应当参与到解决抗生素耐药问题的行动中。

超级细菌不是分类学上的名词，它泛指那些对多种抗生素具有耐药性的细菌，即"多重耐药细菌"。超级细菌耐药性之强、演变之快以及队伍之壮大远超人们的预料。世界上能称得上超级细菌的细菌有多种，图6-5列举了目前临床上常见的超级细菌：E代表万古霉素耐药肠球菌属"*Enterococcus*"，S代表甲氧西林耐药金黄色葡萄球菌"*Staphylococcus aureus*"，K代表三代头孢耐药肺炎克雷伯菌"*Klebsiella pneumoniae*"，A代表碳青霉烯类耐药鲍曼不动杆菌

"*Acinetobacter baumannii*"，P 代表碳青霉烯类耐药铜绿假单胞菌 "*Pseudomonas aeruginosa*"，E 代表耐碳青霉烯类耐药大肠埃希菌 "*Escherichia coli*"。上述这些耐药菌名称的首字母缩写为 "ESKAPE"，与逃脱 "ESCAPE" 谐音，便于大家熟知临床上常见的多重耐药细菌。随着时间的推移，超级细菌的名单会越来越长。超级感染主要发生在医疗机构住院病人中，特别是机体免疫力低、正常菌群失调的病人，感染的部位通常为血液、尿道、肺部和伤口等。感染后病人临床表现与其他细菌感染没有差别，但一般抗菌治疗无效，治疗很困难。

ESKAPE

● 万古霉素耐药肠球菌属 "*Enterococcus*"

● 甲氧西林耐药金黄色葡萄球菌 "*Staphylococcus aureus*"

● 三代头孢耐药肺炎克雷伯菌 "*Klebsiella pneumoniae*"

● 碳青霉烯类耐药鲍曼不动杆菌 "*Acinetobacter baumannii*"

● 碳青霉烯类耐药铜绿假单胞菌 "*Pseudomonas aeruginosa*"

● 耐碳青霉烯类耐药大肠埃希菌 "*Escherichia coli*"

图 6-5 临床常见的多重耐药细菌 "ESKAPE"

那我们是如何陷入细菌耐药性这一困境的呢？细菌耐药属于一种自然现象，是千百年来微生物进化的结果。细菌的抗药性是细菌进化选择的结果，抗生素的滥用加剧了耐药性细菌的产生。细菌在生长繁殖过程中会产生耐药性基因的突变，在使用抗生素的选择压力下，耐药性细菌被筛选出来成为优势菌大量繁殖。细菌的耐药性与日俱增，耐药基因也在细菌个体之间，甚至跨种类的细菌之间传播。今天，一种细菌对多种抗生素产生耐药性很常见，而且越来越多的菌株对现有的几乎所有的药物都产生耐药性，细菌抗生素耐药已严重威胁感染性疾病的治疗，并成为全球医学、公共卫生、食品安全及环境领域的共同关注的重要问题。

细菌产生抗生素耐药性可能的机制见图6-6。

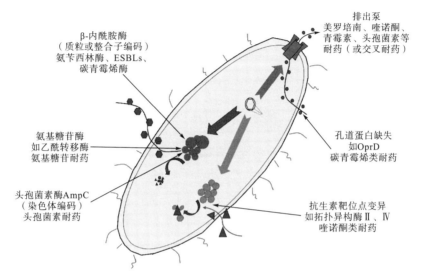

图6-6　细菌产生抗生素耐药性可能的机制

那么我们能做些什么呢？为解决耐药问题，近年来，除继续致力于筛选对耐药菌有效的具有新抗微生物谱、新作用机制或新作用靶位的抗生素之外，还可以通过寻找能提高抗生素效能、增强宿主防御机能的"抗菌"物质（抗生素钝化酶抑制剂、药物外排泵抑制剂、细菌生物被膜形成抑制剂）等，来应对面临的微生物耐药困局。但根本方法是避免抗生素滥用和控制医院感染。抗生素滥用主要有两种形式：一是在人类疾病治疗过程中滥用抗生素；二是在动物饲料中大量添加抗生素。

美国疾病预防控制中心"抗生素抗性"科普宣传见图6-7。

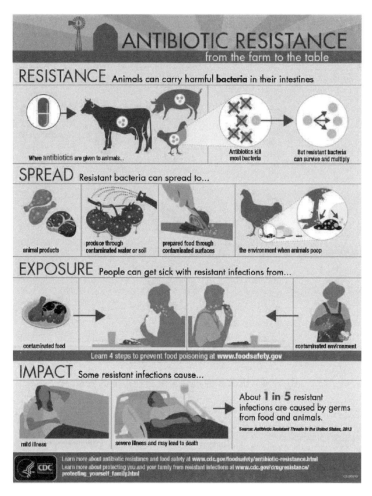

图6-7 美国疾病预防控制中心"抗生素抗性"科普宣传

抗生素的最大消费领域是农业，人们不仅利用抗生素治疗感染，还用它来促进家畜生长。农场动物经常被喂食抗生素以使其生长更快，并预防和治疗细菌感染。WHO建议只应在兽医监督下给动物服用抗生素，其不应该用于促进生长。因为大量使用抗生素，增加了细菌和抗生素的接触，从而增加了产生耐药性的可能。引起人类疾病的病原体中有60％来自家畜或野生动物，75％新出现的人类病原体是动物源性的。人和动物的接触可能会增加疾病传播的风险。例如，牛结核分枝杆菌感染的病牛产出的牛肉、牛奶和相关制品会携带牛结核分枝杆菌，能感染人引发人畜共患结核病。一些在动物体内常见的细菌，如沙门菌，也能感染人类，并出现越来越多的沙门耐药突变菌株。有耐药性的变种也能通过食物链或者跟动物接触而传给人类，并通过国际贸易和旅游网络传播。

四、人、动物与环境和谐共处——同一健康理念

在这个人、动物、环境日益相互关联的世界里，如何建构一个安全健康、可持续发展的全球环境，成为人类必须冷静思考且付诸行动的重要议题。人类健康、动物健康、环境健康本质上是相互交织、相互依存的，即"同一健康"（One Health）的理念（图6-8）。秉承这一理念，多部门、多学科、多地区共同合作，以应对现存的和新兴的感染性疾病的挑战。WHO呼吁将每年的11月12日至18日定为"世界提高抗生素认识周"，这是一项全球性运动，旨在提高公众对微生物耐药性的认识和了解，鼓励公众、"同一健康"利益攸关方以及在减少微生物药物耐药性的进一步出现和传播方面发挥关键作用的决策者采取最佳做法。例如通过减少临床和兽医抗生素滥用、减少多重抗生素耐药菌传播与扩散、改善抗生素使用和抗生素耐药监测系统、开发微生物学快速诊断方法与设备、创新生物医药等手段，促进秉承"同一健康"理念的融合跨学科和跨行业资源的整体性健康研究与管理，多方联合应对微生物耐药所带来的各种挑战。

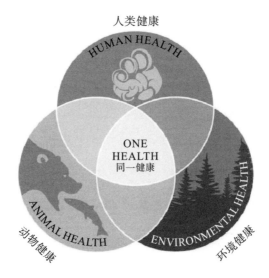

图6-8　人、动物与环境和谐共处的"同一健康"理念

　　公众应该怎么做才能减少耐药微生物的产生呢？①不随意买药：多数抗生素是处方药物，不到药店随便购买，而应凭处方购药。②不自行选药：抗生素是用来对付细菌的，抗生素需对症方有疗效，选择哪类药物，需专业医师来做出判断，不宜根据广告自行选药。③不随意服药：对于家庭小药箱中储备的抗生素类药物，要谨慎使用，最好到医院确诊后，根据医嘱服用，千万不要盲目乱用。类似感冒等日常小病，不要动辄就服用抗生素。④不随便停药：一旦使用抗生素治疗，就要按时按量服药，以维持药物在身体内的有效浓度。

第二节　护佑人类健康的中国智慧——青蒿素

　　接下来我们来思考一下什么是感染性疾病，与传染病有何区别。生活中公众较容易将二者混为一谈。凡是由各种病原体引起的疾病都称为感染性疾病，包括病毒、细菌、支原体、衣原体、螺旋体、寄生虫引起的疾病等。二者的区别简而言之为：感染性疾病范围大，包括传染病。而传染病属于感染性疾病的特殊类型，即一部分感染性疾病可以通过接触、昆虫叮咬等方式在人与人、动物与动物或人与动物之间相互传播，具有较强的传染性，对社会危害极大，这一类感染性疾病被归于传染病范畴，并且需要通过一定的管理程序（包括法律）加以管理。感染性疾病病原体大部分是微生物，小部分为寄生虫，由寄生虫引起的疾病称为寄生虫病。

一、按蚊传播的传染病——疟疾

疟疾是由疟原虫寄生于人体所引起的寄生虫病，广泛流行于热带、亚热带发展中国家，是危害严重的传染病之一，曾与艾滋病、结核病并列为全球三大公共卫生问题。疟疾的主要表现为周期性规律发作的全身发冷、发热、多汗，长期多次发作后，可引起贫血和脾大。此外，病人常感到无力、疲乏、不想吃东西、头晕、背部以及四肢酸痛，在严重的情况下，它可能导致黄疸、癫痫发作、昏迷甚至可能危及生命。恶性疟原虫和间日疟原虫危害最大，恶性疟原虫是最致命的疟疾寄生虫，主要在非洲大陆流行，患有这种疟疾的人具有更高的死亡风险。受感染的母亲还可在出生时将疾病传染给婴儿，这被称为先天性疟疾。间日疟原虫是撒哈拉以南非洲之外大部分国家的主要疟疾寄生虫。其他还有三日疟原虫、卵形疟原虫等，也可以感染人类。

1899 年，英国医生罗纳德·罗斯（Ronald Ross）不顾个人安危，率领一个探险队深入疟疾猖獗的西非地区，经过 3 个月的实地考察，罗斯终于在蚊子胃肠道中发现了感染人类疟原虫的卵囊，证实了疟疾是由蚊子传播的。他的研究为疟疾的防治创造了条件。由于罗斯在探明疟疾病因上的贡献，他荣获了1902年诺贝尔生理学或医学奖。1907年，法国医师查尔斯·路易斯·阿尔方斯·拉韦朗（Charles Louis Alphonse Laveran）发现疟疾的病原虫——疟原虫，拉韦朗也因此获得诺贝尔生理学或医学奖。疟疾是经按蚊叮咬或输入带疟原虫者的血液而感染疟原虫所引起的虫媒传染病。疟原虫一旦进入血液，就会进入肝脏并在那里成熟。几天后，成熟的寄生虫进入血液并开始感染红细胞。在48～72小时内，红细胞内的寄生虫繁殖，导致被感染的细胞突然破裂。寄生虫继续感染红细胞，导致症状发作，每次持续两到三天。由此引起潜伏期、发冷期、发热期、出汗期的周期性规律发病。

疟原虫在人体内生活史见图6-9。

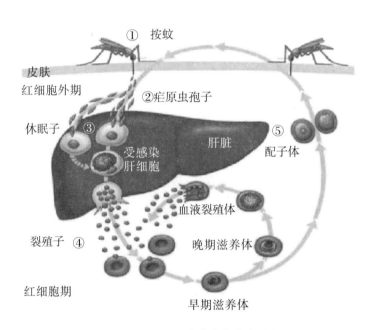

图6-9 疟原虫在人体内生活史

二、全球抗疟利器青蒿素的发现

4月25日是世界防治疟疾日。2022年，恰逢青蒿素问世50周年。曾经，人们谈"疟"色变。青蒿素是全球抗疟利器，以青蒿素类药物为主的联合疗法是当下治疗疟疾的最有效手段。据WHO不完全统计，青蒿素在全球，特别是发展中国家已挽救数百万人的生命，每年治疗上亿人。

中国政府于1967年5月23日在北京成立"523抗疟计划办公室"，统一领导"523抗疟计划"的实施。中医药抗疫历史悠久，在防治疫病的历史实践中积累了丰富经验，形成了较完备的理论体系。1969年，在军事医学科学院驻卫生部中医研究院军代表的建议下，"523抗疟计划办公室"邀请北京中药所加入"523抗疟计划"的"中医中药专业组"，北京中药所指定化学研究室的屠呦呦担任组长。

青蒿提取物对伯氏疟原虫的抑制率一开始并不高，突破口在哪里？屠呦呦把古代文献搬出来，终于在东晋葛洪《肘后备急方》中找到了答案："青蒿一握，以水二升渍，绞取汁，尽服之。"原来古人用的是青蒿鲜汁！屠呦呦立刻意识到，有可能是高温破坏了青蒿的有效成分。改进了青蒿的提取方法后（图6-10），1971年10月，青蒿的动物效价就由原来的30%～40%提高到95%。12月下旬，以乙醚提取物与中性部分作用于感染伯氏疟原虫的小鼠以及感染猴疟原虫的猴，其对疟原虫血症显示出100%的疗效。1972年，抗疟有效单体"青蒿素"从中药青蒿中分离得到。发现青蒿素之后，为了找到抗疟效果最佳的植物，科学家立即集中优势力量，把国内能找到的所有菊科植物又排查了一遍。最后，云南药物研究所的罗泽渊团队从黄花蒿中提取出了抗疟药单体，才把青蒿素的提取植物最终定了下来。现在青蒿素可以从复合花序植物黄花蒿中提取得到，它是一种无色针状晶体，因其具有特殊的过氧基因，对热不稳定，易受湿、热和还原性物质的影响而分解，采用传统中药加水熬煮的方式很难将它保留下来。虽然它几乎不溶于水，但是可溶于乙醇、乙醚，这才诞生了乙醚提取物对疟原虫血症显示100％疗效的佳话。

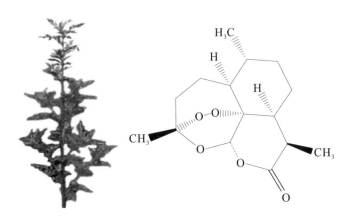

图6-10　屠呦呦提取到抗疟有效单体——青蒿素

疟疾曾经是我国流行历史久远、影响范围广、危害严重的传染病之一。新中国成立前，每年约有3000万疟疾病人，其中30万人死亡，病死率高达1％。为了不错过当年的临床观察季节，屠呦呦向领导提交了志愿试药报告，1972年7月，屠呦呦等3位科研人员一起住进北京东直门医院，成为首批人体试验的志愿者。经过一周的试药观察，未发现该提取物对人体有明显毒副作用。当年8月至10月，屠呦呦亲自带上样品，赶赴海南昌江疟疾高发区，在病人身上试验，完成了21例临床抗疟疗效观察，效果令人满意。1986年，卫生部中医研究院中药研究所研发的青蒿素获得自我国新药审批办法实施以来的首个一类新药的新药证书〔（86）卫药证字X-01号〕。目前，以青蒿素为基础的复方药物已经成为疟疾的标准治疗药物，WHO将青蒿素和相关药剂列入其基本药品目录。

谁是青蒿素最重要的发现者？相信大家从前面的故事中已经了解到是屠呦呦研究员。美国国家科学院院士、知名疟疾研究专家路易斯·米勒从2010年就开始年年向诺贝尔奖评委会推荐屠呦呦。由于发现和利用青蒿素抗疟而在抗疟领域做出了卓越贡献，屠呦呦研究员、爱尔兰科学家威廉·坎贝尔和日本科学家大村智三人共享了2015年诺贝尔生理学或医学奖。

青蒿素的发现给了我们哪些启示呢？第一，"博采众长，坚持不懈，传承与创新并存"。1969年屠呦呦临危受命，她在整个研究过程中系统收集了历代的各种医书典籍、地方药志以及多名老中医的医学经验，汇集了2000多种方药，筛选出了200多种供进一步选择，在传承的基础上大胆创新，正是因为这样的不懈努力，她最终成功用乙醚提取出了青蒿素。第二，"团结合作，不求名利，遇到困难不放弃"。青蒿素的发现不是一个人完成的，屠呦呦的背后有着强大的团队支持。屠呦呦在获奖感言中一再强调："这个荣誉不仅仅属于我个人，也属于我们中国科学家群体。"她总结40多年的工作，青蒿提取物对伯氏疟原虫的抑制率一开始并不高，但是团队从未轻言放弃，一直实事求是地努力着，尽管自己并没有在国际著名期刊上发表过任何漂亮的论文，但是最终得到了国际上的认可。

三、青蒿素传承与创新的启发

无论是药物研发还是技术推广，中国抗疟的成功经验为推动完善全球公共卫生体系、共建人类卫生健康共同体，贡献了中国智慧和方案。根据WHO的标准，一个国家连续3年没有本土疟疾病例，同时建立了有效的疟疾快速检测、监控系统，制订疟疾防控方案，有能力防止疟疾再传播，才能获得消除疟疾认证。2016 年，中国报告了最后一例本地原发疟疾病例，2017 年后连续 4 年未发现本地原发病例，于是在 2020 年 11 月，中国正式向 WHO 申请消除疟疾认证。2021 年 6 月 30 日，WHO 宣布中国通过消除疟疾认证，称中国从 20 世纪 40 年代每年报告约 3000 万疟疾病例，经过 70 年不懈努力如今完全消除疟疾，是一项了不起的壮举。这是我国继天花、脊髓灰质炎、丝虫病、新生儿破伤风之后消除的又一个重大传染病，结束了疟疾在中国肆虐数千年的历史，在中国公共卫生史和全球消除疟疾史上具有重要的里程碑意义。

从青蒿到青蒿素的研发过程是中医药创新的典范。党的二十大报告指出，推进健康中国建设，把保障人民健康放在优先发展的战略位置，建立生育支持政策体系，实施积极应对人口老龄化国家战略，促进中医药传承创新发展，健全公共卫生体系，加强重大疫情防控救治体系和应急能力建设，有效遏制重大传染病传播。中医药传承创新发展指将传统中药的优势特色与现代科学技术相结合，落实创新驱动发展战略，筑牢中医药"传承经典，守正创新"发展根基，构建中医药现代化和高质量发展新格局，诠释、继承和发扬传统中药的理论和实践，改造和提升中药的现代研究、开发、生产、管理和应用，以适应社会发展的需求。中医药的传承和发展还有多种途径和可能性，需要你、我、他的共同助力。

第三节　新药的研发历程

药物是我们打败"敌人"的主战装备。药物包括三大类，分别是中药、生物药和化学药。中药包括中药饮片、中成药和中药材。生物药包括疫苗、血清以及血液制品。化学药包括化学原料药及其制剂、抗生素等。此外药物还包括放射性药物和诊断药物等。各种类型的药物治疗的疾病有些有交集，但大部分是不一样的。科研工作者一直在进行着治疗方法和治疗药物的开发和优化。对病人而言，新药副作用更小，需要的住院治疗更少，可以提高生活质量，迫切需要这样的药物来延续生命。但药物研发是一个长期和复杂的过程。从靶点的确立到走向柜台，每一款新药的背后都是一个个团队数十年的心血。正是有了他们不断探索的千万次努力，才会有一款款新药的诞生。

一、药物研发的背后

通过前面的介绍，我们认识到一些细菌已经对当下几乎所有的抗生素产生耐药性，与此同时，由于抗生素的利润太低，逐利的大型制药公司停止了对新型抗生素的研发。药物研发是一项系统性工程，与之相关的各学科如药学、药理学、毒理学以及临床医学是相互依存、互为参考的。为了降低药物研发失败的风险，在立项选题时要着眼于创新，人无我有，凸显"唯一性"，人有我新，突出"新颖性"，人新我优，凸显"优越性"。

一直以来，制药行业对药物研发都有一个"双十说法"，即至少需要 10 年的时间和 10 亿美元。事实上，药物研发的难度和时长在不断增加。取得成功需要大量的资源：好的科学思维、高度复杂的技术、未曾涉及的制造流程和复杂的项目管理。平均而言，一款新药完成初始研究到上市需要花费至少 10 年时间，其中临床试验需要单独花费 6~7 年时间。成功开发一款新药的平均花费在 26 亿美元。这一数字包括开发失败的花费（在早期研发阶段可能筛选成千上万的化合物，但仅有少数可以获得最终批准）。整体上临床试验成功的可能性低于 12%。现在的说法是成功上市一款新药的成本已经增加到 60 亿美元。但无论是哪种说法，药物研发需要大量资金的投入都是不争的事实。在人才、时间、技术和金钱都有限的情况下，如何更好地分配各种资源，更好地利用知识、经验和社会责任感来推动研发？科学家面临很多复杂而困难的选择。接下来我们一起来了解药物研发的具体历程（图 6-11）。

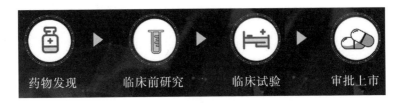

药物发现　　临床前研究　　临床试验　　审批上市

图 6-11　药物研发的四个阶段

二、第一阶段——药物发现

药物研发并不容易。药物发现是药物研发的第一阶段，主要是去寻找先导化合物。研究人员使出浑身解数开发了多种不同作用靶点和作用机制的抗生素（图 6-12）。有的针对细菌细胞壁，有的针对细菌的细胞膜，有的针对细菌 DNA 复制，有的针对细菌蛋白质翻译以及细菌体内的关键代谢通路等。寻找新抗生素的工作犹如细菌和之间的赛跑。细菌不断地产生对那些常用抗生素有耐药性的突变菌株，研究人员百折不挠地寻找细菌对其还没来得及形成耐药性的新化合物。新化合物的发现是无止境的，在人类医疗需求和相关学科技术不断发展等因素的推动下，相信将来会研发和生产出更多理想的抗生素，为人类的健康事业服务。

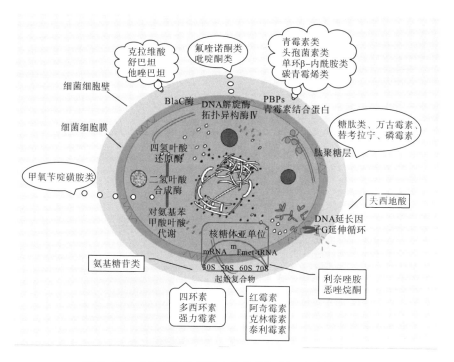

图 6-12 针对不同作用靶点和作用机制研发出的抗生素

研发过程包括研发的早期阶段，此阶段进行设计药物并在实验室进行最初的测试。研究人员花费 3～6 年时间希望得到一个有前途的候选药物，进一步在动物模型和人体内进行深入研究。大多数情况下，研究人员会利用高通量筛选的方式尽可能扩大筛选对象以期获得目标化合物，提高药物发现的概率。由于不断试错的成本太高，越来越多的药物研发机构开始引入人工智能开发虚拟筛选技术，以取代或增强传统的高通量筛选。

随着我们对疾病相关知识的掌握越来越深入，研发药物的潜力也在增长，研究人员在分子水平更好地理解人类疾病的内在运作机制将为药物研发提供极大的便利。因此现在我们寻找先导化合物更加理性（图 6-13），可以从现有的化合物库中筛选，也可以从天然的植物中筛选，甚至从海洋生物资源中筛选等。总结发现新药的主要途径包括随机发现（偶然发现）、从天然化合物的活性成分中获得、以现有突破性药物作为先导、老药新用（许多药物在临床应用过程中表现出对某些疾病的非预期性作用，从而发现新的适应证）、组合化学和高通量筛选、通过计算机辅助基于生物大分子结构设计而得。

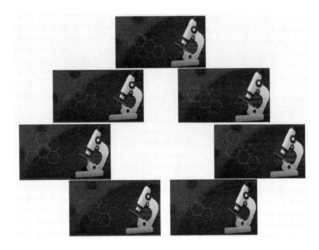

图 6-13 先导化合物进一步优化产生多种衍生物

研究人员可以先发现药物再确定药物的作用靶标，也可以先确定药物的作用靶标，再找到一个对该靶标有作用的化合物。初步验证药效后，需对先导化合物进行化学修饰，构建一系列母核结构相同的全新药物分子库。数以百计的先导化合物的不同变体或"类似物"被制备出来并进行测试。研究人员再进行一系列的体外药效试验，筛选出活性化合物，来逐步验证"设计图"里每一个化合物的实用性。在国家药品监督管理局批准对药物进行审评和评估之前，最终的化合物作为候选药物将经历数年的进一步测试和分析。研究人员在细胞内、组织和动物模型上进行研究，来确定靶点是否受到药物影响。在进入实验室开发候选药物之前，靶点验证对帮助确认最有前景的药物至关重要，这可以增加研发过程的有效性和效率。筛选得到活性高、毒性低、能满足基本生物活性要求的最优化候选药物，药物和药物的作用靶标确定之后，就可以进入药物开发环节，即临床前研究。在学习了更多关于潜在疾病路径和鉴定潜在靶点的知识后，研究人员缩小化合物的范围以得到一个能够作用于靶点并能够成为药物的有前景的分子。

三、第二阶段——临床前研究

临床前研究为药物研发的第二阶段。早期的开发过程中，先导化合物会经过一系列的检测来提供早期的安全性。研究人员需要评估候选药物的药理毒理作用，以及药物在体内的吸收、分布、代谢和排泄的情况。成功的药物要能分布到体内合适的作用部位，能够高效和有效地代谢并成功从体内排泄，开展的测试证明没有毒性，用于人体是安全的。因此临床前研究涵盖了药学研究、药效学研究、药理学研究、药代动力学研究以及毒理学研究等。研究人员评价研究的化合物在体内对各种人体功能的影响（药效学），也评估研究的化合物在体内的过程（药代动力学）。

临床前研究包括体外和体内的测试。体外测试在实验室开展，体内测试在活体细胞、组织培养和动物模型中进行。通过这些测试，研究人员可以进一步理解药物是如何工作的，以及对人体可能产生哪些潜在副作用。在用候选药物开展人体试验之前，国家药品监督管理局要求极其严格的临床前测试。在此阶段，研究人员还必须决定如何制备出足够数量的药物用于临床试验。临床前小规模的药物制备技术转移到大生产不是那么容易，因此还需要进行将药物的制造规模放大的研究。

临床前研究不可或缺的动物实验见表6-1。

表6-1 临床前研究不可或缺的动物实验

实验动物		特点
斑马鱼		个体小，易养殖，体外受精和发育，繁殖能力强，性成熟周期短，胚胎透明，易于观察到药物对其体内器官的影响。
啮齿类		包括大鼠、小鼠、地鼠、豚鼠等，成熟早，繁殖能力强，对外来刺激敏感。
兔类		易于繁殖与饲养，易产生发热反应，且发热反应典型、恒定、耳大、血管清晰，便于注射和取血等。
犬类		与一般哺乳动物相比，在生理学和解剖学方面更接近人类，神经系统发达，适应能力强，嗅觉和听觉强大。
非人灵长类		与人类关系最近，大脑发达，有大量沟回，视、听、味、触觉发达，空间立体感强。

在经历了漫长的动物实验后，研制出来的药物就可以申请临床试验了。在临床试验之前，研究人员还要研究把药物做成什么样的剂型以避免药物流失、药物浪费、药效降低等问题。是片剂、胶囊剂，还是丸剂，抑或是注射剂？尽管还处于研发早期阶段，但研究人员已经在考虑最终的药物产品将如何被病人服用。他们必须考虑药物制剂（剂量设计）以及药物如何能更容易地被生产制造出来。在剂型研究结束后还要对药物进行杂质检测，杂质含量限度需要符合药典规定。

四、第三阶段——临床试验

第三阶段是临床试验。随着我们对疾病知识的理解越加深入，临床试验也变得更加复杂。临床试验不仅昂贵而且耗时，很多人需要参与这个过程，包括临床医师、护士、实验室技术人员、临床试验支持团队、临床试验管理人员及其他相关专业人员。临床试验是一项意义重大的工作，需要广泛的基础设施、投资、谨慎的监管、安全措施、各利益攸关方以及国家药品监督管理局等监管机构的协调规划。临床试验的设计和执行是个极其严格的过程，现在的临床试验比以往需要更多的程序、更多的数据、更多的合格标准，且临床试验一定要得到伦理委员会的批准方可开展。

药物临床试验质量管理规范（GCP）是临床试验全过程的标准规定，包括方案设计、组织实施、执行、监察、稽查、记录、分析、总结和报告。药物临床试验必须符合世界医学大会《赫尔辛基宣言》，受试者的权益和安全是临床试验考虑的首要因素，并高于对科学和社会获益的考虑。伦理委员会与知情同意书是保障受试者权益的主要措施。进行药物临床试验必须有充分的科学依据。临床试验开始前应权衡试验对受试者预期的风险和获益，判定是否有悖于社会责任和义务。只有当预期的获益大于风险时，方可开始和（或）继续临床试验。临床试验方案必须清晰、详细、可操作，并在获得伦理委员会的批准后方可执行。研究人员在临床试验过程中必须遵守临床试验方案和医疗常规，医学判断或临床决策必须由临床医师做出。所有临床试验的纸质或电子资料均应被妥善地记录、处理和保存，并确保能正确用于临床试验的报告、解释和核对。

临床试验的目的是确定试验药物的疗效与安全性。设计和开展临床试验需要详尽描述临床试验所有方面的方案，从数据收集到给药时间再到安全性测量都有周密的安排。临床试验的成功主要依赖于志愿者，如果没有志愿者参与研究，那么任何计划都无法推进。此外，在许多早期临床研究中，健康志愿者的参与对于研究人员确定候选药物的安全耐受是必要的。随后的临床试验会招募具有适应证的病人，以使研究人员能够评估药物的有效性，弄清楚剂量和时间是否需要调整。招募志愿者参与临床试验会花费数月甚至数年时间，对于罕见病和儿科适应证的临床试验来说，志愿者的招募相当具有挑战性。

药物走向临床以后，研究人员还会对药物进行监控，关注药物的疗效和不良反应，一旦发现潜在的不良反应，药物将被召回。药物临床试验分为Ⅰ期、Ⅱ期、Ⅲ期，其目的是在质量可控的基础上，逐步确认并验证新药的安全性和有效性。在所有临床试验开始之前，制药公司必须向国家药品监督管理局提交新药临床试验申请。该申请包括临床前工作的结论、候选药物的分子结构、研究的药物如何在体内运作的细节、临床前研究显示的任何潜在副作用，以及生产信息。新药临床试验申请还需提供临床试验方案的细节，概述临床试验如何开展、在哪里开展、由谁开展。提交临床试验申请后，所有的临床试验会经过机构审评委员会或临床试验机构的伦理委员会的审评、批准和监测。临床研究团队持续监测受试者并同步收集数据，制药公司则仔细评审数据，进一步跟踪以支持临床研究。无论何时，当受试者在临床试验中遇到严重药物不良反应时，临床研究申办方必须向国家药品监督管理局和机构审查委员会提供该事件的报告。国家药品监督管理局或制药公司可以在出现问题的时候随时停止试验。制药公司也需要确保正确、诚信且完整地开展试验，并在适当的时候公开临床试验结果，确保记录是翔实和有意义的。

Ⅰ期临床试验是药物首次应用于人体的研究，研究人员通过该试验来研究人体对药物的耐受程度，并通过药代动力学研究获得药物在人体内的吸收、分布、消除的规律，为制订给药方案及Ⅱ临床试验提供数据支持。通常招募健康志愿者，在特殊情况下也可能选择病人作为受试对象，受试例数一般为 20~30 例。Ⅱ 期临床试验重点关注药物的安全性和有效性。研究人员应用安慰剂作为对照药物对新药的疗效进行评价，研究在此过程中疾病的发生发展对药物疗效的影响，从而确定Ⅲ 期临床试验的给药剂量和方案。本期实验的受试者为病人，受试例数通常大于或等于 100 例。Ⅲ 期临床试验进一步增加了病人与试验药物接触的研究。一方面增加了受试者的人数，另一方面增加了受试者用药的时间。对不同的病人人群确定合理的用药剂量方案，进一步验证药品的有效性和安全性。本期试验的受试对象为病人，受试例数通常大于或等于 300 例。药物进入Ⅲ 期临床试验后，生产中用到的所有物料、原料药和制剂的生产工艺则会完全确定，轻易不再更改。

五、第四阶段——审批上市

如果以上的临床试验都顺利，那么就可以进入第四阶段，即审批上市了。药物经过注册、审批后便可批量生产，上市销售。新药在上市后还需要进行监测，在更广泛、更长期的实际应用中继续考察疗效及不良反应，对药物使用说明书进行修订等。可采用多形式的临床应用和多中心研究，观察例数通常不少于 2000 例。新药上市后还应注意考察不良反应、禁忌证、长期疗效和使用时的注意事项，以便及时发现可能的远期副作用，并评估远期疗效。此外，药物对病人的经济与生活质量的影响也应进一步考察。

一款新药从研发立项到最终上市，如同一次万里长征，需要经历漫长的"磨练"。药物研发成功的背后有无数医药工作者辛勤的付出，是他们不断钻研、力求突破和进取的精神推动了人类健康事业的发展。

第四节 总结

在自然界中，病原微生物在不断地变异，耐药株和变异株不断地出现。面对多重耐药细菌的威胁，药物研发的脚步从未停歇。因此，与病原微生物的斗争是医药学家永恒的课题。目前，头孢他啶/阿维巴坦、头孢洛扎/他唑巴坦对难治性革兰阴性菌表现出良好的抗菌活性。人类与动物、环境相互依存，在共存和繁衍中不断地与病原微生物进行着不懈的斗争，不断地研制和发现新的抗生素、抗病毒药和化学治疗药，可谓"魔高一尺，道高一丈"。

（曾菊梅）

参考文献

[1] 威廉·罗森. 抗生素的故事［M］. 陈小红，译. 北京：中信出版集团，2020.

[2] 梁贵柏. 新药的故事［M］. 南京：译林出版社，2019.

下篇
流行病与公共卫生

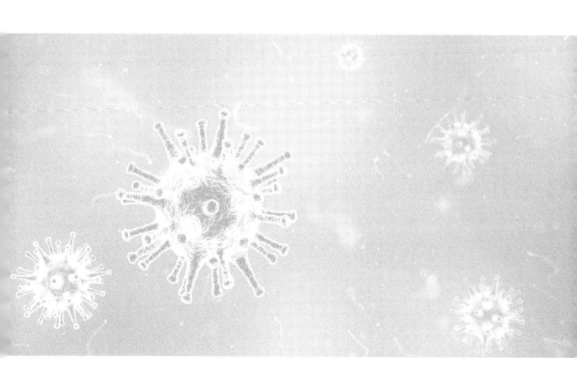

传染病对人类
文明进程的影响

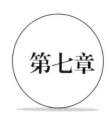

第七章

文明的岔路口：流行病谱与公共卫生的源起

新型冠状病毒感染疫情使人类认识到，虽然现代文明日益发达，技术日新月异，但大流行病却从未远离。每一次大的传染病疫情都会给人类文明带来深刻的影响。而公共卫生，则是人类在应对疾病的挑战中所发展起来的，与特定的政治、经济、文化发展相适应的，对流行病进行监测、防控与治疗的技术手段与制度安排。

引子：天花和一个皇帝的故事

康熙皇帝在我国民间几乎是家喻户晓的人物。在多部影视剧中康熙皇帝都曾作为主要角色。无论是《康熙王朝》中"向天再借五百年"的康熙大帝，还是《鹿鼎记》中少年老成的少年天子，抑或是《康熙微服私访记》中敏锐过人的侠客明君，无不是雄才大略、仪表堂堂。无论是编剧、导演、演员还是观众，可能都忘记了，虽然康熙皇帝在政绩、才干方面确实算得上是一位出色的帝王，但是在外貌上，可就不见得那么有吸引力了，毕竟，作为一个小时候从天花手中死里逃生的人，脸上的痘斑肯定和影视作品中英俊潇洒的形象还是有一些距离的。

在中国古代，对于皇位继承人的外貌是有较高要求的，破相或者有残疾的人基本就丧失了继承皇位的资格。不仅如此，康熙皇帝作为顺治帝的第三子，非嫡非长，无论怎么看，似乎皇位都很难落到他的头上。那么在顺治皇帝驾崩之前，为什么会拟定由六岁孩童爱新觉罗·玄烨承继大统呢？是什么悄悄拨动了一下历史的指针，让历史出现了这样一条轨迹呢？

是天花！

据传，顺治皇帝在罹患天花后，临终之前对传位给哪一位皇子犹豫不决，他接受了时任钦天监监正、深受其信任的传教士汤若望的建议。为避免未来天子像自己一样染病导致年纪轻轻就离世，引发权力真空、政局不稳的危机，考虑到第三子玄烨已经出过天花有免疫力，是最稳妥的继承人，故而以遗诏形式册立其为皇太子。没想到，幼年时期曾经让玄烨九死一生的天花竟然成了其登上皇位的"助推器"。

顺治皇帝之所以做出这样的选择，是事出有因的。天花在古代社会是一种杀伤力极大的传染病，但在中国历史上，没有哪一个皇朝的皇室成员像清朝皇室一样，面对天花病毒如此脆弱，仅据《清宫医案》记载，从康熙后期至宣统时代，清朝共有九名皇室成员有一说是死于天花。顺治皇帝最宠爱的皇贵妃董鄂氏以及其出生仅三个月即去世的儿子荣亲王也死于天花。因此，顺治皇帝在临死前将是否得过天花作为立储的考虑因素，也确实有其合理之处。天花这个让人"谈虎色变"的烈性传染病在这时成了决定王朝世系的重要因素。

第一节　传染病对人类文明进程的影响

　　传染病对人类文明进程的影响，一直是历史学家、医学史家研究的重点课题。美国历史学家威廉·麦克尼尔在《瘟疫与人》中曾说："先于初民就业已存在的传染病，将会与人类始终同在，并一如既往，仍将是影响人类历史的基本参数和决定因素之一。"演化生物学家、生理学家、加州大学洛杉矶分校医学院教授贾雷德·戴蒙德在《枪炮、病菌与钢铁：人类社会的命运》一书中也认为，传染病对人类文明进程具有深远的影响。

　　疾病就像生命一样古老，人类的文明在某种程度上说是与疾病伴生的。既然人类历史上任何时期都出现过疾病，那么，一切人类制度都必然受到它的影响。当人类不得不以各种各样的方式来对付这些疾病，尤其是传染病时，人类所构建的各种政治、法律、经济、文化体系就很难回避传染病所带来的问题。比如，经济在构建人与人之间、人与物之间的关系时，政治、法律在试图控制人与人之间以及人与物之间的关系时，就必须把病人考虑在内；如果宗教和哲学想要解释世界，就必须要阐述疾病及其所带来的痛苦以及疾病治疗中各种医药手段的运用；如果文学与艺术不反映疾病及其痛苦，也就不可能充分地再现现实世界；至于科学，是人类一直努力想要在自然环境中掌握自身命运的手段，而征服疾病就是其中的重要组成部分。

　　因此，在文明的演进中，传染病扮演了相当重要的角色。虽然疾病是一个物质的过程，而文明是人类精神最伟大的创造，但这两者之间的关系却非常明显。传染病与普通疾病最大的不同在于，传染病更多影响的是群体，而不是单个的个体。在人类的历史进程中，曾经出现过很多危害一时的传染病，当一种传染病牢牢控制了一个群体时，这些群体的文化生活就会映射出这种疾病的影响，从而使得这些疾病对人类的文明进程产生深刻的影响。

一、查士丁尼瘟疫

自公元 395 年古罗马帝国分裂为东西两个帝国后，史称拜占庭帝国的东罗马帝国历代都有帝王试图恢复罗马帝国的版图，其中，出生于贫寒农家的皇帝查士丁尼一世是其中的佼佼者，被称为中兴盛世之主。查士丁尼一世雄心勃勃地想要重现古罗马帝国的光辉，实现重新统一罗马帝国的梦想，于公元 533 年发动了对西地中海世界的征服战争。开始战局颇为顺利，然而，上天似乎并没有站在他这一边，一系列天灾人祸开始在帝国全境发生，其中于公元 541 年暴发的瘟疫成为"压死骆驼的最后一根稻草"，使得帝国彻底丧失了对外进攻的力量。这场规模空前的瘟疫发端于拜占庭帝国南部边陲属地的埃及或阿比西尼亚，并迅速传播到首都君士坦丁堡。《牛津拜占庭史》估计此次瘟疫使君士坦丁堡至少丧失了 1/3 人口。瘟疫不仅重创了帝国的经济，也给帝国军队带来了毁灭性的影响。由于军费开支减少、人口锐减，帝国已经很难维持原有的军队规模。据记载，先前帝国军队出征，人数通常保持在 2.5 万～3.0 万。但到了 7 世纪初，已经很难派出一支超过万人的部队。这使得东罗马帝国的中兴之梦化为泡影。这次疫情史称查士丁尼瘟疫或者查士丁尼鼠疫。东罗马帝国建立后，虽然基督教被确立为国教，教廷逐步成为举足轻重的组织，但宗教对社会生活的控制还没有达到无孔不入的地步。在地中海地区及欧洲面对查士丁尼鼠疫所带来的毁灭性打击之时，当时的医学手段根本无法有效应对瘟疫。当医药无济于事时，宗教就成为人们逃离疾病、恢复信心、消解恐惧的重要寄托。由此宗教开始渗透社会生活的方方面面，教会的势力大增，从此，欧洲陷入了长达 900 年的中世纪。

二、鼠疫与文艺复兴

中世纪经常被描绘为一个"无知和迷信的时代"，天主教会对人思想的禁锢非常严重，造成这个时代科技和生产力发展相对停滞。从 14 世纪开始，欧洲暴发了持续多年的鼠疫疫情。由于鼠疫一旦感染便会在 2~7 天内出现发烧症状，皮肤上浮现紫黑色的斑点和肿块，因而史称黑死病。对于这场鼠疫的起源在哪里，如何开始，为什么会发生，历史学家并没有确切的答案，其中一种说法是由征服欧亚大陆的蒙古骑兵带来的。1347 年 10 月，鼠疫从中亚经克里米亚半岛传播到西西里岛并在转眼间向内陆扩散。据说，自君士坦丁堡出航的 12 艘桨帆船船队到达西西里岛港镇墨西拿就是开端。至于其传播路径，目前的推测是：鼠疫杆菌寄生在运送到欧洲的毛皮里的跳蚤上，跳蚤感染黑鼠，随着船上的货物顺着海路沿途传播。鼠疫首先沿着当时的贸易路线，从热那亚和比萨、威尼斯、撒丁岛、科西嘉岛一路扩散到马赛。到了 1348 年，阿尔卑斯以北的欧洲大陆均未能幸免。到 14 世纪末为止，鼠疫出现了三次大流行与多次小流行，虽然没有确切的统计数字，但根据推测，当时欧洲损失了 1/3~2/3 的人口，有些地区的死亡率甚至超过 60%。在这次瘟疫中，人们发现信仰疗法也不再管用了，信上帝并不能帮助自己逃脱鼠疫的威胁。由此，鼠疫动摇了教会的绝对权威，孕育了及时行乐的现实主义。人本主义兴起，催生了文艺复兴。

三、西班牙殖民美洲的帮凶

再看大航海时代的新大陆。为什么伴随着大航海而来，人数远低于原住民的欧洲殖民者能够轻而易举地战胜并统治美洲大陆的印第安人？可以说，传染病客观上充当了欧洲殖民者的帮凶。欧洲人的地理大发现和蒙古骑兵征服欧亚大陆一样，在使得世界第一次实现"全球化"的同时，也使传染病的传播变得全球化了。大航海不仅造就了欧洲人的霸权，也编织成一张全球疫病网络。目前学界普遍认为，西班牙殖民者之所以能以极少数人征服美洲，很大程度上是因为印第安人对入侵者携带的传染病缺乏免疫力，导致印第安人大批死亡。在美洲大陆被发现之前，新大陆和旧大陆的交流虽然不能说完全没有，但是非常少。相对隔绝的环境导致美洲大陆的流行病谱与旧大陆非常不同，美洲大陆的原住民之前完全没有接触过旧大陆的天花、麻疹等传染病，导致他们对从旧大陆来的病原体非常敏感，而儿时就感染过天花或者麻疹的西班牙殖民者则具有终身免疫。原住民的大批死亡不仅大大削弱了印第安人的战斗力，而且面对当地人大量死亡，而欧洲人安然无恙的现实，很容易让原住民产生上天已经抛弃了自己这个族群的恐惧，他们认为欧洲人才是天选之子，只有信欧洲人的上帝才能得到永生。这种心理进一步瓦解了幸存者的斗志，让欧洲殖民者轻易以远低于原住民的人数统治了美洲大陆。

第二节　文明进程中的流行病谱

人类的文明史从某种意义上说也是一部流行病史，流行病在人类文明的进程中产生了深刻的影响。人类历史的任何时期都出现过疾病，只不过在人类认识到微生物世界，并发明相应的治疗措施以前，流行病谱主要为各种层出不穷的传染病所占据。进入现代社会，随着医疗技术的进步，经济发展、营养状况及卫生条件的改善，传染病的威胁似乎降低了，以至于人类在很多时候放松了对传染病的警惕。但是，新型传染病的出现，尤其是新型冠状病毒感染疫情，又一次使世界认识到，传染病从未从我们的生活中走远。

一、疟疾

疟疾是人类历史上古老的传染病之一，我国早在殷商时代的甲骨文及青铜铭文上就有古"疟"字的记载。我国民间俗称的"打摆子""瘴气病""瘴疠"就是指的疟疾。公元 4 世纪，疟疾曾经是希腊的地方病。在人类认识到疟疾的病原体是疟原虫，按蚊是其传播媒介之前，疟疾给人类带来了巨大的灾难，致死的人不计其数。今天，四季如春的云南、永远阳光明媚的海南岛是无数人向往的旅游胜地，长江以南是中国经济最活跃的地区。然而在古代，由于医疗条件不足，炎热潮湿、水网密布的热带亚热带地区都不太宜居。中国古代中原王朝对长江以南地区的开发一直都比较滞后，可以说疟疾"功不可没"。近代非洲也曾得益于疟疾的"保护"。欧洲与非洲在古希腊时代就有不少联系，但欧洲人真正大规模深入非洲内地，却是等到 19 世纪以后，甚至远在欧洲人大规模殖民遥远的美洲之后。这其中的关键原因就是欧洲当时还找不到有效药品能对抗在非洲内地流行的疟疾等传染病。直到 19 世纪中期，欧洲人掌握了提炼奎宁的方法，才突破了疟疾的"防线"，在短时间内将殖民地扩张到非洲内陆。即便如今，非洲仍然是疟疾高发地区。目前疟疾主要发生在经济相对落后的国家和地区，其中，撒哈拉以南非洲 32 个国家的疟疾死亡人数占了全球疟疾死亡人数的 93％。可以说，各地区疟疾的发病率差异在某种程度上也是社会不平等的一种表现。20 世纪 50 年代中国就已经开始疟疾防治工作，自 2016 年 8 月起，中国再未发现一起本土感染的疟疾病例。2021 年 6 月 30 日，WHO 发布新闻，中国已经被认定为无疟疾国家。WHO 指出，中国成功消灭疟疾的关键在于免费为居民提供基本公共卫生服务，所有人都可以获得负担得起的疟疾诊断和治疗服务。

二、鼠疫

鼠疫是我国传染病防治法中的两个甲类传染病之一，曾经多次大暴发并造成巨大破坏。如我们之前提到过的查士丁尼瘟疫，极流行期每天死亡以万人计。人类进入现代社会以后，由于经济贸易往来、交通的发展及战争等的影响，第三次鼠疫大流行的传播速度和波及范围都远超之前的鼠疫大流行。当然，史上最恐怖的鼠疫还是起于 1340 年，断断续续持续到 1771 年才结束的黑死病疫情。黑死病即流行性淋巴腺鼠疫。黑死病的流行，直接摧毁了欧洲近 60％的人口。薄伽丘曾在《十日谈》里如此描述这场可怕的鼠疫："那场瘟疫来势特别凶猛，健康人只要一接触病人就会传染上，仿佛干燥或涂过油的东西太靠近火焰就会起燃。更严重的是，且不说健康人同病人交谈或者接触会染上疫病、多半死亡，甚至只要碰到病人穿过的衣服或者用过的物品也会罹病。"而且，这场空前的灾难不仅成为欧洲"中世纪黑暗"的一个写照，在引起欧洲宗教信仰、政治、经济、社会结构全方位危机的同时，也引发了深刻的社会变革，并成为欧洲向近代社会转型的重要契机。

抗生素出现以后，鼠疫对人类的威胁降低，但 2010—2015 年，WHO 仍收到了 3248 例鼠疫病例报告，其中 584 例死亡，病死率达到 18％。而且各地报告的鼠疫发病人数很有可能被低估，因为鼠疫流行最广泛的地区往往是监测和报告系统不够完善的地区。由于鼠疫的病程进展很快，偏远地区的病人因不能及时得到有效治疗，仍然可能死亡。最近一次鼠疫疫情发生在 2017 年非洲的马达加斯加，报告在 1309 例疑似鼠疫病例中死亡 93 例（病死率约 7％）。这种已经远离了我们日常生活的恐怖传染病，仍然会时不时以某种方式重新进入大众的视野。如 2019 年北京市接诊两例来自内蒙古的鼠疫病人的新闻就曾引起轩然大波。

三、天花

天花是人类历史上致死人数极多的传染病之一，也是人类唯一彻底消灭的传染病。作为一种古老的传染病，天花在其传播历史中，杀人无数，上至帝王将相，下至贩夫走卒均不能幸免，超过 5 亿人倒在天花之下。人们在古埃及法老拉美西斯五世的木乃伊上发现了天花感染的痕迹。天花受害者还有之前我们提到过的天花幸存者——康熙皇帝以及面对天花脆弱无比的清朝皇室。天花也是欧洲殖民者征服美洲最强大的"武器"。在哥伦布发现新大陆之前，据估计，墨西哥有一千五百万印第安人，后来却只剩下一百多万人，90％的人口消失了。中国最早的天花记录始于晋朝葛洪的《肘后备急方》，这本古籍也是后来青蒿素的灵感来源。这也是世界上关于天花流行的最早记载。人类其实很长时间都没有找到天花的有效治疗措施，第一种针对天花病毒的药物——特考韦瑞，还是在 WHO 于 1980 年宣布人类消灭天花以后的 38 年，即 2018 年才被批准上市。人类战胜天花，依靠的是人类历史上第一支疫苗——牛痘。英国医生詹纳在 18 世纪发明的牛痘接种，从根本上终结了天花的传播，也为人类抗击传染病找到了一个光明的方向。

四、西班牙流感

1918 年 3 月，美国堪萨斯州一位士兵出现了感冒症状，医生诊断其为感冒，认为没什么特殊的。士兵回到军营后，几天之内就有 500 多名士兵出现了类似的症状。当时正值第一次世界大战期间，美国军队跨越大西洋到欧洲参战，很快病毒就被带到了欧洲前线，法国、英国、意大利、西班牙等国相继出现疫情。在之后的一年时间里，疫情迅速蔓延到全球，包括太平洋和北极圈的一些孤岛也未能幸免，如汤加约 8％的人口、瑙鲁约 16％的人口、斐济约 5% 的人口都死于这场瘟疫。由于当时交战国有战时新闻审查制度，这些国家的媒体发稿都要经过审查，导致新闻事件报道不及时。再有，当时交战国报纸主要报道战争新闻，无暇报道这种流感，况且起初认为"西班牙流感"就是普通感冒，并没有认识到这种流感的传染性会这么强、致死率会这么高。而西班牙在第一次世界大战中保持中立，不存在战时新闻审查，所以西班牙媒体便大量报道了这种流感，导致世界其他国家误认为这种流感最初是在西班牙暴发的，便给它起名"西班牙流感"。

这次流感首先是在军营里传播，对 20~40 岁的青壮年尤其具有杀伤力，病死率也远远超过历次流感的平均水平，不到 11 个月的时间就造成全球5000 万到 1 亿人因感染流感而死亡，死亡人数是第一次世界大战死亡人数的三倍以上，且约一半都是健康的年轻人，其中亚洲及非洲占大多数，印度可能就有 2000 万人病死。由于年轻人病死率高，导致很多国家人均寿命大幅下降，例如美国的人均寿命就减少了大约 10 岁。大流感的流行，导致社会经济活动受到了巨大的冲击。据记载，印度北方的大片庄稼无人收割，巴西的银行暂停营业，加拿大蒙特利尔市的学校、影院、剧场等公共场所都停止开放，非洲刚果的铜矿也暂停开采。国与国之间的铁路被迫中断，很多港口也被封锁。当时的医学界并没有认识到这是一种病毒造成的传染病，而以为这是一种细菌造成的传染病，因此并不了解这种流感为什么这么致命。

"西班牙流感"之所以能在很短的时间内实现全球大流行：一是因为战争，士兵的流动与大量聚集导致了大规模传播，同时全世界忙于战争，忽略了流感的流行；二是当时全球铁路网的大面积建立和日益发达的国际贸易交流使得疾病的传播速度加快，范围扩大。

在"西班牙流感"流行期间，戴口罩和控制社交距离成为防止感染的有效手段。如当时的美国政府规定，到公共场所必须戴口罩，不戴口罩不得乘用公共交通工具，并下令所有影剧院等非生活必需公共场所暂停营业。一些国家开办露天学校，以避免聚集性感染。

在人类文明史上，传染病谱的名单非常长，不仅有古老的麻风、肺结核、麻疹、伤寒、斑疹伤寒，也有霍乱、黄热病、各种流感，以及现代社会出现的艾滋病、埃博拉出血热、SARS、MERS、新型冠状病毒感染等新型传染病。未来还会出现什么，人类并不知道。但每一次新型传染病的出现，其实都在提醒人类，无论是对于人类、生命还是自然，还有太多的未知等着我们去探索，我们必须时刻保持对传染病的警惕。

第三节　人类的抗争：公共卫生的源起

原始社会，当人类开始驯化各种动物并圈养，食物更丰富、营养更好之后，人类与共同生活的动物身上所携带的各种细菌、病毒、寄生虫等的接触机会增多。到农业社会，人类开始定居，人口聚集的规模不断扩大，固定的居住地本身就可能成为引发疾病的固定场所①。共同居住在一个固定居住地的人们，面临着共同的食源性与水源性问题、人畜粪便和垃圾的处理问题、蚊蝇的传播问题等容易引发疾病的问题。大量易感的、无免疫力的人群聚集，助长了传染病的传播，而且使其很难绝迹。这些变化使得人类在应对传染病的过程中开始重视传染病与生活环境的关系，注意到传染病传播的规律；也开始认识到有些问题不是个体性的，而是群体性的，不是特殊性的，而是带有普遍性；同时，也意识

---

① 古代社会由于对城市规模扩大后的公共卫生问题缺乏认识，也没有相应的技术手段，因此城市规模很难发展到现代社会这样。无论中外，很多古代的大城市都存在严重的卫生问题，并进而成为引发传染病的温床。

到有些问题可以在事前进行预防，而不只是事后处置。解决群体性问题，不仅需要个人的努力，而且需要群体的参与。这些在长期的生产生活实践中所获得的认识，促使早期的人类开始进行关于公共卫生最朴素的探索，公共卫生实践在这个过程中逐步具备了最初的形态。

人类的公共卫生实践以及在此基础上所形成的知识理论体系的发展，基本上遵循个人保健、防护、隔离，环境改造，认识病原体，流行病学调查，疫苗与药物等五个阶段的发展脉络（图7-1）。前两个阶段主要是在近现代科学技术体系建立以前，人类凭借生产生活经验所总结出来的公共卫生措施，后三个阶段则是近现代公共卫生革命的主要内容。

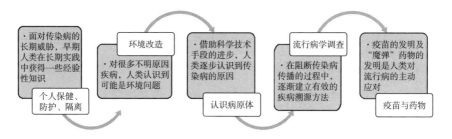

图7-1 公共卫生发展的基本脉络

一、早期的个人保健

面对传染病的长期威胁，早期人类在长期实践中获得了一些经验性知识，发现可以通过个人保健、防护以及隔离有效降低传染病的威胁。古希腊人民认识到，健康的身体有助于抵抗疾病，于是开办了古代奥林匹克运动会这样旨在展示健美的人体以及速度和力量的体育竞赛，也创作出了像《掷铁饼者》这样崇尚力量与美的雕塑作品。古希腊和古罗马时代的人还非常喜欢沐浴，认为清洁的身体才健康，这无疑是一种正确的观念。

二、"四旬斋"与隔离

人类社会为避免传染病的传播而进行大规模的隔离始于欧洲黑死病时期。当时意大利的热那亚、米兰、威尼斯等港口城市，为避免黑死病的传播，建立了最初的海关检疫制度及入境隔离制度。如 1374 年，威尼斯共和国命令所有即将靠岸的船只拴在岸边，船员连同货物一起要在海上的隔离岛隔离四十天。"四十"在意大利语里是"Quaranta"，英语中的"隔离"（Quarantine）就是由此演变来的。

黑死病时期，英国亚姆村的隔离历史堪称典型。1665—1666 年，伦敦发生了当地历史上最后一次广泛蔓延的鼠疫，超过八万人死于这次瘟疫，足足相当于当时伦敦人口的五分之一。据说最严重的时候，伦敦每周因鼠疫而死的人数都在 7000 人以上。英国的疫情虽然从伦敦开始扩散，但英国北部却基本安然无恙。这一切与英国中部德比郡山谷中连接南北的交通补给点亚姆村密切相关。亚姆村本来名不见经传，村民们主要是中世纪英格兰开采铅矿的矿工，由于铅矿的储量足够供应南北所需，英格兰政府就把连接南北的交通补给点设在了亚姆村，该村也就成为英国南北商人的必经之路，村民们也得以受惠过上优越的生活。1665年的夏天，亚姆村原本富足安宁的生活被不速之客打破。一名从伦敦出发的布料商人把瘟疫带到了亚姆村。与布料商人接触最多的裁缝一家四口，两天后发烧昏迷、皮肤溃烂死亡。随着医生及探望者的离开，村民们也出现了高烧症状。此时，从几百公里外的伦敦才传来黑死病的消息，村民们惊慌失措，为了躲避瘟疫，决定往北撤离。但在村里的牧师威廉的带领下，村民们经过讨论最终做出了选择：绝不离开村子。村民们先把通往北方的道路封锁，留下几个身强力壮的男子在路边阻止行人，其余人将自己关在有水井的笼子或围墙里进行隔离。村民们自愿隔离近 400 天，亚姆村全村 344 名村民中，有 267 人死亡，但附近却没有一个人染上黑死病，亚姆村的自我牺牲为避免瘟疫进一步向英国北部扩散起到了非常重要的作用。

三、防护服的诞生

在欧洲黑死病流行时期，为了处理病人的相关事务，管理者雇用了一批特别的瘟疫医生。虽然名为医生，但其实他们大多是经验有限的年轻人，一些甚至根本没有受过专业的医疗培训。但重要的是这些瘟疫医生愿意冒险进入疾病流行的地区。他们的主要职责也不是治疗病人，而是统计死亡人数，偶尔协助尸检，或者帮助垂死的人立遗嘱。起初，瘟疫医生自身是没有什么防护措施的，直到 1619 年，路易十三的首席医师查尔斯·德·奥尔姆发明了一种防护服，以帮助医生在接触黑死病病人时保护自己。最初的防护服是这样的：大沿皮礼帽可以防止病人离脸过近，帆布或皮头套上面镶上红色玻璃镜片，防止病人飞溅的口水喷到脸上，口鼻部用皮做成鸟嘴形，鸟嘴内部是装了香料和草药的布袋，用来隔绝有毒的空气并减少闻到的异味（图 7-2）。同时，瘟疫医生也会携带一根拐杖来检查和指导病人，避免与病人直接接触。由于鸟嘴还有吓退病魔的用意，因此他们被称为"鸟嘴医生"。这种装备后来被民间仿效，很多贵族及有钱人戴着镶满各种珠宝的鸟嘴面具招摇过市，成为当时的一景。

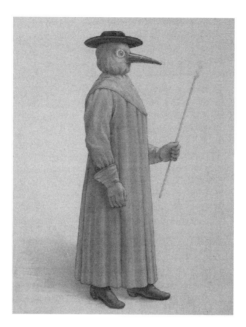

图 7-2　中世纪瘟疫医生的防护服

"鸟嘴医生"的装备说明当时的人们已经意识到，人与人之间的直接接触可能导致瘟疫的传播。医生是为病人提供帮助的人，因此，首先需要保证医生的安全，中世纪医生防护服的出现就是保护医生使其免受感染的开端。其中的鸟嘴面具，还可以说是现代口罩的雏形。但是受限于当时科学发展水平，人类还没有意识到瘟疫传播的原理，所以这种防护服设计上有很多缺陷，防护效果并不理想。比如因为"鸟嘴"的喙上有许多直接暴露的气孔，许多医生还是感染了疾病而死亡。

四、环境改造

在致病微生物被发现之前，人们无法判断疟疾、鼠疫、霍乱等传染病的致病原因，只是从长期应对疾病的经验中感知到可能和环境有关，因此提出了一种"瘴气"理论，认为这些疾病都是由污染或有毒的"坏空气"引起的。疟疾在古意大利语的意思即为"坏的空气"。中国古代也有同样的认识，我国古代也称疟疾为"瘴气"。在古代中国，南方地区是中原文明普遍认知中的蛮夷之地，就是因为这些地方存在"瘴气"，人到这些地方很容易生病送命。西方一些支持这一理论的学者还进一步提出，所有不良气味都可引起疾病。古代城市建设给排水工程，如古罗马时期建设下水道，明确地将排水系统和供水系统分开，就是缘于人类根据长期的生活实践经验，发现城市由于人口众多，会产生大量的垃圾、污水，而这些脏东西如果处理不好，就会带来疫病。要降低传染病的发病率，就必须改造居住环境。只是当时的人们还没有认识到致病微生物，而是将致病的原因归结为"瘴气"。要降低传染病的发病率，就必须改造居住环境，远离"瘴气"。

古罗马时期，一些学者认为城市要避免建在沼泽地的周围，因为城市周围如果有沼泽地，太阳升起时微风吹过城市，如果微风带来的雾霭混合了沼泽地的"瘴气"，有毒气体就会飘浮到居民身上，有损人的健康。为了解决这一问题，为城市设计的下水道应运而生。设计下水道的一个重要作用就是排干沼泽地。当时的罗马在沼泽地建设下水道，与台伯河连接，涨水时河水可以进入沼泽地，使其成为湖泊。然后再将湖水引入台伯河，这样就能将沼泽地变成无害地段。据说古罗马的马克西姆下水道（图7-3）工程是由罗马皇帝塔克文·普里斯库斯设计建造的，抽干了朱庇特神殿山脚下的沼泽地，注入台伯河，堆积的淤泥大约有10英尺宽、12英尺高。该工程开始是一条露天运河，但由于露天运河不利于保持卫生，容易滋生传染病，这一工程最终被覆盖起来，成为一条名副其实的下水道，除了用于排干沼泽，还可以回收雨水和排放污水。马克西姆下水道工程由政府修建，也由政府安排专人监管，这一工程至今仍在使用。

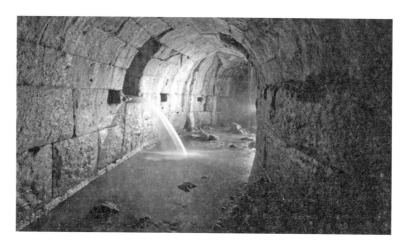

图7-3　古罗马马克西姆下水道（Elisabetta Bianchi）

　　这些公共卫生措施虽然在我们今天看来有很多谬误，但在当时，客观上减少了疫病的发生风险，也为后世进一步改善环境卫生，尤其是城市建设提供了有益的借鉴（图7-4、图7-5）。

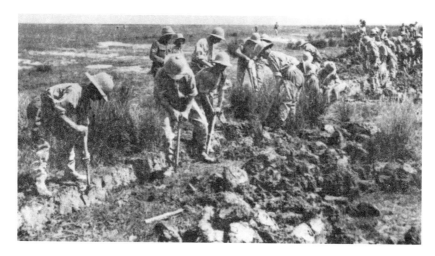

图7-4　第一次世界大战期间，为了防止疟疾，英国士兵翻开前线沼泽地令其晒干

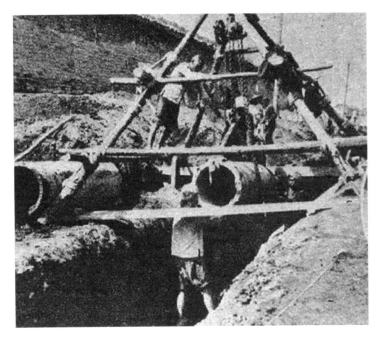

图7－5　20世纪50年代北京为龙须沟下水道铺设水管

五、认识病原体

经过公元14至17世纪的文艺复兴和18至19世纪的启蒙运动，人类逐步摆脱了思想的禁锢及中世纪的神学教条，科学得到了巨大的发展。人道主义及理性观念推动传统社会习俗变革和政治体制改革，人们对疾病和健康问题更加关注。以病原体的发现为标志，人类应对传染病开始逐步从被动转向主动。

1546年，意大利杰出的传染病学家弗拉卡斯特罗在没有显微镜的情况下指出，传染病的传染源应该是一种微小粒子，微小粒子从病人传给健康人，使健康人致病。1673年，荷兰人列文虎克用自制的显微镜第一次观察到了细菌这些"微小生物"。1859年，法国细菌学家巴斯德通过著名的鹅颈瓶实验，证明食物腐败是由外来微生物导致的，从而推翻了之前的"自发说"。借助显微镜等工具，巴斯德和科赫等科学家的发现成为人类认识和控制传染病的转折点。医学微生物学的建立，从根本上改变了人类应对传染病的理论、策略和方法，也使得消毒、杀菌和免疫接种等成为可能，在长期以宏观卫生预防为主的策略之外，开创了人类个体主动治疗和预防传染病的新纪元。同时，微生物学的知识也开始为大众所了解与熟知，人们认识到对着人打喷嚏不仅不礼貌，而且极不卫生，不得随地吐痰等标语开始张贴在公共场所，家庭卫生得到了前所未有的重视。

六、流行病学调查

在寻找传染病源头、阻断传染病传播的过程中，除了寻找病原体，人类还逐步建立起有效的传染病溯源方法。在人类还没有认识到霍乱的病原体——霍乱弧菌之前，被称为流行病学之父的约翰·斯诺医生在1854年就通过历史上第一次严谨的流行病学调查，找到了伦敦霍乱暴发的原因：不是"瘴气"而是不清洁的饮水（图7-6）。这不仅有力地反驳了当时仍占主流的"瘴气说"，也为控制伦敦霍乱流行提供了有力的理论基础，开创了现代流行病学发展的先河。从此以后，流行病学调查方法成为公共卫生的重要手段，对于发现传染源、控制疾病流行起到了非常重要的作用。

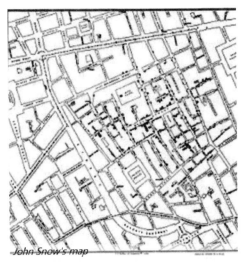

图 7-6　19 世纪上半叶约翰·斯诺绘制的
伦敦霍乱地图

七、疫苗与药物

面对传染病，人类一直期望能寻找到有效的预防和治疗方法。但是由于古代社会科学技术的限制，这一努力收效甚微，一直到近代才逐步取得突破。以古代中国的人痘接种术以及英国詹纳医生的牛痘接种术为起始的免疫接种和以青霉素为代表的抗生素的发明，使得人类在上千年与传染病的抗争中终于开始逐步占据主导地位。

在对抗天花的过程中，人们发现出过天花的人不会再患病，于是我国北宋时期就有人把天花病人的痘痂保存起来，磨成细粉，吹入被接种者的鼻内。这种方法称为"人痘术"，可以使人获得针对天花的免疫力。不过，这种方法也很危险，弄不好可能使被接种者真的染上天花而丧命[①]。

---

① 宋朝中医开始应用"人痘"接种预防天花。1742 年，在清政府命人编写的大型医学丛书《医宗金鉴·幼科种痘心法要旨》中就介绍了 4 种种痘方法。

痘衣法见图 7-7。

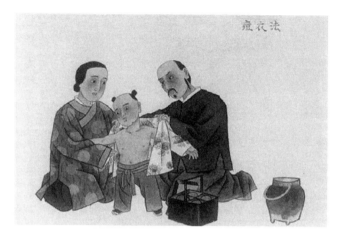

图 7-7　清朝描绘种人痘的方法之一：痘衣法

　　詹纳医生在自己的行医经历中发现牛痘接种法并实验证明了其效果明显，因方法简便安全，能有效降低天花流行强度和死亡率而在各国得以迅速推广。英国在 19 世纪分别出台了《1840 年天花接种法案》和《1853 年接种法案》，这是英国传染病防治事业社会化、国家化的开端。由于中国有悠久的人痘接种历史，所以牛痘进入中国后，民间易于接受，普及很快。牛痘接种术是免疫学的巨大进步，人类从此开始了针对传染病的主动预防。正是因为大规模接种牛痘，天花成为目前唯一被彻底消灭的传染病，这在人类疾病防治史上具有非常重要的意义。

　　疫苗可以帮助健康人免受传染病的威胁，但是对于已经患上传染病的人来说，治疗药物才是救命的关键。真正有明确治疗效果、能够称得上"魔弹"的传染病治疗药物一直到 20 世纪才出现。20 世纪 40 年代青霉素的发现和使用开启了化学治疗的黄金时代。青霉素良好的疗效开启了人类利用抗菌物质杀灭人体内致病菌的新思路，为人类寻找到了一条抗击传染病的新途径。在青霉素之后，人类开发了一系列新型抗生素用于临床。但是，抗生素的使用也有不好的一面。由于细菌对包括青霉素在内的所有抗生素都会产生不同程度的耐药性，人类对抗生素的滥用导致部分细菌逐渐变异为大部分抗生素都无法杀灭的"超级细菌"，给人类健康带来了新的威胁。

第四节　总结

随着传统传染病的发病率大幅下降，新的病原微生物的变异、进化演变，已知病原微生物扩散到新的地区或人群，已灭绝的传染病卷土重来，病原微生物对抗生素的耐药性增强以及自然环境与社会环境因素的不断变化等，许多新的传染病如艾滋病、严重急性呼吸综合征（SARS）、禽流感、口蹄疫、疯牛病、甲型 H1N1 流感以及新型冠状病毒感染等都对人类健康构成了新的严重威胁。新发传染病具有人群易感性高、传播方式多样以及预防与诊治缺乏有效手段等特点，未来新发传染病的预防控制将是公共卫生面临的重大问题。

一、公共卫生

目前全世界公认的公共卫生的定义出自耶鲁大学公共卫生系的创立者，被称为"美国公共卫生之父"的查尔斯·温斯洛教授（1877—1957年）。他在 1920 年发表了名为《公共卫生的处女地》的文章，文章指出，公共卫生是全社会的公私机构、大小社群以及所有个人，通过有组织的努力与有根据的选择，来预防疾病、延长寿命并促进健康的科学与技术。

现代公共卫生最简单的定义为"3P"，即 Promotion（健康促进）、

Prevention（疾病预防）、Protection（健康保护）。当前，我国公共卫生是指在大卫生观指导下，以政府领导、部门协同、社会动员和人人参与为原则，通过社会共同努力，改善环境卫生条件，预防和控制传染病以及其他疾病流行，培养良好卫生习惯和文明生活方式，促进公众健康和改善健康不公平而开展的所有活动的科学与艺术。具体包括对重大疾病，尤其是传染病的预防、监测和治疗，对食品、药品、公共环境卫生的监督管制，以及相关的卫生宣传、健康教育、免疫接种、卫生政策等内容。

二、预防医学

预防医学以人群为研究对象，应用生物医学、环境医学和社会医学的理论，宏观与微观相结合的方法，研究疾病发生与分布规律以及影响健康的各种因素，制定预防对策和措施，达到预防疾病、促进健康和提高生命质量的目的。

（陈丹镝）

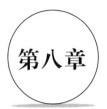

第八章

斯诺的霍乱地图

启蒙时代：卫生革命与公共卫生运动

启蒙意味着人类开始从各种非理性和不成熟状态中走出来，尝试用理性的思考、合理的工具和有效的方法解决实际问题，从而开启现代化发展的历程。19 世纪中期到 20 世纪中期，针对严重危害人类健康的传染病和寄生虫病，人们做出了许多比以往更科学的应对，通过采取认识病原体、流行病学调查、控制传染源、保护易感人群等措施，取得了明显的成效。

引子："最好的时代"与"最坏的时代"

英国著名作家查尔斯·狄更斯的著作《双城记》创作于 19 世纪 50 年代，著作开篇第一句话就对时代背景做了一个经典的概括："这是一个最好的时代，也是一个最坏的时代。"

一方面，彼时正是资本主义经济快速发展的时期，工业革命爆发出了巨大的能量，生产力得到突飞猛进的发展，给人类带来了辉煌和福祉，因而这就是"最好的时代"。

另一方面，日渐深入的工业革命又引发了社会的巨大变革，促进了人口地理分布的改变。城市吸纳了大量的农村剩余劳动力，使农业人口向城市大量聚集，城市人口数量激增。以伦敦为例，1801—1841 年，人口从 95.8 万人猛增至 194.8 万人。

城市繁荣了，其他的问题随之而来。如果穿越回那个年代的伦敦，我们会发现，这座号称全世界最大的城市其实是"金玉其外，败絮其中"。垃圾堆积在街上得不到清理，臭气冲天，实在令人厌恶。贫民区里没有下水道，通风采光条件差，房子里没有马桶，甚至没有厕所，房子周围的那些小巷就成了居民丢弃东西的特定地点和公共粪坑。把生活污物倒入河中也不会有人制止。与此同时，工厂也把河道作为现成的废水排放通道，泰晤士河就像是一个露天的下水道，如此一来，怎能不臭呢？然而，这条被视为母亲河的河流却是城市的主要饮用水来源。

工业化的冲击使城镇发展速度越来越快，在这个进程中，住房的规划和建设远远落在了后面，导致城市社区人口密度非常高，一些老城区可用的空间都被榨干。更为严峻的是，公共卫生设施严重破旧老化，管理部门却对花钱修建这类设施没有兴趣，理由是无利可图。

住房拥挤、环境脏乱、污水堆积、供水污染以及配套公共卫生设施严重匮乏等一系列问题日益严重，这些问题累积产生的直接后果就是各种传染病的大规模流行和人口死亡率大幅上升。其中，有三种流行病最具代表性，分别是斑疹伤寒、结核病和霍乱。当时几乎每隔三四年就会有一场霍乱横扫伦敦，并波及整个英国。因而，这也是"最坏的时代"。

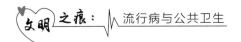

第一节　卫生革命与公共卫生运动的开端

一、卫生革命与公共卫生运动诞生的基础

在人类社会发展早期，由于生产力水平低下，社会分工尚未形成，城市亦未出现，人们的社会交往少，过着简朴的自然经济生活，大规模的流行病、传染病较少见，疾病呈现出散发、封闭等特点，医疗和卫生服务也未被纳入政权和行政机关的管理范围。伴随着分工的发展，人群开始集聚形成城镇，城市与农村分离。随着城镇之间的交往增多，再加上战争等因素的影响，人群的流动开始增加，给饮水、污物排放等方面带来了一定困难。发展到资本主义工业经济时代，很多工人劳动条件恶劣、劳动负荷重，过着半饥半饱的生活。人口迅速集中，再加上混乱的城镇管理和公共卫生设施严重老化，种种迹象均为疾病出现和大规模流行准备了条件。19世纪上半叶的欧洲，天花、霍乱、斑疹伤寒等疾病多次大流行，造成了数以万计的死亡，也为经济发展带来了阴影。所有的这些情况表明，人们迫切要求制伏传染病、改善环境、挽救城市。于是，各种不同规模的医院、防疫机构相继出现，国家开始重视保护和促进公民健康。

在思想方面，欧洲的启蒙运动虽然发生在17至18世纪，但是其思想却影响深远，它开启了民智，对未来社会蓝图进行了充分的展望和描述。启蒙运动崇尚理性，倡导用理性之光驱散愚昧的黑暗。这种对理性的信任和坚信人类社会一定会不断进步的理念为卫生革命与公共卫生运动奠定了理论基础。

近代科学革命在这时已经开始深刻影响公共卫生的发展，微生物学、消毒学、免疫学等一系列新学科逐渐诞生，新方法、新技术为卫生革命与公共卫生运动做好了科学准备。

但是，此时公共卫生体系尚未健全，人们对特定疾病的生物学机制了解并不深入，仅能够通过流行病学调查、控制传染源、环境改造等措施，将疾病对人类社会的不利影响降到最低程度。这一时期的代表性事件主要发生在英国和美国。

二、斯诺的霍乱地图与卫生改革

英国是第一个实现现代工业化的国家，也最早面临工业革命带来的对人类健康的威胁。被称为 19 世纪的"世界病"和"世纪病"的霍乱在伦敦多次暴发，给这座城市带来了严重的影响。

当时的英国政府确信，霍乱是通过空气传播的，恶臭由"瘴气"带来，这就是问题的根源。能够采取的干预行动就是让家家户户将污物和排泄物倾倒到泰晤士河里去。他们认为，只要这些污物顺着河流被冲走，臭气就会消失，人们就不会被传染疾病。可是他们没有认识到的是，流动的水道不仅带走了城镇的大多数废弃物，还要供应居民用水，这给疾病的暴发提供了条件。

这时，一位名叫约翰·斯诺的医生（图 8-1）对政府的行为提出了反对意见。斯诺认为霍乱实际上是一个以水为媒介传染的疾病，而并非空气传播。1849 年，斯诺在伦敦医学报上发表了《论霍乱传播模型》的论文，强调凡是不讲卫生且与病人接触的人往往被传染，而具有良好卫生习惯和不与病人共食者不会被传染。因此，在斯诺看来，霍乱是容易预防的，注意饮食的清洁以及注意排水道和水供应的清洁即可。然而他的看法基本上没人相信，政府的公共健康机构甚至完全忽略了他的话。

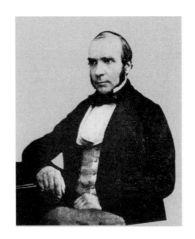

图 8-1 约翰·斯诺：现代流行病学之父

注：引自史蒂夫·帕克. DK 医学史：从巫术、针灸到基因编辑［M］. 李虎，译. 北京：中信出版集团，2019.

笔者翻拍并稍做图片美化。

1854 年，一场严重的霍乱疫情在英国伦敦的索霍区暴发。霍乱暴发的 7 天里，索霍区十分之一的居民接连死掉，很多住户甚至是 48 小时内全家死亡。短短几天之内，原本热闹的街区变成了大型死亡现场，大部分居民逃离了熟悉的家园，恐怖在蔓延，绝望笼罩着整个街区。

斯诺在该区域内展开了调查，他将死亡病例的位置详细地标记在地图上，用黑色的小短横线代表死亡病例的数量，这张地图后来被人们称为"死亡地图"。正是因为这张图，斯诺注意到大部分的病死者围绕着布罗德街和坎布里格街交叉口的一处免费的公共水泵。附近众多街道的居民都在那里取水。离水泵 230 米内的街区死亡人数高达 700 人，斯诺怀疑那个水泵被污染了，因为水泵周围的死亡病例最多，而离水泵越远，死亡病例越少。

随着进一步的调查，他发现居住在布罗德街一个 5 个月大的女婴不幸因霍乱导致的腹泻而死亡。她的母亲将洗过尿布的水倒进了布罗德街的一个污水池，而这个污水池距离布罗德街的水泵对应的水井仅 3 英尺，人们挖掘之后发现污水池的池壁早已损坏，也就是说洗过患病婴儿尿布的污水污染了水井。

斯诺还分析了没有患病的居民的行为特征。他发现这些居民均未饮用布罗德街水泵的水。有一位年长的寡妇和她的侄女居住地离布罗德街非常遥远，却由于这位寡妇喜欢布罗德街水泵的水，让她侄女特意去取水到家饮用，因而患病身亡。

通过大量的采访和数据采集，斯诺进一步印证了自己之前的猜想，即饮用水泵中的水正是导致霍乱暴发的根源，霍乱是水传播疾病。他向索霍区当局递交了详细的调查报告，尽管当局还是有所怀疑，但最后仍采纳了斯诺的意见，取下了那个水泵的手柄，关闭了水泵，有效制止了霍乱的流行。

斯诺的调查证实了对霍乱水源传播研究的正确性，使霍乱这种可怕的疾病变得不再不可战胜，他因而也被誉为霍乱的终结者、英国公共卫生学的拓荒者。那张阐明了"霍乱是如何集中于水泵旁"的地图，不仅拯救了英国，更成为世界公共卫生史上的里程碑标志。虽然斯诺并没有发现导致霍乱的病原体，但是，即使不了解疾病的生物学机制，通过科学的流行病学调查和研究也可以制定成功的疾病预防策略，斯诺证明了这种方法的价值。今天，绘制地图已成为医学地理学及流行病学中一项基本的研究方法。

斯诺在疫情结束之后的接下来几年里完成了一系列更深入的研究，试图用科学说服政府。经过漫长的"斗争"后，政府终于慢慢开窍了，他们开始认真倾听斯诺的理论，在城市中清除了无数污染源，并开始在全国普遍建设供水和下水道系统。1859 年，伦敦开展了大规模的下水道改造工程，这项工程历时 6 年，建设管道的实际长度达到 2000 千米，它是世界上第一套现代城市下水道系统。至此，伦敦地下的截流污水管道、街道排水沟和小型支线排水沟纵横交错，污水与饮用水源彻底隔离，污水不再直接排放至泰晤士河，而是进入同时完工的贝肯污水处理厂，处理后被排往泰晤士河出海口，最终汇入大西洋。实施了这些措施之后，到 1866 年英国暴发第四次霍乱时，不仅其持续时间缩短，死亡人数也大大减少。

三、"伤寒玛丽"与卫生革命

1906 年，一位富有的纽约银行家查尔斯·亨利·沃伦在牡蛎湾租了乔治·汤普森的一所房子，带着全家去度假。8 月底，全家 11 人中有 6 人患上了伤寒。据当时在那里执业的三位医生说，这种疾病在牡蛎湾是"不寻常的"，因为伤寒往往发生在人群拥挤且卫生条件差的贫困地区，在牡蛎湾这种富人区是不应该出现的。

作为房东的汤普森请来了纽约卫生署的卫生工程师和化学家乔治·索珀调查伤寒的源头。索珀在分析了供水和家人的食物，排除了几种常见的感染源之后，对家里的前厨师玛丽产生了怀疑。他详细调查了玛丽此前的工作经历，发现玛丽曾更换过 8 户雇主，其中 7 户暴发过伤寒，受到感染的一共有 22 人。

由于玛丽并不配合索珀的调查，当局不得不采取强制措施，将她送入威拉德·帕克医院，要求她提供尿液、粪便和血液样本。经检查后，这些样本都证明了玛丽就是伤寒病菌的携带者。虽然玛丽坚持认为她是健康的，确信自己从未患过伤寒，也不明白自己是如何传播致命疾病的，但是纽约市卫生局的官员仍以"玛丽对健康是一种极大的威胁，对社区构成威胁"为由将她送到了位于北兄弟岛的河滨医院。北兄弟岛位于东河中，只能乘船到达，逃脱几乎是不可能的。河滨医院建于1885年，主要用于隔离伤寒、霍乱、黄热病、天花和肺结核病人以及疑似病人。

玛丽的故事引起了媒体和社会的关注，在1908年出版的《美国医学会杂志》和一本定义伤寒的教科书中，她被称为"伤寒玛丽"。

在河滨医院的隔离期间，纽约公共卫生官员除了定期收集、检测玛丽的粪便之外，还让玛丽接受了多种药物治疗，但所有的治疗都无法改变玛丽的带菌者体质。根据官方记录，在163份检体里，有120份都发现了伤寒杆菌。由于玛丽的胆囊中检测出高浓度伤寒杆菌，医生和卫生官员甚至建议玛丽做胆囊摘取手术，许诺术后予以自由，但玛丽拒绝了。

1909年6月，在被隔离27个月后，玛丽提出申诉，要求释放自己并获得自由。她的遭遇也引发了公众的同情。当地卫生部门与玛丽达成和解，解除了对她的隔离，条件是玛丽不再做厨师。在解除隔离后，政府协助她找了一份洗衣店的工作。

1915年，位于曼哈顿的斯隆妇女医院暴发了伤寒，25人患病，两人死亡。索珀再次主持了调查，他在这家医院的厨房里找到了玛丽，此时她已经改名为"布朗夫人"。

这一次公众不再发声支持玛丽，纽约的公共卫生部门仍将她送回北兄弟岛进行隔离。玛丽在她的余生中都受到了严格管制，她在那里住了23年，直到1938年11月去世。在玛丽去世之后，经验尸发现她的胆囊中依然有活的伤寒杆菌。

在玛丽造成的感染中，至少有3人因她而染病死去，但是，由于她使用别名并拒绝合作，确切的数字是未知的。有些人估计她可能造成50多人死亡。

　　"伤寒玛丽"所处的时代是美国在世界范围内崛起并赶超英国的时代，纽约取代了伦敦，成为世界第一大都市。与此同时，纽约也经历着和伦敦相同的困难。城市的迅速发展同样导致人口过度增长、卫生条件恶劣等情况，再加上卫生基础设施差，这些都为传染病的出现和暴发创造了条件。正是由于像索珀这样的公共卫生人员的努力，才避免了传染病在大都市的进一步扩散。

　　"公共卫生问题是新工业文明所固有的。"工业化、城市化带来的公共卫生危机以及诱发的疾病，彰显了环境改造、清洁卫生习惯的形成在减少疾病发生风险中的重要性。

　　"伤寒玛丽"所处的时代是前抗生素时代。科学的进步已经让人类开始认识到病原体导致人感染疾病，阻断传染病的传播需要切断传播途径，因此当时建立了专门的传染病医院用于隔离传染病病人。但是，人类对疾病的应对和认知仍然是不足的，仍然缺少有效针对病原体的药物。同时，对于很多传染病的发病机制也远没有今天了解得清楚。无症状带菌者还是一个闻所未闻的概念，人们搞不清楚为什么会有人在身体保持健康状态的同时携带细菌或病毒，与致病源"和谐共存""互不侵犯"。因此也就无法向公众解释像"伤寒玛丽"这样的无症状带菌者为何是疾病的传播源头，为何需要被隔离。今天我们能够认识到，伤寒杆菌的带菌状态更易发生于女性和存在胆石症或其他胆道异常的病人身上，但在那个年代，人们无法向玛丽解释清楚胆囊或许是她持续播散伤寒杆菌的源头，伤寒杆菌通过她制备的食物进行人际传播，因此需要对胆囊进行切除。

第二节　卫生革命与公共卫生运动的发展

病原体是指可造成人或动植物感染疾病的微生物、寄生虫或其他媒介。人类对于病原体的认识经历了一个较为漫长的过程。资料表明，对传染病病原体的认识主要是在 19 世纪下半叶完成的，反映了当时人类征服传染病的强烈愿望。而对传染病的控制，则大多在 20 世纪上半叶才得以实现。

一、影响战争的斑疹伤寒

1812 年，拿破仑率领 57 万大军东征俄国。经过漫长而艰难的行军，拿破仑占领了莫斯科，却被迫撤离回国。等到东征大军回到法国时，仅剩下 3 万余人。远征俄国的惨败改变了拿破仑的命运，他一手缔造的法兰西第一帝国从此一蹶不振并逐渐走向衰亡。

以往普遍认为，是拿破仑远征的战略失误、俄国的寒冬以及俄国人坚壁清野造成的饥饿击败了法军。但是一些新发现的证据却认为，除上述原因之外，一种微不足道的生物——虱子，也是造成拿破仑大军惨败的重要原因，是它传播的流行性斑疹伤寒毁灭了拿破仑的军队。

2001 年，在立陶宛首都维尔纽斯发现了一个有 3000 具尸体的乱葬坑。考古学家经过认真分析之后，证明他们就是拿破仑东征大军。研究人员提取了 DNA 样本并在实验室进行了深入分析，在士兵遗骸的牙齿里发现了能引起斑疹伤寒的致命细菌。

斑疹伤寒一直与战争、饥荒和贫穷有着密切联系。在过度拥挤的地方或是人群大量聚集的地方，由于卫生条件缺乏，人们难以保持清洁，斑疹伤寒容易暴发。这种疾病常常出现在监狱和军营里，所以也被称为"监狱热""军营热"。

拿破仑远征俄国时，庞大的军队、恶劣的卫生状况、肮脏的外部环境等均为疾病的流行创造了条件。

这不是斑疹伤寒第一次影响战争。第一次世界大战中，在欧洲战壕里作战的士兵身上生了虱子，西线战场上的德国和协约国军队都被感染了斑疹伤寒，病人的死亡率高达70%。俄国人遭到了严重的打击，疾病和饥饿肆虐全国，到了1921年，俄国约有2000万人患上斑疹伤寒，导致250万到300万人死亡。

人类经历了很长的时间才真正能够有效应对斑疹伤寒。1909年，墨西哥城流行斑疹伤寒，一位叫霍华德·立克次的科学家来到墨西哥城并成功地分离到了病原体，不幸的是，他因此感染斑疹伤寒并最终不治身亡。为了纪念他，科学界将他所发现的斑疹伤寒病原体命名为立克次体。1913年，科学家普诺瓦帅克在斑疹伤寒病人血液中的中性粒细胞里找到了病原体，后来他不幸也因研究斑疹伤寒被感染而去世。为了纪念他们两人，立克次体被命名为普氏立克次体。

1909年，法国医生查尔斯·尼科尔发现斑疹伤寒的传播媒介是虱子，这个发现挽救了无数人的生命，尼科尔也因此获得了1928年的诺贝尔奖。

1937年，赫勒尔德·考克斯研制出了斑疹伤寒疫苗，使得该病的危险大大降低。第二次世界大战期间，由于卫生条件的改善以及疫苗的使用，美军中仅有一百多人得病，无一人死亡。

1948年，氯霉素和四环素问世。虽然氯霉素有可能导致血液系统功能破坏，而四环素可以导致大名鼎鼎的四环素牙，但这两种抗生素对于斑疹伤寒都有很好的疗效。

目前，随着有效抗生素的出现、可以杀灭虱子跳蚤的各种杀虫剂的问世以及卫生水平的不断提高，斑疹伤寒已经得到了有效控制。

二、巴斯德对卫生革命的贡献

在人类征服传染病的任务中，路易·巴斯德（图8－2）做出了重大贡献，他是实现第一次卫生革命的关键代表人物。巴斯德是法国著名微生物学家、化学家，他为微生物学奠定了基础，并开创了微生物生理学。

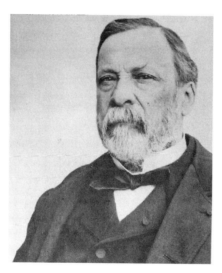

图8－2　路易·巴斯德，法国微生物学家、
化学家，近代微生物学的奠基人

注：引自史蒂夫·帕克. DK 医学史：从巫术、针灸到基因编辑［M］. 李虎，译. 北京：中信出版集团，2019.

笔者翻拍并稍做图片美化。

巴斯德是第一位了解微生物存在于食物中及其作用的科学家。19 世纪 60 年代，他进行了著名的鹅颈瓶实验，该实验证明了细菌不是自然产生的，而是由原来已经存在的细菌产生的，由此，巴斯德提出"一切生物来自生物""非生命物质绝对不能随时自发地产生新生命"的结论，他还将研究范围拓展到家禽、家畜与人类疾病作用的方式。巴斯德提出了预防接种措施，认为传染病的微生物在特殊的培养下可以减轻毒力，变成防病的疫苗，他还开展研究以证实疫苗的功效。他于 1881 年着手研究狂犬病，1885 年以减毒方式研制出减毒狂犬病疫苗。其他科学家应用巴斯德的基本思想先后发展出抵御许多种严重疾病的疫苗，如预防斑疹伤寒和脊髓灰质炎等疾病的疫苗。为了防止病菌传染，巴斯德还向医院的医生宣传和推广高温杀菌法。该方法除了在医学上使用，还能用来消除通过食物和饮料进入人体的病菌，如消除牛奶中的病菌等。人们为了纪念他的功绩，就把这种高温杀菌法称为"巴氏消毒法"。

三、科赫对卫生革命的贡献

1905 年，罗伯特·科赫（图 8-3）获得了诺贝尔生理学或医学奖，他是世界病原细菌学的奠基人和开拓者，是实现第一次卫生革命的关键代表人物。

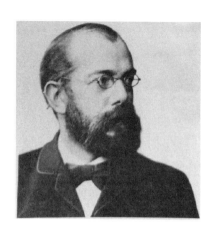

图8—3　罗伯特·科赫，德国医生
和细菌学家，世界病原细菌学
的奠基人和开拓者

注：引自史蒂夫·帕克. DK 医学史：从巫术、针灸到基因编辑［M］. 李虎，译. 北京：中信出版集团，2019.

笔者翻拍并稍做图片美化。

科赫首次证明了一种特定的微生物是特定疾病的病原体，确定了以其名字命名并沿用至今的科赫法则，他被人们称为"瘟疫的克星""细菌学之父"。

科赫的前期工作主要是炭疽病的研究。他证明了造成该疾病的原因是特异的炭疽杆菌，用疾病的病原学原理阐明了炭疽杆菌的作用，并提出了许多使动物和人免受这种疾病侵袭的预防措施。

科赫的最大贡献在于他发现了结核分枝杆菌。他结合之前细菌学研究工作的一系列指导原则，成功分离出结核分枝杆菌，完成了"结核分枝杆菌是结核病病原菌"的鉴别与确定工作。这个指导原则就是沿用至今的科赫法则。他还进一步证明了结核病的传播方式。此外，他发现的结核菌素推动了疫苗的进一步发展。科赫的研究铺平了通向疾病研究、

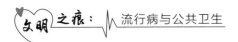

疾病控制的新道路。

科赫在埃及暴发霍乱疫情时前往一线进行调查，明确了导致霍乱的元凶——霍乱弧菌，查明了该菌的特性及流行特点，找到了霍乱交叉感染的途径和有效的控制方法。另外，他还曾赴南非帮助消灭牛瘟，前往印度孟买帮助控制腺鼠疫。

科赫用一生的工作奠定了病原细菌学的基础，为人类战胜炭疽、结核、霍乱、鼠疫等危害极大的传染病做出了不可磨灭的贡献。他创造性地运用了很多微生物学的新技术与新方法，带动了一大批医学家和生物学家深入研究各种传染病的病原体。19世纪的最后20年中，很多传染病的病原体都被查明并被分离培养成功，科赫在其中起到了关键性的推动作用。

正是由于科学家持续不懈地努力，人类对重大传染病的应对已经进步到了病原体的发现、准确认知和有效控制等层面，为完成第一次卫生革命的任务奠定了基础。欧洲和美国传染病的发病率和死亡率开始大幅下降，民众的平均期望寿命显著增长。

第三节　卫生革命与公共卫生运动的深化

现代公共卫生的问世，是第一次卫生革命和公共卫生运动发展及深化的体现。人类早期的公共卫生实践是从饮食、供水、个人卫生、社区居住和环境卫生及传染病的预防等开始的，也正是在这些实践活动中萌生了早期的公共卫生概念和理论。科技革命、工业革命极大地提升了生产力，也带来了威胁人类健康的新问题。面对新问题，在提高自己对外部环境控制能力的现代化进程中，人类孕育出了现代公共卫生。到

19 世纪末，卫生革命与公共卫生运动已经传遍欧洲并初见成效。在有组织地开展污水和垃圾处理、保障安全供水和清洁环境的地方，传染病流行明显减少。同时，微生物学、免疫学等的重大突破以及在公共卫生领域的应用为现代公共卫生的发展提供了强大的武器。

现代公共卫生在中国始于 1910 年伍连德领导的东三省防治鼠疫行动。20 世纪初，在兰安生、陈志潜等人的努力下，我国培养了一批公共卫生人才，摸索和积累了适合我国农村地区公共卫生的模式和经验。

一、国士伍连德抗击鼠疫的贡献

伍连德，字星联，出生于马来亚（今马来西亚），是剑桥大学医学博士，我国卫生防疫、检疫事业创始人，也是我国现代医学、微生物学、流行病学、医学教育和医学史等领域的先驱。

1910 年 12 月，我国东北发生了鼠疫大流行。疫情首先出现在哈尔滨的傅家甸，之后迅速蔓延开来，不仅横扫东北，还蔓延到河北、山东等地。这次鼠疫造成了 6 万多人死亡，一时"疫气蔓延，人心危惧"。清政府外务部委派伍连德赴东北调查疫情，后委任其担任"东三省防疫总医官"。

（一）科学认识疫情来源，寻找病原体

按照当时的理论，这次鼠疫是腺鼠疫，由被感染的鼠蚤叮咬引发，不会发生人际传播。所以疫区以灭鼠为第一要务，但是死者依旧众多。

伍连德对传统的观点产生了怀疑，本着尊重事实的科学精神，在疫情最严重的傅家甸，他冒着受感染的巨大风险，通过解剖病人遗体和化验来寻找病因。他在病人遗体肺部发现了大量的鼠疫杆菌，结合其他报告，伍连德大胆提出该病是通过人与人之间近距离呼吸、咳嗽产生的飞沫传播的，是一种前人没有记载的疾病，即肺鼠疫。

（二）布置隔离区，控制传染源

当时肺鼠疫无特效药可治，且疫情暴发正值寒冬，人们往往待在密闭严实的室内，空气不流通，容易交叉感染，于是伍连德就把病人及其家属的隔离工作放在首位。

他把重灾区傅家甸分为不同区域，每区均配备了医生、警察和杂役等，还说服政府动用千余名士兵进行管制。居民外出要戴相应证章，不得随意串区，跨区流动必须得到批准才行。措施是强制性的，医生和军警人员逐屋检查，发现病人立即送到医院治疗，其家属则被送到隔离所。在地方官员的配合下，伍连德征用了学校、客栈、教堂、公共浴室、茶楼、剧院等场所作为临时医院，将病人、疑似病人与外界隔离开来，还借来一些火车车厢改成隔离医院。隔离区每天都需要上报病亡人数。

在组织机构方面，伍连德在东北的防疫局下设立了检疫所、消毒所、诊病院等机构。检疫所负责检查进入傅家甸者是否患病，消毒所为防疫工作人员提供消毒服务。按照病人的病情，把诊病院分为疑似病院、轻病院、疫症院、养病院等类型，根据症状给药，防止轻重病人和疑似病人交叉感染。病人家属或疑似病人被送入隔离所，在所里连续7天体温正常就可解除隔离，这样可避免相互感染。

同时，伍连德还组织地方政府及时向民众宣传科学防疫常识，并纠正一些错误行为。

傅家甸的隔离措施成为典范，东北各地纷纷建立起相似的体系。

（三）切断传播途径

伍连德认为人际传播是肺鼠疫的主要传播渠道，于是他特地改进了加厚的口罩进行防护。该口罩在两层纱布中夹棉花，两端剪开作为绑带，挂在两耳，可遮挡人的口鼻。其特点是简单易戴、价格低廉，易被人们广泛接受。该口罩被称为"伍氏口罩"。伍连德要求医生必须戴上口罩才能工作，并劝说清政府在民众中强制推广使用口罩。法国医生梅斯尼拒绝佩戴，最终不幸殉职。"伍氏口罩"有效地阻断了疫情的人际传播，在防疫过程中得到大规模推广。

另外，疫区还广泛使用硫黄、生石灰、石炭酸、福尔马林等进行消毒作业，有针对性地进行卫生清扫活动，以便净化环境、防止传染。

东北鼠疫暴发后，不少民众逃往关内，增加了疫情向外输出的风险。1911 年 1 月中下旬，为防止疫情传播，东北铁路基本停运，清政府还在山海关设立检验所，对东北开往关内的铁路各站点进行严格检查控制，控制过年返乡的人员进关，将陆路南下的旅客留住 5 日，有效避免了疫情扩散。

在当时的市郊公共坟场，因天寒地冻，有大批薄棺直接露天摆放，无法入土。由于鼠疫杆菌可以在尸体上存活很久，这些薄棺就像储藏病菌的木柜，且很可能因穴居的老鼠、土拨鼠等咬啮而造成再次传播，此前的努力有前功尽弃的危险。伍连德上书清廷，恳请通过火葬来解决这个难题。中国人有入土为安的传统观念，火葬在那个时候是不敢想象的。经过激烈的争执，火葬最终得到了清政府准许。火化之后，骨灰被集中埋入新掘的深坑中。其他地区也纷纷效仿，这是中国防疫史上具有革新观念的事件。

采用了这一系列措施之后，死亡人数不断下降，到 3 月初已没有新病人出现，东北肺鼠疫得到了全面的控制。

（四）伍连德的其他贡献

疫情结束后，政府当局很快召开了一个万国鼠疫大会。这是中国医学史上的第一次大型国际学术会议，伍连德作为大会主席主持会议。

此后，伍连德还进一步深入调查本次疫病的疫源，揭示了由人到人经飞沫传播的方式，为控制肺鼠疫流行提供了科学的理论依据。这是自1894年发现鼠疫杆菌后，对鼠疫认识的又一实质性进步。1935年，伍连德被推荐为诺贝尔生理学或医学奖候选人。

东北疫情虽然结束了，但是，伍连德对疫病一直保持着清醒的头脑和忧患意识。他意识到疫病有卷土重来的可能性，需要在国家层面提前安排好疫病防控机制。

1912年，他呼吁政府创建"东三省防疫事务总管理处"，使防疫协调工作制度化、体系化、常态化，这成为公认的中国建立现代防疫制度的标志。之后，他相继在哈尔滨、满洲里等地组建六所直属防疫医院，形成行政与医院一体的防疫机构，汇聚人才并建立专业的防疫队伍。这些医院可实现"平时看诊、疫时防疫、监测疫情"的功能。此后出现的霍乱和鼠疫疫情都得到了及时有效的遏制，死亡人数比之前大幅下降。

伍连德还敦促政府颁布公共卫生法规。以伍连德为会长的中华医学会自成立后就一直奔走呼号，倡导公共卫生立法，最终促成北洋政府内务部颁布了《传染病预防条例》《检疫委员会设置法规》《火车检疫法规》《清洁、消毒方法》等一系列法规。卫生防疫工作走向制度化和法制化。

鉴于伍连德的全方位贡献，在著名流行病学家约翰·拉斯特1983年主编的《流行病学词典》中，伍连德是唯一被收录的中国人。

二、陈志潜"预防与治疗相结合"的思想及"定县模式"的构建

陈志潜先生（图8-4）出生于四川华阳，从孩提时起，他就目睹了街坊百姓在愚昧落后、庸俗迷信、医药短缺的状况下被疾病折磨痛苦离世的种种惨剧。从他记事起，家里就没断过重病病人。在陪伴家人求医

问药的过程中，他暗暗立下了学习医疗技术治病救人、济世助人的志愿。

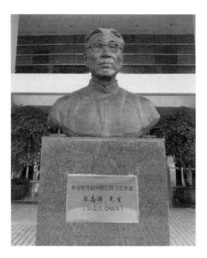

图8-4　"中国公共卫生之父"
陈志潜先生

注：图片由笔者自行拍摄。

中学毕业后，陈志潜考入北京协和医学院。读书期间，他热情地投入全民族觉醒活动，逐渐产生了将所学知识应用于社会实际的思路。在选择毕业后的发展道路时，受到恩师、社区保健及社会医学的先驱兰安生教授的思想启发，陈志潜毅然决定选择为大多数人服务的职业，即公共卫生的研究与实践。兰安生教授曾对他说："临床医学之于病人，如同面对森林里一棵棵树，哪棵树生病了，就去治哪棵。公共卫生学面对的则是一群人，保护的是一大片森林。你认为，目前的中国最需要怎样的人？"① 陈志潜先生在晚年谈到自己青年时的职业选择时亦讲道："从

① 王廷龙，张玲. 陈志潜的公共卫生实践与时代启迪［J］. 锦州医科大学学报（社会科学版），2020，18（6）：49-51.

个人前途着想，留校专攻临床的确是很有诱惑力的建议，但是面对满目疮痍、民不聊生的社会，尤其是民众饱受战乱、贫穷、饥饿和疾病折磨的现状，迫使我不得不走出象牙塔，为变革现实而奋斗。"[1]

他认为，近代中国社会对预防问题不重视，卫生保健重治疗而非预防。在北京协和医学院《丙寅医学周刊》上，他还发表文章表达了防控工作的重要性。他指出："如果一些疾病比如伤寒、结核、白喉和破伤风等传染病可得到预防，则很多生命可以被挽救，而社会经济损失也可大大地减少……如果我们的政府和人民都懂得预防医学的目的和技术，并组织社区的力量加以实践，那么将使我国繁荣富强。"[2]

1929 年从北京协和医学院毕业后，陈志潜先生与妻子一起来到南京晓庄，协助平民教育家陶行知创办的"南京晓庄师范学校"开展乡村卫生实验。他们开设了一个夫妻卫生所，自己当医生，妻子当护士，为农民防病治病。他自编《农民卫生知识讲义》，给参加夜校的男女农民上卫生课，还带领并指导晓庄师范学校的学生实习。他为师范学校编写出版了《卫生教育讲义》，这对当时的农村卫生工作产生了一定的影响。他注重预防，为村民施种牛痘，改良水井建筑；他也重视治疗，用创造性的临床医学方法开展临床教学活动，治疗村民的常见疾病。晓庄实验体现了陈志潜农村公共卫生预防与治疗相结合的思想和原则。

20 世纪 20 年代，知名教育家晏阳初先生组织建立了中华平民教育促进会并担任总干事，他选定河北定县作为实验区，推动乡村建设，发展乡村教育。1932 年，陈志潜先生接受晏阳初的邀请，到定县实验区

---

① 苏志. 著名公共卫生学家陈志潜的医学实践和医学观 [J]. 现代预防医学，2019，46 (13)：2305-2309.

② 王廷龙，张玲. 陈志潜的公共卫生实践与时代启迪 [J]. 锦州医科大学学报（社会科学版），2020，18 (6)：49-51.

任卫生教育部主任。

陈志潜先生的调查研究发现，定县一共有 40 万人口，6 个区，472 个村庄，每户农民年均收入银元 50 元，平均每人每年医药费约 0.3 元。全县只有县城内有两位没有受过正规医学训练的开业医生，约有一半的村子仅有半农半医的草药医和识字不多的中医看病。当时定县的人口出生率为 40‰，死亡率高达 32‰，新生婴儿死亡率达 19‰，死因主要是新生儿破伤风、婴儿腹泻、猩红热、痢疾、肺结核、黑热病、白喉、伤寒和天花等疾病。这项调查结果展现了当时中国农村恶劣的卫生状况，即传染病流行、农民缺医少药、死亡率高。

要想改善民众的健康状况，仅仅开设一家或者几家医院、诊所是远远不够的，必须把现代医学的知识传播到底层农民当中并加以运用。于是，陈志潜先生决定依托定县已有的三级行政机构，建立一套自上而下、深入基层的县—区—村三级卫生保健网络。

具体来说：①在每村设立村卫生室，从平民学校同学会卫生组的会员中选拔保健员 1 人或 2 人，给予其两周至三周的教育，使保健员获得基本的医药技能与卫生常识。保健员的任务主要是预防疾病的宣传、种痘，井水消毒，治疗沙眼、头癣等农村常见疾病，还负责急救伤员，改良自家水井、厕所并向乡邻示范，对村里死亡、出生情况进行登记，对需要医生诊治的病人及时介绍转诊到区保健所。②在每区或乡镇设立保健所，保健所内设受过普通训练的医生 1 人、护士 1 人。区保健所的医生除了主持每天的门诊，还兼管全区的预防工作和对保健员的辅导管理。③每县设立一所保健院，院内的医护人员都受过现代医学训练。县保健院设有 50 张床位，收治区保健所转诊的危重病人。县保健院主持全县的预防工作，培训所需要的各种保健人员，并与平民教育促进会的学校教育及成人教育密切合作，开展卫生教育。

陈志潜先生提出，卫生保健在经济上应是当地农民所承受得起的，并且要简单可行。他说："由于保健员是本村自己推荐的农民，因此为村民信任。简易的卫生工作不收钱，为农民欢迎。各村仅给保健员购买保健箱的花费也不大，培训的时候保健员每天来去学习，培训班提供午餐这些措施都是以当地社会经济条件为基础的。"① 当时定县全县的卫生经费约为 3 万元，在霍六丁先生任定县县长期间，由县财税拨款补助年 1 万元，因此落到农民头上平均每人每年负担不到 0.1 元，低于原每人每年平均负担 0.3 元的费用。

三级卫生保健网建立起来之后，很快就显示出防病治病的巨大作用。产后败血症、新生婴儿破伤风的死亡率总体上出现了下降。1932年，霍乱在当地流行，县医院共收治了 45 例病人，无一人死亡。另外，当地还建立了霍乱防治委员会，除了在墙头张贴宣传画，大力宣传疾病防控的措施，推动预防接种之外，还雇佣特别警察来搜寻病人并送到县医院救治。同时，还进行改水、改厕等，并监督井水消毒。

事实证明，定县模式是一个适合于农村的卫生保健服务体系，它的建立使农村卫生保健服务有了组织和人员的保障，有效搭建起县乡相对先进的医疗服务与边远农村社区的沟通桥梁，使农村普通民众可以通过转诊获得原来只在县乡才有的医疗技术和卫生服务。该模式也体现了陈志潜先生预防与治疗相结合的理念。

定县模式强调"以村为基础"，农村地区的普通卫生预防工作已交由经过适当培训的保健员承担，大幅度降低了服务成本，使经济社会欠发达的地区也有能力负担，保健员作用的充分发挥维系了体系的有效

① 陈昭斌. 论"定县模式"中陈志潜教授的主要思想 [J]. 现代预防医学，2004，31 (5)：651－653.

运行。

很多外国人士了解了定县模式之后，认为这种办法不仅适合中国，也适合世界上其他经济欠发达地区。他们邀请陈志潜先生赴美讲学，把这种制度介绍到国外。

正是借鉴了陈志潜先生的定县模式，在新中国成立初期经济十分落后的情况下，我国在世界发展中国家中率先建立起覆盖所有农村地区的三级卫生保健网，并大力培训和使用农村赤脚医生，极大地缓解了新中国成立后很长一段时间内农村地区严重缺医少药的困境。陈志潜先生的构想和实践一直沿用至今，在此基础上发展并完善的农村三级医疗卫生服务体系在保护广大农村人民的健康、提高国民整体健康水平、体现社会主义制度优越性等方面均发挥了重要作用。联合国儿童基金会前主席指出，陈志潜先生致力于卫生工作50多年，对世界卫生工作做出了不可估量的贡献。这些贡献至今仍在促进中国人民的健康和幸福，同样也相当程度地改善着世界其他发展中国家人民的健康和幸福。

三、新中国成立初期的卫生运动："除四害"与"送瘟神"

新中国成立初期开展的轰轰烈烈的公共卫生运动，在我国发展历史上留下了深刻的印记，并影响至今。

新中国成立初期面对的是旧社会遗留下来的脏乱环境。即使是首都北京，在新中国成立前夕也是大半河道淤塞，城内到处垃圾堆积。农村地区的情况就更糟糕了，鼠患猖獗、蚊蝇兹生、疫病频发，极大地威胁着人民群众的健康。如何改善卫生条件，解决卫生设施匮乏、缺医少药的问题，预防疾病流行，保障人民的身体健康，成为摆在当时政府面前的一个现实问题。在这种情况下，政府确立了预防为主的卫生工作方针，着力建设全国卫生防疫体系和妇幼卫生保健体系，以全国爱国卫生

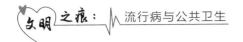

运动推动卫生革命的发展。

1952 年，毛泽东同志题词指出："动员起来，讲究卫生，减少疾病，提高健康水平，粉碎敌人的细菌战争。"同年 3 月，由周恩来任主任的中央防疫委员会成立，开始根据不同区域、不同情况，发动群众开展防疫相关工作。后来，中央防疫委员会更名为中央爱国卫生运动委员会，把卫生工作与群众运动相结合作为全国卫生工作的努力方向。在当时的历史条件下，此类运动是保卫祖国的一项政治任务，是在爱国主义思想指导下进行的，于是被称为爱国卫生运动。1957 年，全国兴起"除四害，讲卫生，消灭疾病，振奋精神，移风易俗，改造国家"的爱国卫生运动。20 世纪 60 年代，党中央提出"以卫生为光荣，以不卫生为耻辱"的口号。在农村，爱国卫生运动以"两管五改"为重点：管水、管粪，改水井、改厕所、改畜圈、改炉灶、改造环境。

"除四害、讲卫生"运动开展起来后，人们想出各种办法杀灭苍蝇、蚊子、老鼠、蟑螂等害虫。全国出现了数个典型示范区，取得了很大的成效。

在这场几乎全民参与的运动中，蚊蝇老鼠等病媒生物数量大大减少。以河北省蠡县为例，1957 年与 1953 年相比，痢疾的发病率降低了82%，基本消灭了虱子，一些传染病如黑热病也被消灭了。人民的体质得到了增强，劳动出勤率提高，有力地支持了农业生产。广大群众的文化卫生知识水平也得到很大的提高，讲卫生的习惯得以养成。在环境卫生方面，各地多次进行了全面的清洁大扫除，整修了住房、街道、院落、厕所、畜圈以及沟渠，清除了大量垃圾污物，城乡面貌焕然一新，自然环境和居住环境得到很大改善。

新中国的另一项公共卫生运动与血吸虫病有关。血吸虫病也称"大肚子病"，是一种在我国存在了两千多年的寄生虫病，容易感染且蔓延很快。遭遇血吸虫病侵袭的主要是长江流域及以南的地区。新中国成立之初，全国患病人数超过 1000 万，受血吸虫病威胁的人数达 1 亿以上，血吸虫病成为传染病中危害最大的一种。在血吸虫病猖獗的地区，病人相继死亡，人口锐减，田地荒芜。有的村子因为人口数量减少得太厉害，甚至被称为"鬼村"。

1957 年，国务院发出《关于消灭血吸虫病的指示》，指出，"消灭血吸虫病已成为我们当前的一项严重的政治任务，必须充分地发动血吸虫病流行地区的广大群众，坚决地为消灭这一病害而斗争"。全国一共成立了 1400 多个血防机构，1 万多名专业的血防人员深入疫病流行区域防病查病。

在对抗疫病的过程中，专家建议斩断血吸虫传染源头，阻止含有血吸虫卵的粪便进入水源。为此，全国各地开展宣传活动，要求大家讲究用水卫生和用水安全，尽量不到河流和湖泊中取水，要使用井水或者其他洁净的地下水资源。另外，需要消灭血吸虫的唯一中间宿主钉螺，人们用火烧、用药洒、用土埋，甚至用手一个个地捡以灭螺。

江西余江是全国第一个送走"瘟神"的血吸虫病流行具。当地成立了专业机构，开展宣传、调查、防治实验等工作。从 1955 年冬到 1958 年春，结合农业生产和兴修水利的契机，采取开新沟填旧沟、土埋钉螺等切实可行的防治办法，经过苦战，余江人民消灭了钉螺。

在水源方面，村里挖了新井，每口水井均设置了公用吊桶，保证村民的用水安全。余江还处理了卫生条件堪忧的厕所，各村都新建了公共厕所和储粪窖，实行专人管理，对排泄物进行集中消杀处理，避免其他居民患病。

在治疗方面，当地采取设组驻村、就地治疗的办法，革新治疗技术，推行短程疗法，加快了治病速度，病人和病畜全部得到了有效

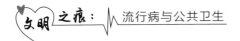

治疗。

除了余江，全国其他血吸虫病流行地区也采用了相似的防治办法。取得阶段性胜利之后，各地对随时可能卷土重来的血吸虫病并未放松警惕，每次洪涝灾害过后，人们都会对沟渠进行清理，避免钉螺生长。我国也就再也没有出现血吸虫病大流行的状况了。

不管是"除四害"还是"送瘟神"运动，新中国在成立初期，通过开展群众卫生运动，使环境得到了有效治理，传染病态势得到了有效遏制，切实改善了群众的健康状况。这些卫生运动为以后历次开展的"创建卫生城市""创建文明城市"等爱国卫生运动开创了良好的先河，大大推动了新中国的经济建设，有力地促进了社会的全面进步。

第四节　总结

美国著名的医学史家乔治·罗森认为，现代公共卫生始于对工业化衍生的问题所做的回应。

面对工业革命的负面影响，英国著名的社会改革家、杰出的公共卫生领袖埃德温·查德威克用大量的事实证明，疾病源于不洁的环境和贫困人群不良的卫生状况。严重的公共卫生危机导致了民众，尤其是下层民众极端的愤懑与不满。为此，从19世纪中期开始，一批有识之士开始向社会宣传倡导公共卫生，并且成立了许多卫生健康机构，力图改变人们的卫生健康观念。

查德威克认为，不仅需要开展卫生健康运动、传播卫生健康的先进观念，还需要政府痛下决心改善市政工程服务体系。他呼吁为贫民居住区提供清洁的水，并修建排污系统。更为重要的是，政府需要立法并建立完善的公共卫生体系。

在以查德威克为代表的改革家和公共卫生人士的推动下，1848 年英国议会通过了《公共卫生法案》，同时建立了第一个卫生机构，即英国中央卫生署。后来，英国又于 1872 年和 1875 年两次通过了《公共卫生法案》。由此，经过几十年的努力，英国终于建立起了全国性的公共卫生体系。

在这场公共卫生运动中，1848 年《公共卫生法案》的通过具有标志性的意义，它是世界上第一个现代公共卫生法案，是思想观念、社会资源分配以及制度安排方面的一次重大变革。

英国卫生革命运动的影响还辐射到了欧洲其他国家和美洲，受到影响最深的是美国。彼时美国也因为住房、供水、污水处理和排水等问题面临与英国同样的挑战，为促进社区健康而采取了各种行动，其中就包括公共卫生立法以及地方性和全国性公共卫生组织的设立以及改革。这些为抗击疫病、改善健康走过的道路和不懈探索，值得我们思考、探究和借鉴。

在国内，抗击疫病的过程不仅需要科学的应对，还需要改变传统观念。伍连德先生在东北抗击鼠疫时所采用的解剖遗体、焚烧遗体、大规模隔离、阻断春节交通等措施，都与当时的社会观念格格不入。清政府在此次防疫中不仅依靠现代科学，还破除了旧观念，开展多省协调（如在阻断交通方面，就涉及东北三省、山东等地）工作，初步建立起了近代防疫机制，展现了一些现代化色彩，成为清末为数不多的亮点之一。

在公共卫生体系建设方面，伍连德先生极力推动防疫工作的制度化、体系化，敦促政府颁布公共卫生法规、建立防疫机构、培养人才队伍。这些措施都为我国的防疫体系建立奠定了良好的基础。

疫病防控绝不仅仅是个人的工作和任务。新中国成立以来，群众路线这一法宝也被运用于卫生防疫工作，创造性地走出了一条以群众运动方式开展卫生运动这一具有中国特色的卫生工作道路。运用多种宣传方式，充分发动各阶层群众广泛参与，才能将防控任务迅速而有效地推行下去，这在"除四害""送瘟神"运动中体现得淋漓尽致，也是这些运动得以成功的保证。

疫病的流行与人类社会发展如影随形，对人类文明产生了极其深远的影响，它不仅催生了现代公共卫生，推动了医学技术的发展，而且在社会层面也给各国留下了深刻的印记。

（刘媛）

参考文献

[1] 乔治·罗森. 公共卫生史 [M]. 黄沛一，译. 南京：译林出版社，2021.

[2] 伯恩特·卡尔格－德克尔. 医药文化史 [M]. 姚燕，周惠，译. 北京：三联书店，2019.

[3] 于赓哲. 疾病如何改变我们的历史 [M]. 北京：中华书局，2021.

[4] 弗雷德里克·F. 卡特赖特，迈克尔·比迪斯. 疾病改变历史 [M]. 陈仲丹，译. 北京：华夏出版社，2020.

[5] 史蒂夫·帕克. DK 医学史：从巫术、针灸到基因编辑 [M]. 李虎，译. 北京：中信出版集团，2019.

[6] 杜治政. 医学科学、卫生保健与卫生革命（待续）[J]. 医学与哲学，1998，19（10）：505－511.

[7] 卢明，陈代杰，殷瑜. 1854 年的伦敦霍乱与传染病学之父——约翰·斯诺 [J]. 中国抗生素杂志，2020，45（4）：347－373.

[8] 徐永清. 约翰·斯诺医生的霍乱地图 [J]. 中国测绘，2020（2）：65－69.

[9] 王骏，王昵双. 何为"病人"："伤寒玛丽"事件与"健康带菌者"概念的形塑

［J］. 中国科技史杂志，2020，41（3）：416－424.

［10］杨微，李志平. 诺贝尔奖（1935）候选人伍连德及其学说［J］. 医学与哲学（人文社会医学版），2010，31（10）：76－77.

［11］刘科，胡华伟. 鼠疫斗士伍连德科学防疫思想的现实借鉴［J］. 自然辩证法研究，2020，36（8）：87－92.

［12］马伯英. 中国近代医学卫生事业的先驱者伍连德［J］. 中国科技史料，1995，16（1）：30－42.

［13］陈昭斌. 论"定县模式"中陈志潜教授的主要思想［J］. 现代预防医学，2004，31（5）：651－653.

［14］王廷龙，张玲. 陈志潜的公共卫生实践与时代启迪［J］. 锦州医科大学学报（社会科学版），2020，18（6）：49－51.

［15］郭栉懿，郭开瑜. 农村三级医学保健网的先驱——陈志潜教授［J］. 现代预防医学，2003，30（5）：605－607.

［16］张建新. 浅谈陈志潜农村医疗卫生的哲学思想与健康中国建设的战略［J］. 现代预防医学，2019，46（18）：3265－3268.

［17］薛鹏. 爱国卫生运动：从除"四害"到社会健康治理［EB/OL］. https://www.ccdi.gov.cn/yaowen/202003/t20200319_213856.html，2020－03－19.

［18］曾雪兰. "除四害、讲卫生"运动中的基层社会动员——以河北蠡县为中心的考察［J］. 河北广播电视大学学报，2017，22（4）：87－91.

［19］余样明，郑小彬. 20世纪50年代：江西"送瘟神"运动［N］. 中国档案报，2020年2月28日（总第3492期）第3版.

［20］庄嘉声. 新中国防治血吸虫病的历史经验及启示［J］. 中国行政管理，2020（3）：143－146.

［21］刘玉山. 新中国成立初期余江县根除血吸虫病"第一面红旗"符号的形成与发展［J］. 毛泽东邓小平理论研究，2021（9）：42－50.

［22］廖涛，吴俊，叶冬青. 现代公共卫生运动领导者：埃德温·查德威克［J］.

中华疾病控制杂志，2020，24（8）：989－992.

[23] 阿宝（宁方刚）. 八卦医学史：不生病，历史也会不一样［M］. 厦门：鹭江出版社，2015.

[24] 赵帅，陈安. 罗伯特·科赫："瘟疫的克星"［J］. 风流一代，2021（5）：20－21.

[25] 黄建始. 公共卫生的起源和定义［C］. 中华预防医学会，世界公共卫生联盟，全球华人公共卫生协会. 转型期的中国公共卫生：机遇、挑战与对策——中华预防医学会第三届学术年会暨中华预防医学会科学技术奖颁奖大会、世界公共卫生联盟第一届西太区公共卫生大会、全球华人公共卫生协会第五届年会论文集. 中国医学科学院北京协和医学院，2009.

[26] 李元. 回顾伍连德及其对中国防疫事业的贡献［J］. 生物学教学，2019，44（10）：78－79.

[27] 青宁生. 中国微生物学先驱——伍连德［J］. 微生物学报，2005，45（2）：320.

[28] 刘慧. 晏阳初与陈志潜的乡村公共卫生职业教育思想与实践［J］. 职教论坛，2012（13）：93－96.

[29] 苏志. 著名公共卫生学家陈志潜的医学实践和医学观［J］. 现代预防医学，2019，46（13）：2305－2309.

全球化如何影响
传染病的传播

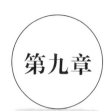

第九章

疫病在旅行：全球化时代的健康治理

　　传染病的传播与流行和人类的活动密不可分，人类的活动范围受交通工具的影响，从远古到现代，人类的交通方式出现了几次大的改变。近代工业化以来人类交通迅速发展，加速了疾病的传播。特别是全球化时代，人类活动的广度、深度以及速度都远超过去，带来了传染病全球治理的新挑战。为了应对这些挑战，全球传染病的治理需要新的策略与措施。

引子：全球化时代的传染病

　　2017—2019 年，全球发生了多起由李斯特菌导致的跨境食源性疫情，其源头是南非。一种在南非地区很受欢迎的即食猪肉香肠产品被李斯特菌污染。由于这种被污染的香肠出口到了非洲其他 15 个国家，共导致了 1060 例确诊病例和 216 例死亡。而几乎同时期欧洲暴发的李斯特菌病疫情与 2018 年匈牙利一家工厂生产的冷冻蔬菜有关，该次疫情影响了 7 个国家，有 47 人患病，而由该厂生产的食品销往 100 多个国家。

在传统社会，由于交通及保鲜技术的限制，人们的食品通常源于本地。但随着技术进步和社会发展，世界各国的交流越来越多，人们在一个地方就可以通过便捷的交通和发达的保鲜技术享用来自全球各地的食物。食品贸易的全球化也增加了跨境的食源性疾病事件。有时候某个地区所出现的食品安全问题以及由此导致的食源性疾病，可能原因并不在本地，而是要去更广阔的环境中循证。本章将从全球化的历史与发展的角度出发，探讨全球化对传染病的影响。

第一节　人类活动与传染病的全球传播

如果只依靠步行，人的活动范围非常有限。根据历史资料，人类历史上的交通发展有几次大的变化。现有资料表明，人类在距今 6000 年前发明了船，比较有代表性的是波尼尼西亚人所使用的独木舟。在公元前 4000 年前人类驯养马，考古记录显示，最早的轮式车辆在公元前 3500 年左右开始使用。

19 世纪，人类进入蒸汽机时代。发明家于 1802 在法国建造第一艘蒸汽机轮船，而 1814 年在英国造出了世界上第一辆蒸汽火车。20 世纪，人类发明了飞机，进入了航空交通时代。每一次交通方式的发展，都拓宽了人类交流的范围，提高了人类交往的速度。

由于交通的限制，人类早期的大部分时间里人群都是相对隔离的。如有文字以来，欧亚大陆与非洲的人在很长一段时间并不知道美洲大陆与澳洲大陆的存在，也不知道这些地方有人类活动。因此，当时的传染病主要是区域性流行，但相关传染病也随着人类的活动不断地传播到新的区域。在历史上，推动人类流动的主要活动有战争、贸易与宗教活动等。让我们来看看历史上重要的传染病的传播与人类活动。

一、天花

天花是人类历史上累计死亡人数最多的传染病。根据考古资料，人类的战争与贸易活动推动了天花的全球传播。有历史资料推断天花在我国的传播始于东汉。东汉时期，一名叫马援的将军在征伐交趾（位于今越南北部红河流域）时抓获大批俘虏，不久之后天花就在俘虏中出现，随后开始在中国流行。16世纪欧洲殖民者通过非洲奴隶贸易将天花带到了中美洲和南美洲，导致美洲原住民印第安人大量死亡。

二、黑死病

黑死病一般指鼠疫，是鼠疫耶尔森菌通过鼠蚤传播的烈性传染病。在中世纪欧洲，根据估算，黑死病使得100年内减少了1/3～2/3的人口。14至16世纪的威尼斯是欧洲航运的中心城市，也被认为是海上丝绸之路的重要组成部分。为了避免黑死病通过航运贸易传播，14世纪的威尼斯规定外来船只必须在港外停留检疫40天，这个制度就是现代检验检疫制度的雏形，英文中的quarantine（原意为"四旬"，现通常被翻译为隔离、检疫）就来源于此。1423年，威尼斯成立了首家传染病隔离医院。

三、霍乱

霍乱是由霍乱弧菌引起的肠道感染，会导致严重脱水、休克和快速的死亡。霍乱近代的全球化传播与英国在印度的殖民活动有关，如

1817 年霍乱在印度暴发后，通过英国的船只和军队传播到中国、日本和印度尼西亚，甚至俄罗斯南部。1931 年，霍乱通过穆斯林朝圣传播到麦加。

四、1918 年流感

1918 年流感是近代历史上极为严重的传染病大流行。它是由带有禽类基因的 H1N1 病毒引起的。1918 年大流感首先出现在美国堪萨斯州的福斯顿军营，然后传播到其他军营。由于美国参与第一次世界大战，流感病毒随着美军传播到欧洲，并于 1918—1919 年传播到全世界而形成大流行。

通过以上这些著名的传染病的全世界传播史可以看到，传染病在世界范围内流行已经有几千年的历史，但由于历史上人们的活动受到交通的限制，传染病的传播缓慢，如天花在距今 3000 多年的古埃及已经存在，但到了公元 1 世纪才传到中国。而随着人类交通的发展，人类交流活动的扩大以及世界大战，传染病传播速度加快。20 世纪 90 年代后，由于全球化的影响，人类活动的广度、深度以及速度不断增加，进一步扩大了传染病全球高速传播的风险。

第二节　全球化时代与传染病

当前所处的时代被称为全球化时代。全球化被认为是全世界人民、政府和公司之间的互动和融合过程。自 18 世纪以来，由于交通和通信技术的进步，全球化加速发展。这种全球互动的增加引起了国际经济贸易、思想和文化交流的增加。全球化主要是一个与社会和文化方面有关的互动和整合的经济过程。全球交流的深入，也带来了全球化时代的外交争端，同时也提出了全球治理的新问题。

一、全球化的阶段

（一）18世纪工业化到第二次世界大战结束

这个时期西欧与美国开始工业化进程，工业化推动了全球贸易的极大发展，也增强了工业化国家的实力。出于控制原材料产地与市场等需要，以英国为代表的西方国家开始在亚非拉等地进行殖民统治。

欧洲殖民者把天花等传染病传播到了新建立的殖民地，并在此过程中接触到了新的病原体。在一些地区，特别是在热带地区，疟疾和黄热病导致成千上万的欧洲人死亡，限制了西方国家的殖民与贸易活动。为控制这些热带疾病，西方国家建立了专门的热带病研究机构，开始了相关医学研究，乃至于今天欧洲与美国的一些公共卫生学院依然被称为热带病学院。

为了应对当时正在全世界流行的霍乱疫情，1851年，第一次国际卫生会议在巴黎举行，讨论国际社会如何应对由霍乱带来的公共卫生紧急情况。12个国家参加了会议，每个国家由一名医生和一名外交官组成的两人小组代表。这次会议是全球卫生史上的一个转折点，人们第一次通过国际合作来解决紧迫的卫生问题。但当时的全球卫生合作机制并不明确，整个19世纪末和20世纪初的国际卫生会议都是临时召开的。

（二）第二次世界大战后到冷战结束

第二次世界大战后广大亚非拉殖民地脱离殖民统治，开始建立具有独立主权的国家。同时，以美国和苏联为主，全世界分为了两个主要的经济网络，一直持续到冷战结束。目前全球卫生领域将这个时期称为国际卫生时期，标志性事件是1948年世界卫生组织（WHO）的建立。世界卫生组织隶属于联合国，是促进在卫生领域国际合作交流的政府间组织。世界卫生组织的成立对全球范围内传染病防控的合作产生了非常重要的影响。

（三）20 世纪 90 年代至今

20 世纪 90 年代后，以网络革命为代表的新一轮全球化使得世界经济贸易一体化程度进一步加强。经济合作与发展组织（简称经合组织，Organization for Economic Co－operation and Development，OECD）在 20 世纪 90 年使用了"全球化"这一概念。全球化促进了全球经济发展，但也使得很多风险因素能在短时间穿透国境，造成全球影响。从 20 世纪 90 年代开始，艾滋病、SARS、H1N1 流感等传染病在全球或者持续传播，或者造成突发公共卫生事件，对全人类的健康带来了新的挑战。

二、全球化时代的特征

全球化主要指生产要素以空前速度和规模在全球范围内流动，以寻找适当的位置进行最佳的配置。因此，全球化主要指经济全球化，其他领域的全球化或是经济全球化的延伸，或是经济全球化的结果。全球化时代有如下主要特征。

（一）国际贸易在全球扩展及互动密度增加

以我国大豆进口为例。1996 年之前，我国还是大豆的出口国，1996 年我国开始进口大豆，当年我国大豆进口量为 111 万吨，到 2000 年，达到 1042 万吨，此后一路飙升，到 2020 年，中国大豆进口量超过 1 亿吨。

（二）跨国企业不断发展，推动着全球经济协作与分工

作为先进管理技术、组织创新、研究开发、国际直接投资及国际贸易的主要载体，跨国公司的地位和作用不断提升。重要的支柱产业如汽

车、电子、航空、金融、信息技术都纳入了跨国公司的国际生产和服务
体系。

苹果公司是最典型的例子。iPhone 的成功除了本身的技术突破，
还有赖于一张由全球 200 家大供应商组成的供应链网络，包括芯片、玻
璃、铝制外壳、线缆、电路板、摄像模组、组装等在内的供应商分布在
中、美、日、韩等十几个国家和地区。全球贸易与跨国企业的活动增加
了人类交流的广度与深度。

（三）政府与跨国企业外的跨国行动者数量越来越多，影响力越
来越大

除了以联合国为代表的传统国际组织，全球化时代兴起了新兴的全
球化机构，这些机构不同于传统的国际组织完全由各国政府组成，很多
机构还包括企业与非政府组织成员。许多国际非政府组织在环保、防灾
减灾等领域发挥着重要作用。其中也有大量从事公共卫生活动的国际组
织机构，如比尔和梅林达－盖茨基金会、无国界医生组织、无国界卫生
组织等。

（四）全球发展不平衡与贫困问题

全球化推动了全球发展，一些发展中国家抓住全球化的机遇使经济
得以发展，但全球发展不平衡问题依然突出。世界银行根据人均 GDP
将全世界经济体划分为四个收入组别，即高收入、中高收入、中低收入
和低收入组别。根据 2020 年世界银行的统计数据，全世界低收入与中
低收入国家有 82 个。而低收入国家与高收入国家在卫生保健及人均寿
命等卫生健康方面存在巨大差异。

对比阿富汗与加拿大。阿富汗属于低收入国家，2020 年阿富汗人
均 GDP 为 516 美元，失业率超过 40%，贫困率超过 70%。不仅如此，
阿富汗人的平均寿命大约是 45 岁，近一半阿富汗儿童营养不良。而加

拿大是高收入国家，2020 年加拿大的人均 GDP 是 4.3 万美元，人均寿命是 82 岁。

（五）全球生态环境的变化

工业革命后，尤其是 20 世纪新科技革命以来，人类改造自然、利用自然的技术获得了长足的进步，对自然环境的影响也迅速加剧。当前世界的环境危机不仅表现在地域性环境问题频发，而且表现为出现了许多全球性环境问题。经济全球化与全球性环境问题的产生，某种程度上是技术进步与资本全球扩张的结果。全球性环境危机主要包括全球水循环变化、全球氮和磷循环变化、海洋酸化、大气污染等。

三、全球化对传染病的影响

（一）社会经济发展与科学技术进步，传染病在一定程度上受到控制

历史上一些长期影响人类健康的传染病如鼠疫、霍乱等，已经被很好地控制，但疟疾、肺结核等传染病依然影响着全世界很大数量的人群。从过去 100 年的历史来看，传染病在人类的死因占比中越来越低。根据世界卫生组织 2019 年报告，2019 年，全球死亡人数的约 74％由非传染病导致。

（二）新发传染病不断困扰人类

新发传染病是指新发现的或以往未知的，造成地区性或国际性公共卫生问题的传染病，常由新种或新型病原微生物引起。其大致可分为两类：第一类，某些疾病早已存在，但未被认为是传染病或未证实病原体，近来因诊断技术的进步，发现并证实这些疾病的病原体，如军团病、莱姆病、丙肝等。第二类，某些过去可能确实不存在，由微生物发生的适应性变异和进化导致的传染病，以及病原体来自动物的传染病，

如艾滋病、SARS 等。

20 世纪 70 年代中期以来，全球除少数年份未有报道外，新发传染病大都以每年一种或以上的速度出现，如近 20 年以来出现的 SARS、H5N1 高致病性禽流感等。人类普遍缺乏对新发传染病的免疫力，且新发传染病的早期发现及诊断较为困难，缺乏有效的预防和治疗手段，容易导致社会恐慌，影响社会稳定和经济发展。

四、全球贫困问题是影响传染病的重要因素

根据世界卫生组织的数据，2019 年根据世界银行分组的高收入国家的十大死亡原因中只有下呼吸道感染一种属于传染病。而低收入国家的十大死亡原因中有六种是传染病，包括下呼吸道感染、腹泻、疟疾、艾滋病、肺结核等。此外，世界卫生组织还定义了被忽视的热带病（Neglected Tropical Diseases），包括登革热、丝虫病、血吸虫病等，在全世界每年导致 10 亿多起病例和每年超过 100 万人死亡。被忽视的热带病主要在热带的贫困地区传播。由于热带地区动物类瘟疫较为突出，因此被忽视的热带病也容易成为新发传染病的重要来源。

低收入国家面临着严重的传染病情况，而传染病的防控需要大量的人员与物资。由于低收入与中低收入国家人均 GDP 低、债务水平高、政府财政紧张，因此单纯依靠这些国家自身难以筹集应对传染病的足够资金。然而，如果贫困国家的传染病不能被有效控制，则会随着全球化的各种社会经济活动被传播到全世界各个角落。因此，如何帮助贫困国家解决传染病防控中的资金问题是全球传染病防控中的重要问题。2000 年前后，以全球基金为代表的一些国际机构为此问题提供了一定的解决方案。

五、全球化对传染病传播的影响

（一）全球化在促进发展中国家城市化发展的同时，增加了传染病传播风险

根据联合国发布的《2018 年世界城镇化展望》报告，在 1950 年全世界只有 30％的人口居住在城市，2007 年全球居住在城市的人口首次达到 50％，2018 年全世界有 55％的人口居住在城市。全球人口增长，使得各国的城市居民数量激增。亚洲与非洲是全球城市化最快的地方，数据显示非洲肯尼亚的城市人口自 2010 年以来平均每年以 4.3％的速度增长。

但在一些发展中国家，高速城市化带来了传染病的新问题。许多从农村到城市的移民最初在城市边缘的非正式定居点安家。联合国资料显示，2014 年发展中国家有 8.8 亿人居住在城市贫民区，在一些地区，贫民区居民占城市居民的一半以上。通常贫民区居民没有足够的住房、清洁水和卫生设施，同时贫民区的人口密度也非常大，因此容易导致传染病流行。

在 2014 年之前，埃博拉病毒主要在农村暴发，但 2014 年埃博拉病毒开始在几内亚的科纳克里和利比里亚的蒙罗维亚等城市贫民区暴发，正是因为这些地方的人口密度大和人口流动频率高。

（二）全球交通发展与人口流动加快了传染病在全球的传播速度

人类交通不断发展，根据历史数据，在 16 世纪麦哲伦航海时代，环行世界一周需要约 3 年时间，到了 19 世纪蒸汽轮船时代，环绕世界一周需要约 120 天，而今天通过飞机环绕世界一周大概仅需要 2 天半的时间。随着全球化发展，人们的经贸活动等更为紧密，人类旅行的频率也更高，随着收入的提高，选择使用航空工具的人持续增加。

国际旅行的人数不断增加，越来越多的人到世界的偏远地区旅行。许多新发传染病实际上已经在偏远地区存在了很长时间，但由于当地医疗水平较低，这些传染病通常被忽视，跨国旅行者对这些传染病缺乏认识，他们可能在这些地方感染上疾病，并通过国际旅行传播出去。

（三）国际贸易的发展带来更多疾病传播风险

国际贸易使得人与人之间、国家与国家之间的人员交流深化。同时，还有一些贸易方式直接导致更大的疾病传播风险，比如食品的全球贸易、与野生动物有关的全球贩卖等。

在国际贸易中食品贸易所占的比重很大。食品贸易包括玉米、大豆等大宗商品，也包括肉食、冷鲜水果一类直接针对消费者的食品贸易。2019 年全球食品贸易价值突破 1.8 万亿美元，其中肉禽蛋、水产品、乳制品、冷饮等易腐食品以及反季果蔬都需要冷链运输。随着城市化的进程加快，食品贸易中需要冷链运输的东西越来越多。全球化也促进了冷鲜食品的全球化供应。比如两种典型的全球化供应的冷鲜食品巴沙鱼和三文鱼。巴沙鱼是鲶鱼的一种，为东南亚湄公河流域特有的优质经济鱼类。冷冻的巴沙鱼鱼块是一种广受欢迎的冷鲜食品，目前主要产地是越南。三文鱼则是另一种全球畅销的海产品，三文鱼的全球销售必须通过全球化冷链。目前全球三文鱼的主要产地有挪威、智利与英国。这两种鱼类已经成为富裕国家和新兴经济体的富裕家庭食用频率很高的鱼类。

由于冷链运输的低温环境，有关病原体能存活很长时间，这容易导致与病原体有关的食源性疾病的全球传播。肠出血性大肠杆菌、沙门菌等都出现过与冷链有关的传播。而新型冠状病毒也被发现可以通过冷链传播。

在食品冷链贸易外，全世界野生动物的非法贸易也可能导致疾病传播。野生动物非法贸易有几种形式，包括狩猎与非法食用野生动物、野生动物的皮草交易以及异宠交易。异宠是指被人们当作宠物饲养和观赏的来自其他国家与地区的野生动物，目前已有超过500种鸟类及500种爬行动物在全球交易。异宠贸易已成为价值数百亿美元的全球性产业。由于活体动物容易携带相关病原体，因此异宠极易成为致病源。

（四）全球环境变化增加了传染病传播风险

全球环境变化目前最为引人关注的问题是全球气候变化。气候变化产生的健康效应中，最重要的一个方面就是对传染病传播的影响。全球气候变化将直接或间接影响许多传染病的传播过程，尤其是虫媒传染病如疟疾、血吸虫病、病毒性脑炎和登革热等的传播过程。全球趋暖还将使海平面和海表面温度上升，从而增加经水传播疾病（如霍乱和贝类水产品中毒）的发病率。

综上所述，在全球化过程中，科技与经济的相互依赖使得世界变得更小，导致病原微生物跨越国界的时间小于其潜伏期，从而使得疾病可以更加高速地在全球传播。如果有合适的宿主条件，疾病就会造成新的地区性流行。国际旅行的增加、全球化贸易、全球化带来的环境改变等，是当今世界传染病重发与新发的主要原因。

第三节　全球化时代的重大传染病问题

全球化时代应对传染病需要更多的国际合作。目前，世界卫生组织重点关注了一些影响重大的传染病问题，针对相关传染病的全球防治也提出了相应的全球防控目标。

一、疟疾

疟疾是由疟原虫属寄生虫所致。受感染雌性按蚊通过叮咬将寄生虫传给人类。共有五种寄生虫会导致人类疟疾，其中恶性疟原虫和间日疟原虫危害最大。恶性疟原虫是最致命的疟疾寄生虫，在非洲大陆上最流行。间日疟原虫是撒哈拉以南非洲之外大部分国家的主要疟疾寄生虫。疟疾最初的症状（发热、头痛和寒战）通常会在受感染蚊虫叮咬 10～15 天后显现。症状可能较轻，难以发现是疟疾。如果不予以治疗，恶性疟原虫疟疾可能在 24 小时内发展成严重疾病，甚至导致死亡。

疟疾虽然是一种古老的传染病，但 2021 年世界上仍有将近一半人口面临疟疾风险。一些人群感染疟疾并发展为严重疾病的风险比其他人群高得多。高风险人群包括婴儿、五岁以下儿童、孕妇、艾滋病病毒感染者/艾滋病病人，以及搬到疟疾密集流行地区的无免疫力的农民工、流动人口和旅行者。根据世界卫生组织数据，2021 年全球有 2.47 亿例疟疾病例，2021 年的疟疾死亡人数估计为 61.9 万人，而 2000 年，全球疟疾的死亡人数为 89.6 万人。

过去 20 多年里，大部分第三世界国家在世界卫生组织等相关国际机构的帮助下，推广了有效的病媒控制措施和预防性抗疟药物，降低了全球疟疾的疾病负担。2021 年世界卫生组织提出了到 2030 年全球疟疾控制的目标：①2030 年将疟疾发病率至少降低 90％；②到 2030 年将疟疾死亡率至少降低 90％；③到 2030 年至少在 35 个国家消除疟疾；④在所有已无疟疾传播国家中防止再次出现疟疾。

二、艾滋病

艾滋病是由人类免疫缺陷病毒（HIV）感染引起的以 T 细胞免疫

功能缺陷为主的一种混合免疫缺陷病。截至 2021 年年底，全球有 150 万新发感染者，估计约有 3840 万 HIV 现存感染者，其中三分之二在非洲区域。2021 年，全球约有 65 万人死于艾滋病。

迄今为止，人类依然没有针对艾滋病的治愈方法。然而，随着 2000 年以来全球公共卫生在艾滋病领域的投入，人们越来越多地获得有效的艾滋病预防、诊断、治疗措施，艾滋病已成为一种可管理的慢性病，HIV 感染者的生存期显著延长。艾滋病病人可以通过抗逆转录病毒药物治疗。目前的抗逆转录病毒药物治疗虽无法治愈艾滋病，但可抑制病毒复制，使人体免疫系统康复、增强并恢复其抵御机会性感染和癌症的能力。2021 年，全球有 2870 万 HIV 感染者接受抗逆转录病毒药物治疗。2021 年，抗逆转录病毒药物治疗全球覆盖率达到 75%。

世界卫生组织提出了"2030 年全球消除艾滋病"目标，具体是实现"三个 95%"：即 95% 的感染者通过检测知道自己的感染状况，95% 已诊断的感染者接受抗逆转录病毒药物治疗，95% 接受抗逆转录病毒药物治疗的感染者病毒得到抑制。

三、结核病

结核病是由结核分枝杆菌引起的慢性传染病。世界各地都存在结核病。2020 年，全世界估计有约 1000 万人患有结核病。世界卫生组织东南亚区域的新发结核病例数量最多，占所有新病例总数的 43%；其次是世界卫生组织非洲区域，占新病例总数的 25%；世界卫生组织西太平洋区域占 18%。2020 年，全球共有 150 万人死于结核病（其中包括 21.4 万 HIV 感染者）。

由于全球公共卫生资源的持续投入，全球结核病发病率自 2015 年以来每年下降约 2%，至 2020 年累计下降了约 11%。但耐多药结核病仍然是一项公共卫生危机和卫生安全威胁。2020年，只有三分之一的耐多药结核病病人获得了治疗。

2018年9月26日，联合国举行了有史以来第一次结核病问题高级别会议，会议重申了对世界卫生组织《终止结核病战略》的支持，设定了在2030年消除结核病流行的目标，计划在2030年使结核病死亡人数比2015年减少90%，结核病发病率比2015年减少80%。

四、新型冠状病毒（COVID-19）感染

新型冠状病毒感染疫情是全球21世纪以来规模最大的突发公共卫生事件。截至2023年3月，全球向世界卫生组织报告了7.6亿确诊病例，包括687万死亡病例。

五、季节性流感

季节性流感是一种易在人际传播的急性病毒感染。流感病毒分为甲、乙、丙三型。甲型和乙型流感病毒可传播并引起季节性流行性疾病。世界卫生组织估计，在全球范围内，流感流行每年造成300万～500万严重病例、29万～65万例与呼吸道疾病相关的死亡。在温带地区，季节性流行主要发生在冬季。而在热带地区，流感的季节性不明显，全年均可发生流行。季节性流感是一个严重的公共卫生问题，可在高危人群中造成严重疾病和死亡。

预防流感最有效的方法是接种疫苗。由于流感病毒具有不断变化的特点，世界卫生组织全球流感监测和应对系统持续监测人类中流行的流感病毒，并每半年更新一次流感疫苗组合。

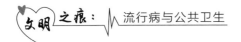

六、被忽视的热带病

热带病曾经因为严重威胁欧洲殖民者的生命而被当时的殖民宗主国重视。但进入现代社会以来，这些疾病由于主要在以非洲热带地区为代表的一些经济落后地区流行，世界各国对其的关注度下降，导致对这些传染病重视不够，也缺乏相应的防控资源和深入研究。"被忽视的热带病"一词在 2005 年被正式采用。2007 年世界卫生组织启动了被忽视的热带病全球网络。

被忽视的热带病不是由某一种病原体引起的疾病，而是一类疾病的总称。它的病原体可以是病毒、细菌、真菌，也可以是不同的寄生虫，如麻风分枝杆菌导致麻风病、由黑化或棕色色素真菌感染引起的着色芽生菌病。

虽然这些病原体感染后症状不尽相同，但是它们都有相同的特征：主要发生在热带或者亚热带气候地区且与贫穷密切相关。因为常年处于高温、高湿气候，这些地区孳生了大量蚊虫，为疾病的传播创造了条件。同时，由于贫困导致卫生条件和卫生意识差，加大了患病风险，受被忽视的热带病影响最大的往往是这些地区最穷困的人群。他们常常生活在家畜圈附近，伴着蚊虫的骚扰，容易感染虫媒传播疾病；由于环境卫生较差，还可能吃下被寄生虫污染的食物，从而患上肝吸虫、十二指肠钩虫感染等。

随着被忽视的热带病被纳入全球公共卫生议程，被忽视的热带病的全球防治取得了较大的成就。2010—2021 年，需要得到被忽视的热带病干预的人口减少了 25％，从 21.9 亿人减至 16.5 亿人。截至 2022 年年底，47 个国家至少消灭了一种被忽视的热带病；2015—2019 年，每年超过 10 亿人接受了至少一种被忽视的热带病治疗。

第四节　全球健康治理

一、全球健康治理的历史阶段及传染病防治在全球健康治理中的作用

全球健康治理可以追溯到 1851 年首次国际卫生大会召开，大致分为三个阶段。

（一）萌芽期

1851 年，在巴黎召开的首次国际卫生大会讨论在不造成国际贸易不便的前提下，建立统一的检疫措施，制定了世界上第一个地区性《国际卫生公约》。1926 年通过的《国际卫生公约》要求缔约国一旦在领土内发现第一例"鼠疫""天花""黄热病""斑疹伤寒""天花"病例，应立即通知他国及国际公共卫生办公室，并同时附上含有疾病来源地、日期和类型等信息的报告。

（二）发展期

第二次世界大战后，大量亚非拉殖民地独立并建立国家，新组建的国家不断加入联合国及其分支机构，基于联合国相关原则开展国际交流与合作，因此 1948—1990 年，世界范围的卫生治理是以世界卫生组织为中心开展的。当时国际卫生主要是通过国家之间援助的方式开展，这一时期被称为国际卫生（International Health）时代。在此时期内，全世界传染病防控主要是基于 1951 年第四届世界卫生大会通过的《国际公共卫生条例》。该条例一直到 2005 年才进行主要修订。该条例的一个基本前提是：人们认为只要在边境口岸采取措施就可以阻止疾病的国际

传播。

（三）深化期

1990 年后的全球化对国际卫生提出了挑战。主要体现在：全球化使健康风险穿透国界的速度之快、覆盖地域的面积之广，前所未有，模糊了国境的界限；全球化使得应对许多健康决定因素的行动离不开各国非卫生部门的参与，模糊了卫生与非卫生的界限，如食源性疾病的跨国传播，需要贸易部门的参与；非国家行为体迅速崛起，模糊了国家和非国家行为体作用的分界。全球化时代传染病防治在全球健康治理中的作用主要体现在：随着全球化进程的推进，世界呈现出"微生物世界一体化"趋势，传染病防治与国际政治的关系日益密切；传染病的国际传播一方面促成了各国的合作，另一方面也不断制造着国际社会的外交争端。与国际卫生时代对应，此阶段被称为全球卫生（Global Health）时代。

二、全球健康治理的主要参与者

全球化的深入已经使得卫生治理呈现多行为体治理的特征而具有了全球政治的维度，卫生安全的实现需要全球卫生治理机制的创新与全球政治机制的建立。传染病的全球治理是全球健康治理的重要组成部分。目前全球健康治理的主要参与者有主权国家、联合国及其专门机构（主要是世界卫生组织）、国际私人机构与公私伙伴机构、跨国企业。

（一）主权国家

国家主权指的是一个国家独立自主处理自己内外事务，管理自己国家的最高权力。主权概念是制定全球卫生政策的核心。各国政府作为国家政策制定者、多边机构成员和双边捐助者，在全球卫生领域发挥着多方面的作用。

一个国家的中央政府为本国公民的健康提供相关公共产品。在全球化时代，国家也通过加入相关的国际机构参与全球健康治理。联合国一类的国际机构并不对主权国家内部人民的健康负有直接责任。全球化也对国家主权提出了挑战。2014年的埃博拉危机表明，塞拉利昂、几内亚和利比里亚政府无力控制可能影响整个世界的埃博拉病毒暴发。全球社会的任务不是向这三个国家的国民提供健康，但是确实有义务进行干预，以保护全球人口免受高死亡率传染病的影响。在主权和全球卫生方面，主权是双重的。主权既是一种挑战，也是一种必要。在保护一个国家公民的健康和福祉方面，它是一种必要。然而，当国家利益和全球利益相互竞争时，特别是当全球决策限制了国家的政策空间时，它就是一种挑战。

除了通过国际组织合作参与全球健康治理，国家之间可以通过双边合作的方式开展跨国的健康合作，如一些工业化国家通过对外发展援助机构向发展中国家提供相应的资金与技术。我国也于2018年组建了国家国际发展合作署。

（二）联合国

联合国是在第二次世界大战后成立的一个由主权国家组成的政府间国际组织。1945年，在美国旧金山签订的《联合国宪章》生效，联合国正式成立。目前，联合国有193个成员国，联合国除了总部，还设有世界卫生组织、联合国教科文组织等专门机构。世界卫生组织是联合国系统中专门处理健康问题的部门，但联合国总部及其专门机构也会涉及健康议题。

2000年，在联合国千年首脑会议上，世界各国领导人就消除贫穷、饥饿、疾病等全球重要议题商定了八项目标，即"千年发展目标"，其中第6项目标是与艾滋病病毒/艾滋病、疟疾和其他疾病做斗争。

（三）世界卫生组织

1948 年 4 月 7 日，世界卫生组织宣告成立，每年的 4 月 7 日也就成为全球性的"世界卫生日"。同年 6 月 24 日，世界卫生组织在日内瓦召开了第一届世界卫生大会（World Health Assembly，WHA），总部设在瑞士日内瓦。世界卫生组织是政府间卫生组织，由主权国家构成。世界卫生组织主要有两个资金来源：会员国缴纳评定会费（国家会费）和会员国及其他伙伴自愿捐款。

世界卫生组织的工作在全球层面由三个主要机构指导。世界卫生大会、世界卫生组织执行委员会和世界卫生组织秘书处。世界卫生组织是一个基于成员的组织，因此各国（成员国）必须接受其章程。新成员必须由世界卫生大会的多数票批准。世界卫生大会由所有成员国的卫生部部长组成，每年举行会议，是世界卫生组织的最高权力机构。主要任务是审议总干事的工作报告、规划预算、接纳新会员和讨论其他重要议题。执行委员会由来自不同国家的 34 人组成，他们在卫生领域具有技术上的资格。他们的作用是执行世界卫生大会的决定和政策。执行委员会提出世界卫生大会的议程和世界卫生组织的工作计划，每年至少举行两次会议。秘书处在全球范围内推动世界卫生组织的工作。它向总干事和世界卫生组织的技术和行政人员报告。它负责世界卫生组织的日常运作。此外，总干事办公室还负责编制世界卫生组织的预算和战略方向，然后必须由世界卫生大会批准。成员国就所采取的行动和取得的进展、影响卫生成果的法律和政策以及流行病学报告提供年度报告。然后由秘书处对这些报告进行整理，并向世界卫生大会提交进展报告。

世界卫生组织和联合国之间的代表权是对等的。联合国的代表被邀请作为无表决权的观察员参加世界卫生大会、执行委员会会议和世界卫生组织的其他会议。世界卫生组织也被邀请参加一些联合国委员会的会议，就与卫生有关的议程项目提供建议和反馈。世界卫生组织与联合国系统内其他专门机构如国际劳工组织、联合国粮食及农业组织等也签有协议，为这些机构涉及健康的内容提供支持。

世界卫生组织和联合国在全球卫生治理方面的作用随全世界发展而不断变化。随着世界经济一体化，全球越来越意识到健康不仅仅是一个疾病过程，而是与更为广泛的社会经济问题相联系，这促使其他联合国专门机构如联合国儿童基金会、世界银行等都设立专门负责健康问题的工作人员和部门，世界卫生组织通常也与这些机构签订协议，为其涉及健康部分的工作提供技术支持。1981年艾滋病出现时，由于整个世界卫生组织中只有一个人从事性传播疾病的工作，世界卫生组织并没有为艾滋病疫情做好准备。全球艾滋病预防和控制战略于1986年制定，第一任主任乔纳森－曼博士随后在联合国大会上汇报了艾滋病流行的组成部分。他的报告指出艾滋病的流行有三个部分：艾滋病病毒、艾滋病疾病和"第三种流行病，即对艾滋病的社会、文化、经济和政治反应"。因此，国际社会的应对措施应从单纯以医疗为中心的方法转变为更广泛的社会经济文化措施。由于多方面评估认为当时的世界卫生组织在应对艾滋病上不够高效，因此联合国成立了一个特别工作组。最终联合国艾滋病规划署于1996年成立。联合国艾滋病规划署的成立表明要应对全球健康挑战，需要综合社会经济文化措施来解决健康问题。

（四）国际私人机构与公私伙伴机构

全球健康治理的一个突出的特征是非国家行为体的数量和影响都在增加。非国家行为体是在国家或政府范围之外运作的组织。它们可以是营利性的或非营利性的实体，但通常在全球健康治理领域所讨论的组织是非营利组织。在全球卫生和其他全球治理领域，值得注意的是，非国家行为体的数量比政府行为体的数量增加更快。有研究表明，在20世

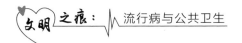

纪的最后几十年里，国际非政府组织的发展尤其迅速，到 2000 年，它们的数量超过了政府组织，达到 9.5 比 1。

非国家行为体中第一种类别是私人机构，最突出的例子是 2000 年成立的比尔和梅琳达－盖茨基金会。这类机构主要源于私营资金。除了私人机构外，全球化时代还兴起了大量全球公私伙伴机构（Public Private Partnerships，PPP）。

公私伙伴机构是指政府机构与私营部门在向公众提供实物或服务方面的伙伴关系。目前全世界在公共交通、环保与健康等领域有大量的公私伙伴机构项目。传统上，公私伙伴机构项目通常都在一个国家内部开展，但在 20 世纪 90 年代出现了大量的全球公私伙伴机构项目。在全球健康领域，出现了一些影响力巨大的公私伙伴机构，如全球疫苗免疫联盟（The Global Alliance for Vaccines and Immunisation，GAVI）与全球基金等机构。在这些公私合作伙伴机构中，决策结构为理事会，而理事会成员中，除了政府机构代表，还有私营部门的代表，大家共同享有决策权。

合作通过与国家或政府间国际组织构建伙伴关系，非国家行为体能够与公有部门共享卫生领域的决策权，直接参与全球卫生治理。非国家行为体不断增加，为全球卫生事业带来了大量的资源，并由此在全球健康治理方面扮演了重要的角色。目前全球健康领域影响最大的八个机构为：世界卫生组织、联合国艾滋病规划署、联合国儿童基金会、联合国人口基金、世界银行、比尔和梅琳达－盖茨基金会、全球疫苗免疫联盟与全球基金。

（五）跨国企业

跨国企业特别是一些大型跨国医药企业也是全球健康治理的重要参与者。通常全球卫生的经费支出中会采购相关企业的产品，如艾滋病抗病毒药物。另外，这些企业通常也会通过企业基金的方式向一些国际机构进行捐赠，如辉瑞、诺华和葛兰素史克等广泛参与了阿奇霉素和马拉酮等药物捐赠项目，在防治疟疾和致盲性沙眼等疾病中扮演了重要角色。

三、全球传染病健康治理的主要内容

全球传染病健康治理涉及三个主要问题：全球传染病的数据收集与监测、全球传染病防治的法律依据以及全球传染病防治中的资金筹集与分配。

（一）全球传染病的数据收集与监测

全球传染病数据的收集主要由世界卫生组织进行，世界卫生组织通过与主权国家合作，通过相关的技术团队收集、分析与发布全球主要传染病数据，相关数据为全球卫生的参与者提供了数据基础。针对艾滋病、结核病与疟疾等重大传染病，世界卫生组织每年都会出年度报告。

流感的全球监测是全球传染病监测与服务中的典型事例。流感是一种呼吸道感染。在三种类型的流感病毒（A 型、B 型和 C 型）中，A 型流感病毒是最值得关注的公共卫生问题。A 型流感病毒同时感染人类和多种动物，这扩大了病原体的储库。这些病毒是不稳定的，因为它们经常以小的方式变异（抗原漂移），定期以大的方式变异（抗原转变）。当人类流感病毒和人畜共患流感病毒共同感染人类或动物（如猪、鸟）宿主，交换 RNA，并产生一种新型病毒时，就会发生基因重组。根据其特点，这种新型病毒可能引发人类或动物的流行病或更广泛的大流行。各国政府早已认识到，鉴于流感所带来的持久风险以及对人类和社会的巨大影响，需要采取集体行动。由于上述原因，世界卫生组织成员国同意全球流感治理必须全球合作，全球流感治理的合作从 1952 年开始，当年在世界卫生组织的领导下成立了全球流感监测网络，2011 年正式更名为全球流感监测和应对系统（Global Influenza Surveillance Response System，GISRS）。1952 年成立时，只有 25 个国家进行了一些流感监测并能够向世界卫生组织报告数据。截至 2022 年 1 月，GISRS 已经覆盖超过 127 个国家和地区。

GISRS 还运营了 FluNet，这是一个基于网络的全球流感病毒学监测工具，于 1997 年启动。GISRS 成员每年向世界卫生组织合作中心（全球共 7 个）共享大约 20000 个流感病毒样本，并根据通过 FluNet 和 FluID 系统进行的实验室和疾病监测报告定期更新每周流感情况，从而使世界卫生组织能够及时向各国分发风险评估和警报。根据 GISRS 的监测，自 1973 年以来，世界卫生组织一直在推荐将合适的病毒纳入年度季节性疫苗。自 1998 年以来，GISRS 对南北半球的季节性流感疫苗成分提出了半年更新一次的建议。

尽管 GISRS 是为应对流感而建立的，但它也是处理非流感紧急情况的国家重要资源。对于新型冠状病毒大流行，GISRS 从一开始就做出了重大贡献。例如，GISRS 的长期合作伙伴全球流感共享数据库（GISAID）在可用后数小时发布了第一个 SARS－CoV－2 序列数据。在许多国家，国家流感中心（NIC）成为国家新型冠状病毒检测和响应的主要中心。

（二）全球传染病防治的法律依据

目前全球传染病防治的法律依据主要来源于《国际卫生条例》。1951 年世界卫生大会通过了《国际公共卫生条例》，该条例于 1969 年经过一定的修改而更名为《国际卫生条例》，2005 年 5 月 23 日的世界卫生大会通过了《国际卫生条例（2005）》，于 2007 年 6 月 15 日生效。

《国际卫生条例（2005）》是一部具有普遍约束力的国际卫生法，对全球 196 个国家具有约束力，中华人民共和国是其缔约国。该条例要求各缔约国应当发展、加强和保持其快速有效应对国际关注的突发公共卫生事件的应急核心能力。该条例的目的是以针对公共卫生危害同时又避免对国际交通和贸易造成不必要干扰的适当方式预防、抵御和控制疾病的国际传播，并提供公共卫生应对措施。根据条例的规定，事发国有"评估""通报""信息共享"义务，非事发国有"报告"义务和相关国的"核实"义务。事发缔约国是否要履行强制的通报义务，视领土内发生的病例情况而定。缔约国在境内一旦出现下列四类疾病病例，就具有强制通报义务：天花、野毒株引起的脊髓灰质炎、新亚型病毒引起的人流感和严重急性呼吸综合征。此四种情形应该立刻报告世界卫生组织，根据收到的信息，特别是从本国领土上正发生事件的缔约国收到的信息，总干事根据条例规定的标准和程序确定该事件是否构成国际关注的突发公共卫生事件。主要的判定标准：事件的公共卫生影响是否严重；事件是否不寻常或意外；是否有国际传播的严重危险；是否有限制国际旅行或贸易的严重危险。在过去的十多年中，世界卫生组织共确定了六次国际关注的突发公共卫生事件，包括 2009 年 H1N1 流感、2014 年西非埃博拉疫情以及 2020 年新型冠状病毒感染疫情等。

（三）全球传染病防控中的资金筹集与分配

在全球传染病防控中，资金投入是另外一个重要问题。1980 年以后，联合国的其他部门对全球健康的投入不断增加。2000 年前后，比尔和梅琳达-盖茨基金、全球疫苗免疫联盟与全球基金的成立，为全球传染病防治带来大量资金，中低收入国家可以在这些组织申请资金或物资用于本国传染病防治。

全球疫苗免疫联盟于 1999 年成立，其工作宗旨是与政府和非政府组织合作促进全球健康和全球免疫事业的发展。它是一个公私合作的全球卫生合作组织。

比尔和梅琳达－盖茨基金是一个私人组织。比尔和梅琳达－盖茨基金管理的总资金规模超过500亿美元，每年有大量资金投入全球传染病防治。

全球传染病防控资金分配中最有代表性的机构当属全球基金。全球基金是指全球抗击艾滋病、结核和疟疾全球基金（The Global Fund to Fight AIDS，TB and Malaria），成立于2002年，目的是筹集、管理和投资全世界的资金以应对当时全世界影响最广的三大传染病。它是一个公私合作的全球卫生合作组织。全球基金旨在通过全球范围的融资以及药物和医疗产品采购与供应、专业技术指导、项目管理与协调等，降低非洲、亚洲、拉丁美洲的发展中国家的医药产品价格，提高药品可及性，消除假药和劣药的不良干扰，并提供各种解决方案帮助发展中国家防治艾滋病、结核病、疟疾等重大传染病，建立有效的卫生保障和疾病防控体系。自2002年成立以来，截至2021年6月，全球基金已拨出500多亿美元用于抗击艾滋病、结核病和疟疾。对全球基金的评估数据认为，全球基金资助的国家每年因艾滋病、结核病和疟疾造成的死亡人数减少了46％。截至2020年年底，全球基金与合作伙伴支持的卫生保健项目拯救了约4400万人的生命。

全球基金投入约41亿美元用于新型冠状病毒感染疫情。其主要举措如下：调整疫情影响下的艾滋病、结核病以及疟疾的方案；通过全球基金的新型冠状病毒感染反应机制（C19RM），向中低收入国家提供赠款支持，用于检测、治疗（包括医用氧气）、个人防护设备以及加强卫生系统；支持疫苗开发和公平分配，促进多方合作；提供渠道，确保新型冠状病毒感染大流行下全球健康产品的持续流通。

第五节　总结

全球化从人口流动方式、交通方式、贸易方式等方面改变了传染病传播的方式，为全球治理带来新的挑战。

新型冠状病毒感染疫情表明，全球传染病防治的国际治理体系依然不完善，需要主权国家、联合国机构以及国际组织进一步加强合作，探索更为有效的治理模式。

（杨洋）

参考文献

［1］保罗·法默，金墉，凯博文，等. 重新想象全球健康［M］. 常姝，译. 上海：上海译文出版社，2020.

［2］凯瑟琳·雅各布森. 全球健康概论［M］. 2版. 黎浩，译. 北京：人民出版社，2021.

［3］魏尧，舒妍. 国际卫生条例（2005）和甲流防控带来的关于国境卫生检疫法律体系的思考［J］. 口岸卫生控制，2012，17（1）：10－12.

［4］Bettcher DW，Yach D，Guindon GE. Global trade and health：key linkages and future challenges［J］. Bull World Health Organ，2000，78（4）：521－534.

［5］Merson MH，Black RE，Mills AJ. Global Health：Diseases，Programs，Systems，and Policies［M］. 4th ed. Burlington：Jones & Bartlett Learning，2018.

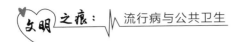

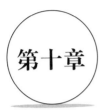

第十章

健康价值：传染病防控的边界

传染病防控
措施的选择（1）

传染病防控的"四早"原则分别是"早发现、早报告、早隔离、早治疗"。强调"早"，是因为传染病会给人类社会带来不利的影响，我们需要早处理，尽量减少损失。这个损失，不仅是感染人数，也指传染病防控所带来的经济损失。对传染病采取的不同防控措施意味着资源消耗的种类和数量不同，更严格的防控措施，可能意味着更少的感染人数，但是也可能意味着其他方面更大的损失。那么，如何在减少感染人数与降低其他方面损失之间寻求平衡？在此，我们将借助经济学工具来讨论传染病防控措施的选择。

引子：传染病防控中的经济学思想

从前面的章节中我们已经熟知传染病防控的"四早"原则，那么，如何从经济学的角度来看待"四早"原则呢？

我们生活中常有着"既要又要"的时刻，我们的愿望是否都能满足呢？答案当然是否定的。人们想要的何其多，但总受着这样那样的现实因素制约，这其实就是经济学的两个基本假设的现实反映。

在西方经济学中有两个基本假设，即"理性人"和"资源稀缺性"。"理性人"也称为"经济人"，经济学家认为，这个假设是对从事经济活动所有人的基本特征的一般抽象，这个被抽象出来的"理性人"的基本特征是每一个从事经济活动的人都是利己的。也可以说，每一个从事经济活动的人所采取的行为都是力图以自己最小的经济代价去获取自己最大的经济利益。因此，当"资源稀缺性"使得每一个人都必须在各种可能的生产或消费活动中做出取舍时，每个人的选择行为都是理性的。个人的理性选择是指经济个体重视选择能够给自己带来最大经济利益的经济活动，要做到这一点，经济个体就需要对其可能从事的各种经济活动进行成本-收益比较，以权衡取舍。对于企业家来讲，他需要对两个不同的项目进行比较分析，从中选择一个能够给自己带来最大利润的项目。对一位购买产品的消费者来讲，分析比较自己以同样的价格购买什么产品能获得最大的快乐（我们称之为"效用"）。而对于传染病防控来说，是通过比较和分析相同或相近的投入，采用什么样的防控措施或方案能带来最大的净收益。

"资源稀缺性"是指在获得人们所需要的资源方面所存在的局限性，即资源的供给相对需求在数量上的不足。因为资源是稀缺的，是有限的，要达到资源最有效利用的目的，就需要进行选择，由此产生了经济学的三个基本选择问题——生产什么？如何生产？为谁生产？

例如一家工厂，是生产食品还是生产衬衫？生产少量的优质衬衫还是生产多量的普通衬衫？生产消费品还是生产投资品？使用什么设备生产？谁来操作？谁来管理？生产出来的产品由谁来使用？谁来购买？

一个社会必须决定在诸多可能的物品和劳务之中每一种应该生产多

少以及何时生产；决定谁来生产，使用何种资源，以及采用何种生产技术；决定谁来享受经济活动的成果，决定收入和财富的分配。这些问题实际上都是资源如何分配和利用的问题。

医疗卫生资源与其他资源一样，同样具备 3 个特点：①资源的有限性。经济的发展转型、人口的不断增长，使卫生资源的供给和人们的健康需求总是存在差距。社会经济的基本矛盾是资源的有限性和需求的无限性的矛盾，卫生服务作为一种劳务产品也同样具有有限性[①]。②可选择性。政府或市场可以提供医疗、保健、康复等不同层级的医疗卫生产品和服务，公众出于不同机会成本的考虑并结合自身的情况加以选择。③需求的多样性。不同地域、经济、身体状况的居民有着不一样的健康需求，如看病、防病、体检、接种疫苗、健康咨询、康复、优生优育等。

医疗卫生资源的特点决定了在传染病防控中也需要考虑资源如何有效地利用。当我们在传染病防控中应用经济学思想来考虑问题的时候，就不只考虑防控是否"有用"，还要考虑资源如何有效利用，即需要在防控的资源利用和有效结果中寻找到一个最优的解决方法。

第一节 传染病防控——人类的付出与所得

一、传染病防控——人类生存繁衍的必然选择

人类与传染病斗争的历史源远流长。数千年的大国兴衰史中，军事武器、经济金融、政治人物、社会组织的作用当然是巨大的，但许多时

---

① 李鹿. 卫生事业管理 [M]. 北京：中国人民大学出版社，2012.

候其影响力远不及传染病。"刀剑、弓箭、机关枪甚至是烈性炸药，对一个民族的命运所造成的影响，都远远不及传播伤寒的虱子、传播鼠疫的跳蚤和传播黄热病的蚊子。"① 大流行病对国家发展与民众生活的冲击，常常超过一场战争、一次金融危机。"冷战"结束以后，世界战争的威胁下降，传染病的冲击凸显。一些国际关系学者开始探讨传染病严重威胁国家主权、国际安全的理论逻辑。

瘟疫往往给人们造成严重的心理影响。公元前 430 年—前 427 年的雅典瘟疫，使城中的人们生活在噩梦之中。1665 年伦敦的鼠疫，病因一时不明，加重了疫情的神秘、恐怖色彩，许多无辜者因被指控传播鼠疫而被恐慌的民众处死；猫也被当作瘟疫之源而被赶尽杀绝，老鼠泛滥，结果鼠疫更加肆虐，社会濒临崩溃。公元前 430 年—前 427 年的瘟疫，使曾两次战胜波斯的雅典就此衰败。公元 21 年—1266 年横行的瘟疫，最终加速了不可一世的罗马帝国的衰落。1518—1526 年的天花大流行，是阿兹台克帝国（现墨西哥境内）消失的重要原因。殖民者故意传播的天花病毒，令北美几个原有百万人口的印第安部落骤减至几千人甚至完全灭绝。

1812 年，拿破仑攻打俄国，1 年后败退时因感染伤寒和痢疾而死亡的官兵远比战死的要多得多。第二次世界大战期间，疟疾曾在盟军中流行，致使大量的士兵死亡或丧失战斗力。

现代社会，传染病暴发在引起死亡的同时，还带来多方面的影响。

一是对卫生部门的影响。传染病暴发对卫生部门的影响通常是最直接的，能直接估计或者至少可以进行追溯性计算。然而，对于具有不可

---

① 汉斯·辛瑟尔. 老鼠、虱子和历史［M］. 谢桥，康睿超，译. 重庆：重庆出版社，2019.

预料临床结果的新病原体或重新出现的病原体，预测可能会很困难，而且成本估计常常局限于短期医疗支出、卫生负担支出或死亡支出。例如，没有后遗症的典型寨卡病毒感染虽然不太可能造成重大负担，但婴幼儿疾病的表现可能产生广泛影响。不仅在怀孕期间会产生直接的医疗费用，产后的直接和间接费用也很多，特别是考虑到这些儿童在成长过程中需要长期的悉心照顾。

二是对农业部门的影响。考虑到 60% 的人类感染病原体来自动物，涉及人畜共患病的农业部门往往遭受重大经济影响。在 1998 年马来西亚暴发尼帕病毒期间（导致 283 例人类病毒性脑炎和 109 例死亡），马来西亚政府为因疫情暴发而扑杀的 110 万头猪支付了 9700 万美元的赔偿。除此之外，该疫情还导致 2.29 亿美元的间接成本，如政府税收损失和国际贸易损失，以及 1.36 亿美元的生物安全和屠宰设施控制计划的成本。猪肉消费和出口发生长期变化（疫情期间下降 80%，疫情后下降 30%）。

三是对旅游和出行的影响。2003 年 SARS 疫情期间，在世界卫生组织发布疫情预警仅仅两个月后，中国香港入境游客数量便下降了 68%。亚太地区航空公司的收入减少了 60 亿美元，北美航空公司的收入减少了 10 亿美元，新加坡旅游业收入下降了 70% 以上。在韩国，中东呼吸综合征（MERS）疫情在 2015 年短暂暴发，与前一年同期相比，仲夏时节国际游客数量下降了 41%。

四是对贸易及零售业的影响。SARS 给全球经济造成的损失估计接近 400 亿美元。MERS 疫情期间，韩国民众的恐惧情绪和政府的过度反应导致许多公共活动被迫取消，住宿和食品行业的产量较上年下降了 10%，娱乐和休闲行业的产量也下降了 8.6%，出版、通信和信息行业下降了 6.3%。与此同时，韩国出口也受到影响，2015 年第二季度的经济增长仅为 0.3％，创六年来新低。

五是对环境的影响。例如，西非埃博拉疫情期间，人口隔离和旅行的限制及执法措施导致了非法偷猎、伐木、采矿。在 H5N1 流感疫情期间，当地政府进行了扑杀野生鸟类、封闭受保护的湿地和破坏鸟类栖息地的错误尝试以阻止病毒传播。

六是对其他方面的影响。虽然发病率和死亡率已经表明某种疾病对人类影响的严重性，但这并不能代表个人、家庭或社区的生产力下降带来的全部后果。例如，疫情的影响可能涉及个人消费者和家庭的心理、教育或职业损失。对于埃博拉病毒而言，由于年龄在 15～44 岁的感染者占到 57％，60％～70％的家庭收入在疫情期间大幅下降，家庭消费水平下降，营养不良所造成的患病率上升，父母死亡也带来大量孤儿的养育问题。

综上可以看出，传染病给人类社会带来了巨大的影响，人类采取各种传染病防控措施实际上是生存繁衍的必然选择。按照马斯洛的需求层次理论，人的需求分成五个层次，需求是由低到高逐级形成并得到满足的。人身安全、健康保障这类安全需求是人类低级阶段的需求，也是人类开展传染病防控的原因。健康是一个繁荣的、有生产力的社会的核心，而恐惧和疾病却可能扼杀生产、消费、娱乐、旅行和整体社会福祉。

马斯洛需求层次理论见图 10-1。

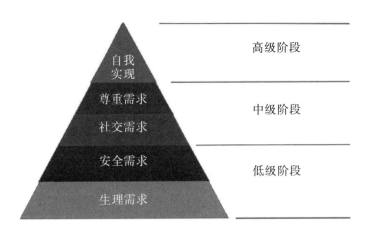

图10-1 马斯洛需求层次理论

　　为了治疗疾病、恢复健康，人们不得不花费金钱，甚至掏空积蓄或者借债，使自己的生活陷入困难境地。而对于整个人类社会来说，传染病造成人的生命损失和生产力下降，使整个社会都蒙受了经济损失，人们处于恐慌和忧虑中，社会不得安宁。因此，我们对传染病进行防控，实际上是为了尽可能地减少传染病给个体和社会造成的损失，使生活趋于稳定和谐。传染病防控的产出，即传染病防控的价值就表现在对应的这三方面，分别是：①挽救生命，恢复健康；②避免经济损失，维持经济发展；③维持社会发展环境的稳定。

二、传染病防控的投入

　　为了降低传染病的风险，人们会使用各种资源，包括时间、金钱、劳动力等。传染病防控的三个环节（管理传染源、切断传播途径和保护易感人群）都涉及医疗卫生以及非医疗卫生部门的工作，我们不妨运用经济学中"成本"这个概念来分析传染病防控的投入。

　　成本指生产中所使用的资源的价值。

　　按防控流程，我们会在识别、诊断、治疗、随访各个步骤产生成本。在不同的防控流程产生不同类型的成本。在识别和诊断阶段，资源消耗主要表现为检查、筛查服务所产生的试剂消耗、仪器损耗、人员服务等，虽然量大，但人均资源消耗不一定大。在治疗阶段，成本项目包括为了治愈疾病、恢复健康可能使用到一些昂贵的技术和药物，还要考虑治疗过程中并发症、副作用产生的治疗费用等。若需要对病人进行观察和随访，那么成本的消耗是长期的，不仅包括现在产生的成本，还需要考虑将来可能产生的成本。

按照成本类别，成本可分为直接医疗成本、直接非医疗成本和生产力损失三方面。直接医疗成本是指在医药保健部门购买卫生服务所消耗的经济资源，包括检查费、治疗费、药费等疾病防治费用。直接非医疗成本指在非医药保健部门所消耗的经济资源，或在防控传染病过程中支持性活动的费用等。生产力损失指由传染病防控活动给经济主体带来的时间及劳动力损失。

在研究传染病防控的成本时还需要考虑识别成本的角度，若从全社会的角度来观察资源的消耗或资源利用的变化，就应将所有跟防控有关的资源项目纳入，不管是有形的物资还是无形的时间消耗，不管是现在的资源消耗还是将来可能产生的资源消耗。为了避免项目遗漏，通常我们可以从个人、机构、社会三个角度来看待和收集成本。

从个人角度来看，传染病防控直接消耗的医疗资源就是直接医疗成本，例如接种疫苗的花费，购买药物、保健品的花费；个人的直接非医疗成本包括在医疗机构之外消耗的资源，包括为了参加筛查和治疗而花费的食宿费用，隔离期间自付的酒店住宿费用等；个人的生产力损失指为了传染病防控而损失的生产时间所造成的损失，例如隔离和治疗期间无法正常工作，因此损失的收入。需要注意的是，成本中除了相对容易计算和收集的医疗相关花费，不能忽略非医疗性花费。

　　站在机构的角度来看，直接医疗成本是为了防控所直接投入的医疗资源，例如各单位购买的消毒药水、测温仪等；直接非医疗成本则是跟防控有关的其他投入，比如增设人力来进行场所检查，为了方便远程办公而给员工额外配置的设备等；机构的生产力损失在于因传染病导致的停工所造成的经济损失，或者是由远程办公而引起的工作效率降低。

　　从社会角度来看，我们需要计入一些在普通人看来是"免费"的产品，例如核酸检测是免费的，并不意味着核酸检测不消耗资源，这类花费应该被计入社会的总成本，免费且自愿的志愿者的劳动也应是社会投入的一部分。

　　成本的分类见图 10－20

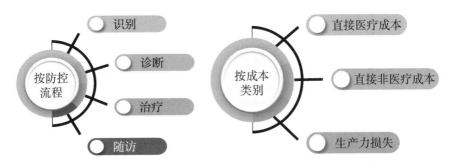

图 10－2　成本的分类

　　当个体在进行成本－收益分析时，如果在多个选项/方案中进行选择，在资源有限的情况下，选择了某一项目/方案必然需要放弃其他项目/方案，这种放弃或代价就是机会成本。机会成本指的是为了得到某种东西而要放弃其他东西，机会成本是所放弃的最大价值。如在面临防控策略选择的时候，选了 A 方案而没有选 B 方案，那么放弃的 B 方案可能带来的收益就是选择 A 方案的机会成本。注意：机会成本是可能产生的收益，而并非实际发生的资源消耗。

　　另一个概念为"边际"，经济主体不光要考虑总的投入和总的收益，还要考虑增加一个单位的成本带来的收益或增加一个单位收益所付出的成本。我们需要考虑增加的劳动是有效率的吗？边际成本是否太高而难以承受？

沉没成本指的是已经发生不可收回的支出，如时间、金钱、精力等。某种方案已经认定效果不佳或者失败，但对该方案投入的成本不可收回。例如一些商家在口罩价格高涨的时候高价购入口罩机和熔喷布，但若市场发生变化，口罩市场供给增加、价格下降导致投资者无法取得预期的收益，此时商家即使放弃生产，投入的资金也无法收回。

第二节　选择传染病防控措施的考虑因素

在"资源稀缺性"和"理性人"的假设之下，我们在传染病防控当中也需要考虑如何有效地分配和利用资源，需要面对生产什么、如何生产、为谁生产这三个问题。

在卫生资源既定的情况下，通过资本、劳动等要素的最佳组合，以生产最大数量的医疗卫生产品和服务；或者在既定医疗卫生产品和服务数量的目标下，通过资本、劳动等要素的最佳组合，以最低的成本耗费来实现。这是健康领域的生产效率问题，也是经济学中"如何生产"的问题。作为"理性人"，如果有多个防控方案，如何有效地利用资源，将资源利用效率最大化？放在传染病防控的背景下，即是如何选择适宜的防控措施。

那么，如何来做防控措施的选择呢？选择是有条件的。在做选择之前，我们需要对传染病有充分的了解。通过现场流行病学调查和实验室检测技术，在了解某种传染病的流行特征的基础上，知道哪些防控措施是有效的，才能有所选择。

选择的时候需要考虑两个因素，即"什么疾病"和"谁做防控"，前者意味着需要哪些资源，后者涉及谁能获得及使用这些资源。

一、选择需要考虑的因素——疾病

按照《中华人民共和国传染病防治法》，传染病分为甲、乙、丙三类。甲类传染病是强制管理传染病，包括鼠疫和霍乱这两种，需要及时上报、单独隔离，以及采取严格的职业防护。乙类传染病是严格管理传染病，包括传染性非典型肺炎、艾滋病、病毒性肝炎等。其中有部分传染病虽被纳入乙类，但可直接采取甲类传染病的预防控制措施。丙类传染病包括流行性感冒、流行性腮腺炎、风疹等。另外，如果对某种传染病的传播途径不清楚或了解不全面、对传播的后果还没有充分的结论，出于谨慎起见，需要采取高级别的防护。

国务院卫生行政部门根据传染病暴发、流行情况和危害程度，可以决定增加、减少或者调整乙类、丙类传染病病种并予以公布。对乙类传染病中的传染性非典型肺炎、炭疽中的肺炭疽和人感染高致病性禽流感，采取本法所称甲类传染病的预防控制措施。其他乙类传染病和突发原因不明的传染病需要采取本法所称甲类传染病的预防控制措施的，由国务院卫生行政部门及时报经国务院批准后予以公布、实施。

考虑"什么疾病"这个问题时，意味着我们要了解传染病的分类，根据对该传染病的了解程度和传播后果采取不同的防控措施。在传染病流行初期非常重要的工作就是识别疾病。伍连德抗击鼠疫的故事给了我们深刻的印象，在发现致死性传染病的时候根据症状、表现、病理学证据来确定当时流行的是鼠疫，再据此制定相应的防控措施。如果传染病的致残率/致死率高、预后差，那么防控措施应更严格。

传染病防控措施的选择跟传染病的影响程度有关，公众总是对与自己有关的传染病更为重视。以艾滋病和疟疾为例，每年的 12 月 1 日设为世界艾滋病日，我国疾病预防控制中心设有艾滋病科室。相对疟疾来说，我国公众接收的关于艾滋病的信息、数据和健康宣传不少。然而，关于疟疾的健康宣传相对较少并不说明疟疾不重要，只是相对艾滋病来说，疟疾在我国有特定的区域分布，因此很多地区在开展传染病防控工作时不会将疟疾列为重点疾病。在全球来看，80％以上的疟疾病例发生在非洲，90％以上的疟疾病例死亡发生在非洲，非洲以外的国家自然不会投入大量资源来进行疟疾防控。

二、选择需要考虑的因素——防控主体

防控主体可以分为个人、机构和政府三个层面，由于这三类主体在传染病防控中能获得和使用的资源有很大的差异，因此应采用不同的防控措施。

（一）个人防控

个人能主动采取的防控措施相对有限。因为卫生服务具有高度的专业性和技术性，大多数普通人缺乏医学知识和信息，无法判断应对疾病的措施是否安全有效，普通人能获得的医疗资源也有限，所以从获得和使用资源的可能性来讲，普通人能做到的是遵守防疫规定，做好自我防护。例如，普通人难以做到有效管理传染源；对于切断传播途径这一环节，普通人能够做到的是公共场合戴口罩，饭前便后及时洗手，但是做不到专业的消杀；对于保护易感人群这一条，个人能做到的就是均衡饮食、强健体魄，并且在满足疫苗接种条件下尽早规范接种。

（二）机构防控

一般的机构，比如商店、机关事业单位等，应遵守防疫规定，按要

求做好人员的健康检查和环境消毒等。一些非医疗的特殊机构，比如养老院、学校、室内的休闲娱乐场所，具有人员多、流动性大、人群易感等特点，在疫情严重时期应考虑停工停学或实行暂时的封闭式管理。医疗卫生机构拥有传染病防控所需要的人、财、物、信息，这是开展传染病防控的有利条件，但医疗卫生机构，特别是各类医院有各类病人，易感人群集中，如果不注意院感防控，造成的后果将比社区获得性感染更为严重。医疗卫生机构在传染病防控中肩负着重要的任务。

医疗卫生机构需要及时发现可能携带传染病的病人，及时隔离救治，管理传染源。对于切断传播途径，医疗卫生机构必须防止院内感染，做好环境消毒、人员防护以及环境区域分区，设置污染区、半污染区和清洁区，制定不同的环境要求。而对于人员的管理，普通人的核酸检测如果是一周一测，那医务人员需要更高的检测频率。在传染病流行时期，在还未研发出疫苗的情况下，医护人员可以选择打免疫球蛋白的形式增强自身免疫力，如果有了疫苗，在接种的顺序上，一线医务人员应列为首批接种对象。

对于医疗卫生机构，在传染病流行期间需要做到：一是管控重点区域，降低人员交叉感染风险。落实机构网格化分区管理，对人流量较多的门急诊、发热门诊与相对固定病人的住院部进行严格分隔管理。同时要求对急诊室、抢救室、手术室、病房设立缓冲区域，实行相对分区、独立运行的闭环管理。二是开展筛检处置，及时锁定高风险人员。发热门诊、急诊、感染性疾病科、呼吸科、血液透析中心、手术室等高风险科室工作人员以及定点医院工作人员做好健康监测，及时发现问题。三是落实"应转尽转"，及时转运隔离传染病病人，避免疫情传播。四是强化预防措施，建立行为屏障，开展全员培训，规范使用个人防护用品，严格做好个人防护。五是建立工作制度，配备专职依法执业管理人员和专职感控人员，定期组织对院感控制等工作开展全面自查、专项自查和日常自查。

（三）政府防控

在传染病防控中，政府责任大、任务重。政府要制定政策、调配资源、管制信息以及分级管理。防疫政策显而易见必须也只能由政府来主导制定，当然政府需要征求各方意见，召集各方专家来共同完成。政策指导防控措施的实施，指导医疗资源和防疫保障资源的调配。在调配资源的时候，政府需要明确给谁、先给谁、多给谁。因为这往往跟防控结果直接相关。另外还有信息管制。在当前信息社会，特别是传染病流行时期，借助信息网络，有关传染病的谣言传播速度极快，将给社会带来很大的负面影响。因此政府必须出面对信息进行管制，一方面是处罚编造及传播谣言的人，另一方面需要大力鼓励有益的信息传播，鼓舞人们的抗疫士气。最后一条是分级管理。对于不同的传染病有不同的防控措施，在传染病流行区内我们分区域、分人群实施不同的社会管理措施，尽量降低对人们生活的影响。

个人、机构、政府三个层面的防控并非独立的，实际上，传染病防控应是政府统筹之下的多部门参与过程，包括卫生、公安、交通等多个部门协同合作。协同工作可以提高传染病防控的效果，减少疫情的发生和传播。在协同工作中，各个部门需要密切合作，共同制订传染病防控方案，明确各自的职责和任务。卫生部门需要加强传染病的监测和预警，公安部门需要加强对传染病的管控和防范，交通部门需要加强对传染病的防控和管理。

传染病医防融合是医疗卫生机构之间的协同合作，指医疗机构和疾病预防控制机构之间合作，共同开展传染病防控工作。医疗机构负责传染病的诊断和治疗，疾病预防控制机构则负责传染病的监测、预警和流行病学调查。两者的合作可以提高传染病的防控效果，减少疫情的发生和传播。在传染病医防融合中，医疗机构和疾病预防控制机构需要密切合作，共同制订传染病防控方案，明确各自的职责和任务。医疗机构需要及时向疾病预防控制机构报告疑似传染病病例。疾病预防控制机构则需要对病例进行流行病学调查和监测，及时发布预警信息，指导医疗机构开展防控工作。

各防控主体的传染病防控措施选择见表10-1。

表10-1 各防控主体的传染病防控措施选择

防控主体		传染病防控措施		
		管理传染源	切断传播途径	保护易感人群
个人		×	部分可行	√
机构	普通机构	×	部分可行	√
	医疗卫生机构	√	√	√
政府		√	√	√

第三节　健康价值——传染病防控措施的选择

传染病防控能减少发病人数，减少经济损失。有研究表明，山东省在消灭脊髓灰质炎的36年（1965—2000年）中，预计每年减少病例达数百例，预估共获得净效益122.65亿元[①]；以杭州市1950—2006年疫情资料为基础，杭州市麻疹疫苗接种预计每年减少病例5090人（易感

---

① 徐爱强，刘桂芳，刘尧，等. 山东省实现无脊髓灰质炎目标的卫生经济学评价（1）——成本-效果分析［J］. 中国计划免疫杂志，2003，9（2）：75-79.
刘桂芳，徐爱强，宋立志，等. 山东省实现无脊髓灰质炎目标的卫生经济学评价（2）——成本-效益分析［J］. 中国计划免疫杂志，2003，9（2）：80-83.

人数法），净效益达 1829 万①。

要使得健康价值最大化，必然出现选择问题，即在各项防控措施中，哪些可能具有更好的效益。

按照经济学的产品理论，我们可以把医疗卫生服务产品分为三类：①公共物品。公共物品有两个特性：一是非竞争性。对某物品的消费，不同的人们之间并不存在竞争关系，互不影响，比如海上的灯塔。二是非排他性。公共物品对所有消费者都一视同仁，任何人都具备消费资格，其他人无法剥夺或者削弱这种资格。②准公共物品。具有不完全的非竞争性和非排他性，具有一定外部效应的产品。③私人物品。同时具有排他性和竞争性的物品。

按照产品分类理论，医疗卫生服务也可分为三类：①纯公共物品性质的医疗卫生服务。由于公共物品的"搭便车"行为，市场上没有需求（没有人愿意为之付费），在对这类物品的调配上市场无能为力，但这类物品可能与所有人的健康息息相关，不可或缺。纯公共物品性质的医疗卫生服务主要包括基本公共卫生服务，比如，重大疾病控制与预防、地方病监测与报告、突发公共卫生事件应急处置、公共卫生信息的收集和披露、卫生基础科学研究、健康教育与健康促进、卫生监督执法等。②准公共物品性质的医疗卫生服务。这类服务既能给消费个体带来利益，也能给周围人甚至整个社会带来益处，具有典型的正外部效应。其主要包括基本医疗服务、妇幼健康和计划生育服务、计划免疫和免疫接种等。③私人物品性质的医疗卫生服务，指非基本医疗服务，这类服务超出了人们基本医疗卫生服务需求的范围，属特需消费品，人们可以根据自己的喜好和支付能力自由选择，比如一些个性化保健服务、医学整

---

① 杨洛贤. 麻疹疫苗干预后的卫生经济学评价 [D]. 杭州：浙江大学，2007.

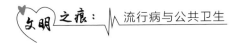

形美容等。

理解医疗卫生服务的产品分类，有助于理解当前在传染病防控中运用到的典型措施，以及政府作为防控主体的重要责任。

一、疫苗接种——准公共物品的运用

近年来，我国免疫规划疫苗的接种率持续保持在 90％ 以上，有效地控制了肝炎、麻疹、白喉等传染病的发病率，得到了世界卫生组织的高度评价。在传染病防控中，疫苗接种是一项重要的措施，疫苗接种是预防传染病最有效、最经济的方式。疫苗接种的目的是保护易感人群，降低人群对传染病的易感性。但我们大力推动疫苗接种，特别是由政府出面推广疫苗的免费接种，实际上还有更重要的原因。

对于普通商品而言，价格毫无疑问对购买行为是一个重要的影响因素。但如果疫苗免费，为什么一些人还是不愿意接种疫苗呢？除了人们对疫苗安全性的顾虑，还有什么影响人们的接种行为呢？

我们在考虑是否购买商品的时候，常常基于该商品对自己是否有用，是否值得这个价格来做决策，人们有了购买意愿和购买能力，就有可能购买商品，产生"需求"。但我们看到，即使疫苗是免费的，仍然有一些人不愿意接种疫苗，需要国家/政府督促、鼓励他们接种。这是为什么呢？为什么疫苗接种需要推动呢？并且，疫苗是否能设定一个合适的价格，价高者得呢？

我们从两个层面来考虑疫苗接种的意愿。首先从个体层面来讲，个人是否愿意接种疫苗，主要考虑的是个体利益，比如交通是否方便、价格是否合适、对疫苗的安全性是否满意等，这都是接种疫苗对自己的影响。而政府推动疫苗接种则是因为需要站在社会整体利益的角度来看待疫苗接种。怎么来理解这个问题呢？

在卫生服务市场的产品分类中，疫苗是一种特殊的产品，特殊在于它的消费具有正外部性，它属于准公共产品。外部性指生产或消费该产品对他人是否带来影响。如果生产或消费产品对他人产生不利的影响，而本人并不会为此付出代价，这就叫负外部性；如果生产或消费产品对直接消费者以外的其他人产生有利的影响，这就叫正外部性。疫苗接种就是这样一种具有正外部性的产品，因为疫苗接种不仅使接种者本人被传染病传染的可能性降低、避免重症，也使得周围跟他密切接触的人得到了保护。当存在正外部性时，一种物品的社会价值包括私人价值和外部利益。但刚才讲到，消费者消费的主要目的是满足自身利益，对于接种疫苗，他们并不会关注该行为给别人带来的好处。个别消费者对消费效益的估计之和小于该产品的总的实际效益，带来的结果是消费者的需求量是小于社会的最佳需求量的。对这样的准公共产品来说，如果单纯依靠消费者自己来决策，就会出现社会整体的消费需求不足。那么我们如何来增加这种准公共产品的消费呢？一是对疫苗免费或进行补贴，使疫苗接种价格相对低廉，那么就可以增加一部分人的消费意愿和消费能力，增加疫苗需求，使社会整体受益面增大。当然，并不是所有疫苗都是免费的，保护易感人群的重点是对那些需要优先被保护的人免费接种。比如儿童，7 岁以下儿童有 15 种疫苗可以免费接种，包括乙肝疫苗、脊髓灰质炎疫苗、卡介苗等；老人也是重点保护人群，在部分地区60 岁以上老人接种肺炎疫苗是免费的。当然，除了价格，政府还采取了其他措施促进疫苗接种，比如持续不断的健康教育，使人们意识到疫苗接种的好处，在"十三五"时期，我国适龄儿童国家免疫规划疫苗接种率维持在 90％以上，就是这么多年来我国政府持续不断努力的结果。

当一种疾病有传染性，并能通过疫苗接种获得免疫力时，经济学通常推荐疫苗应该免费提供或者通过补贴购买。由于接种疫苗的个人通过避免自己成为病毒携带者也降低了他身边人感染的风险，所以疫苗接种不仅给接种个人带来正效用，也会给他人带来正效用。因此，个人支付疫苗往往会低估疫苗的外部效应，需要政府来解决外部性问题。

二、信息——公共物品的政府干预

公共物品是消费时没有竞争性和排他性的物品。非竞争性是指一个人消费了这种公共物品，并不减少其他人可获得这一物品的数量，即是说，增加一个人消费这一物品的边际成本为零或者非常小。非排他性是指这一物品可以允许两个人以上消费，而要把任何一个人（不管他是否支付了费用）排除在消费之外，是不可能的或者成本非常高。国防是最典型的公共物品。在医疗卫生领域，大多数公共卫生项目，如空气和水污染的控制、道路安全、控制传播疾病的生物媒介和健康教育等都是公共物品。追求利润最大化的厂商是不会有动力来提供任何公共物品的，因为不付费的人可以"免费搭车"，以至于使厂商无利可图。

没有政府干预，公共物品的提供往往会数量不足。既然公共物品的消费是非排他和非竞争性的，公共物品生产出来后就难以将不付费者排除在消费群体之外，这样，消费者很可能不会自动地为消费公共物品付费，而更可能会当一个"免费搭车者"。

信息被视为一种经济物品——需要花精力或付出代价才能获得的物品，信息有很高程度的公共性。对信息的获得而言，一个消费者获得和使用信息，不会影响另一个消费者度信息的可得性。虽然不付费的人常常可能被排除在外，不能得到信息，但是将信息提供给另外一个人的边际成本（每多提供一个单位的产品所增加的成本）一般都是很小的。因此我们可以说，在私人市场上信息供给不足，需要政府干预来增加信息的可得性。一方面，政府可以提供帮助，将现有知识在公众中传播，这可以通过政府直接提供和（或）对私人部门的传播活动提供补贴的方式来实现；另一方面，政府可以通过科学研究［直接开展研究和（或）资助私人部门的科学研究］来扩充知识储备。实际上，几乎所有政府都是这样做的。同时，政府需要对错误信息的传播进行干预，表现为对在疫情中故意传谣、造谣的人进行管制，防止错误信息给社会带来不利影响。

从上述卫生资源配置的市场和政府机制、政府的职责可以看出，参与医疗卫生领域的资源配置、提供医疗卫生服务是政府在医疗卫生领域应承担的主要职责。

纯公共物品性质的产品或服务应由政府直接提供或全额补贴，向所有人群免费供给。

准公共物品性质的医疗卫生服务由政府举办公立医疗机构和社会组织投资营利性医疗机构联合供给，且以公立医疗机构供给为主；对公立医疗机构进行全额预算保障、社保支付、补助，对营利性医疗机构统一采购、补偿、补贴。

私人物品属性的非基本医疗服务交由市场中的各类社会医疗机构供给。

三、传染病防控措施"三要素"

实施传染病防控需要投入，包括人、财、物各方面的资源消耗，必须因时因地制宜，而非仅仅强调"不惜一切代价"。事实上，我们也做不到"不惜一切代价"，因为资源是有限的。

从经济学的角度来看待传染病防控，防控措施需要具备"经济、有效、可及"三要素。

经济指的是从投入产出的角度来看，以尽量少的投入获得尽量多的需要的结果。传染病防控中的经济涉及预估消耗资源数量、谁来支付、是否有能力支付、资源的消耗是否具有可持续性。若新型冠状病毒感染发病率较低，大范围的核酸检测中采用十人混检、五人混检就是一个降低成本的经济措施。

有效指的是使用资源确实能起到预防和控制传染病的目的，有效性是经过实践验证并推广的必要条件。比如七步洗手法可清除手上的污垢和部分致病微生物，以防止经手传播感染性病原体，已被医务人员普遍采用。

可及指的是防控技术能获取、能掌握，防控措施所需要的资源较易得到，人们愿意接受。

疟疾疫苗是 2021 年才研发成功的，在此之前最有效且可实施的预防方法是教村民使用药浸蚊帐——一种用杀虫剂处理过的蚊帐，接触到蚊帐的蚊子会被药晕或者杀死。在某些欠发达地区，为了解决疫苗储存的问题，联合国儿童基金会支持项目组采购了很多太阳能冰箱，安置在去各个村沿途的路上。提前在冰箱里冻上冰块，路过的时候可以用。如果没有按计划打完疫苗，也可以先送到冷藏点冷藏。

积极推广佩戴口罩对于呼吸道疾病的预防非常重要。在两个人都不戴口罩的情况下，传染率有 90%；如果两个人都戴口罩，传染率则降低到 1.5%。由此可见，戴口罩、保持安全距离是最经济有效的呼吸道疾病预防方式。

四、传染病防控中的政府职能

我们从前面的分析中已经可以看出，在传染病防控中政府具有无可替代的地位。政府需要在资源分配、利用的各个环节发挥作用，使得防控措施科学合理，保障人民群众的健康。

（一）决策规划

政府通过制定国民经济和社会发展规划、区域卫生规划，可以对区域内包括医疗卫生资源在内的各类资源进行方向性、战略性安排，对医疗卫生资源的总量、分布、配置水平和结构做出总体设计。从卫生事业管理的角度来看，政府在医疗卫生服务中的决策规划功能主要通过区域卫生规划来实现。

作为政府宏观调控和干预的重要手段，区域卫生规划将一定区域内所有社会成员的总体医疗卫生服务需求考虑在内，对卫生资源进行规划调配，促进其合理分布。比如，对区域内一定时期内的卫生经费、投入重点进行安排，对医疗机构的分布、发展定位进行规划，对医院规模床位、人员设备进行配置。区域卫生规划的资源主要包括机构、床位、医生、大型设备、卫生经费等。

（二）资源配置

政府作为公立医疗卫生机构的投资主体，在纯公共物品及准公共物品性质的医疗卫生服务供给中承担主要责任。配置的一种重要方式是调整财政支出的方向和结构。

在医疗卫生服务供给过程中，政府机构、市场和一些公益组织都是重要的供给主体，但自 2009 年新医改启动以来，强调政府责任和基本服务的公益性成为趋势。数量上，市场组织和非营利组织对医疗卫生服务的供给规模不断扩大，但由于市场组织和非营利组织供给的局限性，在现有体制下，政府始终在我国医疗卫生服务供给中占主导地位。

（三）评估监督

通过对卫生系统进行绩效评价，可以实现政府对医疗卫生服务的监督。卫生系统绩效评价包括：①评价卫生系统对社会期望目标的贡献情

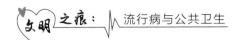
况；②评价实现目标的卫生系统内、系统外资源配置情况；③评价资源配置的效率；④制定、贯彻改善绩效的政策并监控其实施效果。

<h1 style="text-align:center">第四节　总结</h1>

传染病防控不可能"不惜一切代价"，在传染病防控的各个环节都应该注重效率，即投入产出比。传染病防控的"四早"原则，其核心在于在传染病大规模传播之前及早采取干预措施，将疾病可能给全社会造成的损害降到最低。在传染病防控的几个环节中，对于管理传染源，我们需要首先明确传染源是什么，研究它、了解它，知道什么方式能进行管理，做到有的放矢；对于切断传播途径这一环节，使用的措施应在当前是经济可行的，技术是可以掌握的，能够尽可能让更多人参与；对于保护易感人群，我们需要对人群进行分类，确定哪些是重点人群，哪些人群具有优先级，对于疫苗接种来说，了解人们的意愿如何，以及采用人们愿意接受的形式提高接种率。传染病防控措施的选择是资源配置问题，涉及资源如何合理利用。

（张引颖）

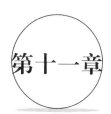

"替罪羊"与
生命的阴面

第十一章

恐惧与接纳：从生命的阴面到零歧视

对传染病及传染病病人的歧视，古往今来广泛存在于社会生活中。要防治和控制传染病的流行，疫苗、药物、流行病学调查、隔离等措施固然重要，但社会如何对待传染病及传染病病人，不仅体现出社会的文明程度，也对传染病的防控效果产生直接的影响。公共卫生作为人类应对传染病的技术手段与制度安排，应帮助病人在患病期间得到人道的治疗、照料与抚慰，在病人康复后帮助其恢复正常生活、重返社会。这是公共卫生必须关注的内容。

引子：一部电影和一个真实的悲剧

2023 年的春天，一部电影悄然上映。作为一部现实主义影片，虽然没有大红大紫，但它所描述的一段历史，却把人带到了 20 多年前。2003 年的中国，社会正处于快速变革期。当时的互联网还没有今天这样深入社会及生活的方方面面，自媒体还没有成形，纸媒对社会舆论的影响和引导作用还非常明显。没钱、没学历、没背景的"三无青年"韩东怀揣新闻理想漂在北京，然而却在各种媒体的招聘中饱受学历歧视。幸而偶然受到知名调查记者黄江的赏识而进入报社实习。在调查一个入学、就业体检造假案件的过程中，本意是想揪出地下造假黑团伙的韩东，却在头版报道已经待发的时候发现了背后的真相，他最好的朋友居然也在造假之列。几经周折才发现，他的朋友屡次考研不中，不是因为成绩不够，而单纯是因为乙肝抗原检测阳性，即俗称的"小三阳"而被拒录。忽然之间，事件反转了，以为的"血头"不过是个因为女儿也是乙肝表面抗原阳性而在读书就学中受到歧视，从而铤而走险乃至于走上组织"代检"之路的父亲；以为靠操作"代检"牟利的医生不过是同情这些人的遭遇而已。是报道出真相，为一帮被视为规则破坏者的灰色链条上的人辩护，还是维持当初的选题从而顺利入职报社获得光明前途？韩东在两难选择中最终挺身而出维持了新闻追求真相的正义。

这部电影所反映的，正是曾普遍存在的乙肝歧视正式进入大众视野、引发社会各界激烈争论的情况。

第一节 "替罪羊"与生命的阴面

在古代社会，疾病尤其是传染病，要么被认为是中了魔法，是幽灵或者魔鬼在折磨病人，占领了病人的身体，要么被认为是上天对病人罪孽的惩罚。前一种认知认为病人是某种神秘力量的无辜受害者，因此病人能得到周围同胞的关照和帮助，该认知尚在情理之中。后一种认知，则显示病人可能不是一个清白无辜的受害者，而是一个通过疾病带来的痛苦而赎罪的人，疾病被看成是对病人自身罪孽或者其家庭罪孽甚至其宗族罪孽的惩罚。一旦疾病有罪论这种观点盛行，病人将发现，自己在某种程度上成了一个让人憎恶的负担。他将被打上耻辱的标记，以一种特别严厉的方式在社会上被孤立。

从古至今，由于传染病，尤其是大流行病的巨大破坏力，人们很难消除对其的恐惧。对传染病的恐惧导致社会衍生出对传染病病人的恐惧，甚至这种恐惧还延伸到对出现传染病疫情地区的恐惧。在每一次大流行病出现的时候，这种恐惧导致的社会扭曲会更加强烈，并最终演化为对病人及其族群以及疫情地区的严重排斥和歧视。越是恐惧，人们越是希望远离，也因此总是想了解有没有什么办法可以让自己从疫病的威胁中脱离出来。在科学还不发达的时代，由于人们对传染病的致病机制缺乏了解，各种猜测、谣传甚至毫无根据的诋毁就会大肆流行，一些弱势群体就会成为背锅侠乃至"替罪羊"，成为被歧视、被排斥甚至被伤害的对象。即使是在现代社会，人们已经能够了解传染病的传播机制，知道只要做好正确的防护就可以在一定程度上避免感染，从而降低对疫病的恐惧，但由于人们的知识水平、文化背景、经济状况及生活环境差异较大，并不是所有人都能够理性面对传染病的大流行，恐惧在所难免，而由对传染病的恐惧所带来的对传染病病人或者可能的疫源群体的排斥就无处不在。这种对传染病及其病人的排斥、歧视所带来的极端后果，也曾经使不同地区付出过巨大的代价。

一、黑死病的"替罪羊"

14世纪，黑死病在欧洲肆虐，造成了巨大的灾难，当时的医学面对这样的疾病束手无策。人们发现，不仅普通人面对大瘟疫无能为力，教会及政府同样没有什么好办法。这样的状况直接导致教会及政府在民众中的威信大幅度下降。对黑死病的恐惧及无知强化了人们的不安全感，因此人们拼命地找寻黑死病的缘由。在这种情况下，寻找大瘟疫的"替罪羊"就成为一种必然的现象。

虽然大瘟疫期间天主教会的权威大幅削弱，但是无知所引发的新的宗教狂热却从没停歇。在经历了各种奇奇怪怪的宗教禁忌及仪式，却发现仍然对黑死病毫无用处之后，人们开始把视线转向和自己所处群体不一样的目标人群，这个时候，犹太人、外国人、所谓的女巫、乞丐、朝圣者甚至麻风病人都成为有罪的群体。

犹太人作为欧洲大陆的外来族群，在当时不少欧洲人心目中本来就是异类，其宗教信仰、民族文化及生活方式都与本土原住民不太一样，加之犹太人群体本身也比较抱团、独立，又大多从商，经济较为富裕，因此在社会生活中本就被认为抢夺了本土居民的资源，和一些欧洲本土居民存在矛盾和冲突。英国大文豪莎士比亚的名剧《威尼斯商人》中刻画的贪婪、吝啬、冷酷、狠毒的高利贷商人夏洛克就反映出那个时代的人们对犹太人的典型认识。从宗教传统及风俗习惯看，犹太人在保持清洁方面有着良好的传统，而且他们也不使用公共水井的水，这些正好都符合大流行病期间的卫生防疫要求，导致犹太人集中的社区死于黑死病的人确实相对周边的社区更少一些，这引发了一些欧洲人的怀疑。一些欧洲人以此为理由掀起了阴谋论，传播谣言称犹太人故意给水井下毒造成瘟疫。由于基督教不允许犹太人与基督徒住在一起，因此犹太人聚居区都是孤立的，与本土居民缺乏交流，这也加剧了本土居民的猜疑。相关研究表明，从 14 世纪开始，对犹太人的屠杀骤然增加，在黑死病暴发的数年间发生了 300 多起针对犹太人的杀戮事件，60 个主要犹太人社区和 150 个较小的犹太人社区在 1351 年前被消灭（图 11-1）。大量的犹太人在这场浩劫中纷纷逃到了波兰和俄罗斯，使得几个世纪后犹太人在波兰和俄罗斯人口中占了很大比重，这也为第二次世界大战期间这些地区犹太人的悲惨遭遇埋下了伏笔。

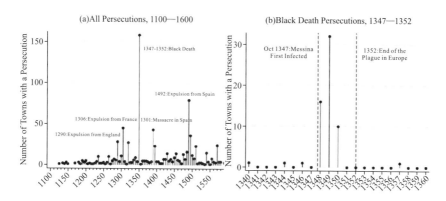

图 11-1　1100—1600 年和 1347—1352 年发生犹太人迫害事件的城镇数量①

　　除了犹太人，作为男权社会弱势群体的女性同样成为黑死病的"替罪羊"。教会无法解释及控制黑死病疫情，就干脆将锅甩到了女性身上，污蔑女性为女巫。1484 年，罗马教皇英诺森八世就曾颁布清算女巫的敕令，说是她们将疾病带到了人间。无知的民众听信了这些鬼话，正好将自己一腔怒火发泄到无辜的女性身上。最开始，寻找女巫的范围还有一定标准，比如身上有胎记、不信教以及出轨的女性，后来标准就变得随心所欲、五花八门了。比如，通过一个女人和一本《圣经》比重，只要这个女人比圣经重那她就是女巫。当时愚昧不堪的一些欧洲人认为《圣经》神圣无比，没有人的分量能超过它，如果有人比它还重，那一定是女巫施了魔法。如果女人不承认自己是女巫，宗教法庭有的是刑具让她承认，女人忍受不了刑具的折磨只能屈打成招。由于举报女巫有赏，有些人为了获得赏金随便举报别人。有的人与女人产生了矛盾，为了出

---

　　① Jedwab R，Johnson N D，Koyama M. Negative shocks and mass persecutions：evidence from the Black Death [J]. Journal of Economic Growth，2019，24（4）：345-395.

气就故意说那个女人是女巫，不仅除掉了女人，还能得到一笔赏钱。有时女人也会陷害女人，只是因为某个女人长得漂亮，嫉妒她的女人就会把漂亮的女人栽赃成利用美色勾引男人的女巫，教会也不经查证就屈打成招，一旦承认就将其脱掉衣服困在十字架上用火烧死（图11-2）。伴随着黑死病在欧洲的多次流行，"猎杀女巫"行动在近300年里害得近10万花季少女命丧黄泉。黑死病也成为欧洲所谓"猎巫行动"的源头之一。

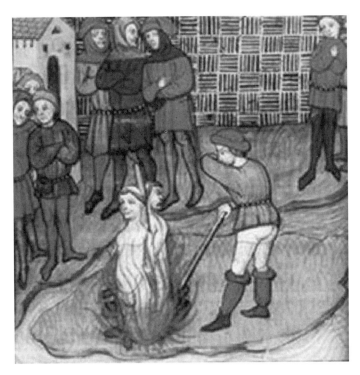

图11-2　中世纪欧洲烧死女巫的仪式

与此同时，对女巫的猎杀还与对黑猫的捕杀密切相关。在中世纪的很多动物寓言故事中，猫常常以反面角色出现，在中世纪的手稿画中，常常会将猫画在犹大的身边。图11-3是佛罗伦萨画家多梅尼科·吉兰

达伊奥（Domenico Ghirlandaio）绘于 1486 年的《最后的晚餐》。画中
一只黑猫蹲坐在犹大身后，犹大是所有人中唯一头上没有光环的。

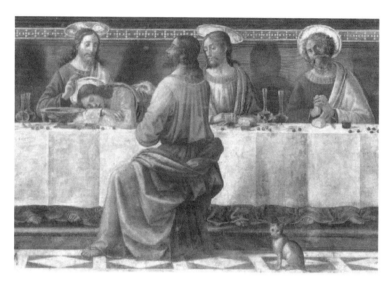

图 11-3　多梅尼科·吉兰达伊奥的《最后的晚餐》（1486 年）

　　黑猫被认为是魔鬼的象征，也是女巫的化身，是疫病的传播者，因
此当时的欧洲很多地区对猫，尤其是黑猫进行了大肆捕杀及公开焚烧。
这样导致的一个后果就是，猫的数量大幅度减少，而黑死病的宿主老鼠
却大量增长，进一步加重了疫情的传播。

　　另外一个深受其害的群体是麻风病人。在迫害犹太人的同时，整个
欧洲也掀起了对麻风病人的迫害和屠杀。甚至一些患有痤疮、牛皮癣等
皮肤病的普通人也被当成麻风病人遭到无端杀害。在一些狂热分子看来，
麻风病等皮肤病是灵魂内在缺陷的外在表现，是"魔鬼的化身"。正因为
如此，麻风病人和犹太人一样，都成为黑死病这一社会灾难的"替罪羊"。

二、麻风病人的"社会性死亡"

　　麻风病人（图 11-4）在欧洲黑死病流行期间被作为"替罪羊"遭

到歧视与迫害。麻风病堪称是被歧视时间最长的传染病。麻风病是古老的传染病之一，其起源很难考证。它是由一种被称为麻风分枝杆菌的细菌引起的慢性传染病，侵害皮肤、周围神经、上呼吸道黏膜和眼睛。该病虽然是通过来自口鼻的飞沫传播，但本身算是一种比较温和的传染病，需要与未经治疗的麻风病人密切接触数月才会感染该病。这种疾病不会通过与麻风病人的偶然接触传播，如握手或拥抱、共享食物或相邻而坐。但由于麻风病以一种令人恐怖的方式严重残害病人的身体，病人会出现皮肤溃烂、坏疽、恶臭等症状，这使得麻风病人，尤其是晚期麻风病人呈现出一种可怕的状态，因此从古至今很长一段时间，社会一直强烈反对麻风病人抛头露面。中国是最早记录麻风病的国家之一，西汉时代已有麻风病的相关记载，民间称之为"癞病"，在古代归属恶疾的范畴。

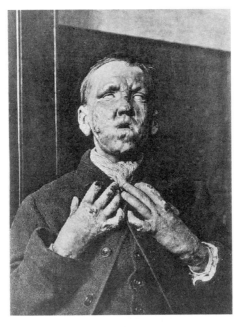

图 11-4　麻风病人的照片

20世纪五六十年代之前，麻风病人一旦确诊，就意味着"社会性死亡"，将会被终身隔离在一个偏远的场所，多半是偏僻的山区及海岛，任其自生自灭，或者直接处死。19世纪60年代，夏威夷国王颁布《防止麻风病扩散法案》，麻风病人进入隔离区就不能回来，病人被放逐前需签好遗嘱，不愿意进入隔离区的还要承担刑事责任。这些强制隔离措施直到20世纪60年代才得以废除。在古代和中世纪的日本，麻风病被认为是神谴导致的霉气，并有将病人列入非人身份的不成文规定。被驱逐的麻风病人常常聚集在寺庙周围以乞讨为生。日本明治维新结束之后，政府为减少病人在寺院周边的聚居建立了以所谓疗养所进行隔离的制度，造成了以"治疗"为名的对病人的迫害，并且这种方式一直持续到近代。即便是在明确了此传染病的感染性较弱、有有效的治疗方法，甚至病人已经痊愈，只是残留身体的变形等后遗症，对病人的强制隔离政策等非人道的人权侵害也一直持续到20世纪60年代。即使是在当代，日本社会仍然存在对麻风病人的歧视。

我国近年著名的考古发现——睡虎地秦墓出土的竹简《法律答问》（图11-5）中，也透露麻风病人有两个可能的下场：被送往"疠所"，或被投入水中淹死。原文是"疠者有罪，定杀"[①]，证明当时疠病病人是被认为有罪的。我国初唐时期的著名诗人，"初唐四杰"之一的卢照邻就因为患上麻风病而辞官隐居在太白山中，后投水而死。

---

① 鲁西奇. 喜：一个秦吏和他的世界 [M]. 北京：北京日报出版社，2022.

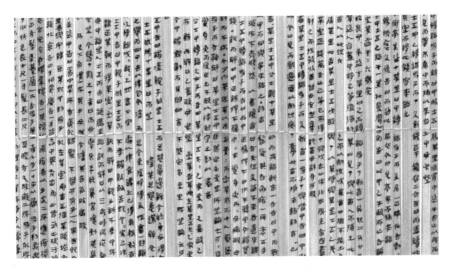

图 11—5 睡虎地秦简，又称为云梦秦简

整体来说，从全球范围来看，对麻风病人的强制隔离政策基本上在 20 世纪六七十年代才逐步在各国取消，而对其的社会性歧视直至今天仍不同程度地存在。

三、作为"异类"的乙肝病人

在相当长的时期内，我国社会都存在对乙肝病人的歧视，甚至是所有就业歧视中最严重的一种。"大三阳""小三阳""两对半"是很长时期我国就业体检中最常见的词汇，并且因为这些歧视引发过很多悲剧，其中有两件最为引人瞩目。其一就是因受到乙肝歧视致公务员考试落榜而杀人的恶性事件。其二则是称为"中国乙肝歧视第一案"的张先著诉安徽省芜湖市人事局案。2004 年 4 月 2 日上午，安徽芜湖一位叫张先著的乙肝病毒携带者在公务员录取被拒后，起诉芜湖市人事局，并最终胜诉。但这个判决虽然让张先著赢得了诉讼，却并没有给他的人生带来转机。

乙肝歧视的出现有一定的社会历史原因。1988年年初，大量上海市民食用了被甲肝病毒污染的毛蚶，暴发了甲肝疫情。据流行病学调查统计，1988年共报告病例35万多例，据估计感染人数可能超过150万人。由于此次疫情来势凶猛、发病集中、覆盖面广，对社会各界冲击极大，社会恐慌及对上海人的歧视、排挤也屡屡出现。而当时由于医学界尚未能对甲肝、乙肝进行严格区分，导致本来传染性没有那么强、主要通过体液传播的乙肝也被误认为具有强烈的传染性。20世纪90年代末，乙肝歧视蔓延到教育、就业、社会生活等诸多领域，几乎所有社会进阶环节如入学、就业、考公等均要实施严格体检，而是否携带乙肝病毒是首要检测内容。

由于乙肝歧视广泛存在于社会生活诸多领域，导致乙肝病毒携带者（俗称"小三阳"）及乙肝病人（俗称"大三阳"）在就业、就学、婚姻等方面举步维艰。乙肝群体转入地下，对自己的病情讳莫如深，甚至形成了社会"代检"行业。乙肝群体的正当权益不能得到保障，使得乙肝群体更为隐蔽，加大了疾病防控的难度。而且，由于乙肝本身没有有效的方法可以彻底治愈，但乙肝群体所面临的歧视又使得其对所谓"转阴"具有超高的需求，乃至于催生了庞大的虚假治疗市场，使得乙肝群体不仅身心饱受创伤，经济上也容易蒙受损失。进入21世纪以后，乙肝歧视逐渐为大众所了解与关注，政府管理部门也逐步认识到原有法律法规所存在的缺陷及不合理之处。2010年，人力资源和社会保障部、教育部、卫生部下发《关于进一步规范入学和就业体检项目维护乙肝表面抗原携带者入学和就业权利的通知》，取消对乙肝人群的法律限制性规定。

苏珊·桑塔格曾经在《疾病的隐喻》一书中指出，疾病是生命的阴面，是一重更麻烦的公民身份。每个降临世间的人都拥有双重的公民身份，其一属于健康王国，另一则属于疾病王国。这句话道尽了病人，尤其是不幸感染传染病的病人所面临的困境与不公。在古代社会，病人常常被看成劣等的存在，在传染病肆虐的时期，传染病常常被认为是上天强加给人类的天谴。因此，对传染病病人的歧视十分普遍。而在现代社会，这一现象只是变得更为隐蔽而已，病人虽然不是被明确定义为劣等的存在，但也常常被看成异类，被隔绝在社会生活之外。

第二节 "高贵病"与"脏病"

虽说在传染病历史中，传染病病人经常受到歧视或者另类对待，但是并不是所有的传染病病人都会受到同样的歧视对待。个别传染病由于病程较长，传染性不强，且不会导致外形有令人恐惧或者恶心的改变，可能获得相对宽容的对待，甚至被赋予特殊的意义。

一、"高贵病"肺结核

肺结核就是传染病中的一个"幸运儿"。在相当长的时期内，肺结核不仅没有受到歧视，甚至被视为一种高贵的疾病而受到推崇。作为一种传染病，肺结核显得较为另类。结核病病程较长，死亡率也不像鼠疫、天花、霍乱这些烈性传染病那样高。与麻风病相比，在其相当长的病程周期内，病人除了变得消瘦羸弱、面颊泛红，其外形并不会发生明显恐怖的改变，因此被认为相对不那么痛苦，甚至被认为提供了一种从容的死法。欧洲资产阶级革命后，资产阶级首先在经济地位上崛起，贵族的势力被削弱。同时，尽管当时作为平民的资产阶级在经济上已经翻身，但文化的解释权仍掌握在贵族手中。贵族焦虑于自己地位的丧失，为了与资产阶级的形象划清界限而给贵族阶层的外貌赋予一种新的形象。既然健硕的身体是资产阶级的代表，那与之相反的消瘦孱弱就是高贵的贵族形象。这种认识在18至19世纪相当长的时间内统治着欧洲的审美，乃至于资产阶级也接受了这种贵族的话术。

由于当时的人们还不知道肺结核的发病原因，认为肺结核是源于过度的热情，所以当时肺结核的治疗强调静养。肺结核病人也被人们看作是忧郁、敏感、激情、在反复的发作中毁灭自己的代表。因此，肺结核就成了一种艺术化的疾病，一种具有文艺和浪漫气质的疾病，一种十分冷艳的贵族病，带有强烈的罗曼蒂克的悲剧色彩。这种病态的审美观，使得18世纪和19世纪欧洲浪漫派文学中充满了对肺结核病人的那种几乎不显示任何症状、不使人恐惧、极乐世界般的死的描写。写出过《双城记》《远大前程》等杰作的大文豪狄更斯就曾说过，肺结核是一种使死亡变得"优雅"的疾病。当时如拜伦、济慈这样的诗人都希望自己患上这种病。希望自己更感性的人往往盼望自己患上肺结核。拜伦说希望自己死于肺结核，健康的大仲马则曾经试图假装有肺结核，在沙龙中假装咳嗽。这种审美也极大地影响了普通民众，当时的女性都希望自己有一张肺结核病人一样泛着玫瑰红的脸颊，维多利亚时代文学作品中的特定词汇"玫瑰香腮"（Rose Cheeks）正是这一形象的体现。如著名的肺结核病人，小仲马笔下的茶花女玛格丽特（图11-6），其玫瑰色的脸颊就是她的重要标志之一。即使是夏洛蒂·勃朗特笔下具有坚强独立人格的简爱也梦想过自己有一张与肺结核病人一样的玫瑰色脸颊。在维多利亚时代，人们甚至固执地认为，一个女人能做的最迷人的事情，就是通过肺结核死去。

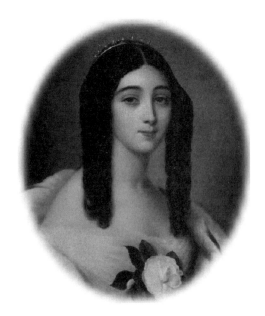

图 11－6　死于肺结核的茶花女原型玛丽·杜普莱西

　　苏珊·桑塔格曾说，18 世纪中叶的西欧，肺结核已经和浪漫主义联系到一起，对于俗人和暴发户来说，肺结核是高雅的、纤细的、感性的标志。这种观念甚至极大地影响了维多利亚时代的女性审美。维多利亚时代流行的典型女性形象是上身穿紧身胸衣，下身穿加了裙撑和臀垫的长裙，通身装饰蕾丝花边，面容苍白，娇弱无力（图 11－7）。长期穿紧身胸衣容易导致呼吸不畅，不利于女性身体健康，使女性更容易患上肺结核。但当时肺结核作为一种浪漫感性的时髦病、贵族病受人推崇，促使紧身胸衣进一步流行。

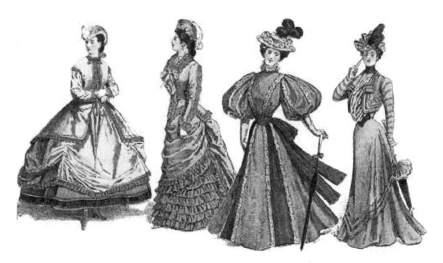

图11-7　欧洲维多利亚时代的女性形象

　　而在遥远的东方，虽然中国古人对得痨病，也就是肺结核死的人的观感并不好，但仍然有某种将其浪漫化的倾向，比如常常将肺结核与子规泣血、林妹妹的呕心沥血等浪漫悲剧结合起来。民国的一些代表性文学作品中的代表人物，特别是女性，如巴金《家》中的钱梅芬，曹禺《日出》中的陈白露，张恨水《春明外史》中的杨杏园，丁玲《莎菲女士的日记》中的莎菲，萧红《小城三月》中的翠姨等，都是非常有代表性的患有肺结核的文艺女主角。还有那些感染了肺结核，忧伤地在温泉地疗养写作的日本文人，也在某种程度上被打上了浪漫主义的标签。日本文人中，樋口一叶、夏目漱石、藤泽周平等都是肺结核病人。他们不仅自己是肺结核病人，还喜欢让笔下的人物也得肺结核。

　　虽然肺结核在某些历史时期没有受到如麻风、黑死病、天花那样的歧视对待，但是，这样将其浪漫化的演绎仍然是一种对待疾病的病态态度，是一种典型的误读。

二、"脏病"与性传播疾病

与肺结核相比，人们对待另外一类疾病的态度就更耐人寻味。性活动虽然是人类的一种本能，但在礼教森严的年代，无论在东西方，其都被认为是一种不可公然宣之于口的行为。这导致人们对待性活动的态度变得非常矛盾而讳莫如深。起初，人们并不清楚地知道性传播疾病的传染源。这种疾病被认为是一种灾祸，就像其他传染病一样。一些人把它的起源归因于自然因素，归因于沼泽蒸发，或者归因于宇宙因素，归因于行星的特殊构造；另一些人则把它视为神的惩罚，当人沉溺于不虔诚的、亵渎上帝的行为时，上帝就打发这种病到人身上，正如打发别的瘟疫来到人间一样。

从 16 世纪 20 年代开始，梅毒等传染病的性特征被人们普遍认识，人们对待性传播疾病的态度就在很大程度上取决于人们对性的一般态度。梅毒作为一种典型的性传播疾病，其病原体为一种螺旋体。只要社会不谴责婚外性行为，性传播疾病就被当作一次非常不愉快的意外，当然，是一次不涉及任何道德谴责的意外。文艺复兴时期人本主义兴起，出于对中世纪的矫枉过正，对性的态度也较为宽容，当时很多人认为梅毒不过是"维纳斯的飞镖所导致的创伤"。妓院是被人们普遍接受的机构，谁也不会想到隐瞒自己被传染的事实。国王、贵族、俗人和教士、学者和诗人，都有患梅毒的经历被记录在案，甚至很多历史上的名人都曾是梅毒病人。但是，既然是一次灾祸，那还是谁也不愿意为这个灾祸"背锅"。因此，在梅毒的传播史上曾经有一个著名的"甩锅"链。

1494 年，法国联合西班牙入侵意大利，随军还带有 500 多名妓女。意大利很快投降，交战双方在一起饮酒狂欢。之后 25 年，梅毒迅速传遍欧亚大陆。而在确定源头的时候，法国人叫它"那不勒斯病"，意大利人叫它"法国佬病或高卢病",英国人称其为"波尔多病或西班牙病",波兰人称其为"日耳曼病",俄国人叫它"波兰病",土耳其人和阿拉伯人称其为"基督徒病",印度人叫它"葡萄牙病",而日本人则称其为"唐疮"。从其不同的取名中,几乎可以清晰地看到梅毒在欧亚大陆的传播路径。

工业革命之后,作为资产阶级中坚力量的中产阶层崛起,情况发生了根本性的改变。中产阶层推崇的是清教徒式的节俭、自律、勤勉、服从调教的生活,从一开始就谴责性行为上的放荡,强调家庭的圣洁。通过强调这样一种态度,代表新兴力量的中产阶层声称,他们比腐朽的贵族更优秀,因此有资格掌握权力。性传播疾病通常是婚外性行为所致。因此,受害人被打上了淫乱的标记,成为一个破坏规则的人,名誉扫地,家人深感耻辱,是可耻的"脏病"。这种对梅毒的新态度,到19世纪成为主流意识。一个年轻人若是在一次放纵之后发现自己染上了此类疾病,又没有钱去寻求恰当的治疗,宁愿去找江湖游医,也不愿告诉长辈家人寻求帮助。同时,传统习俗也没有在婚前询问一个结婚对象这方面是否健康的惯例,甚至羞于启齿。结果很多年轻女性在蜜月期才发现被她们的丈夫传染了性传播疾病。在宗教界,性传播疾病是对罪孽的适当惩罚的观点被广泛接受。例如1826年,教皇利奥十二世就曾经下令禁止使用安全套,他认为安全套公然违抗了上帝的意图,即通过打击他们用来犯罪的器官来惩罚罪人,禁止安全套使用才能让罪人得到应有的惩罚。即使到了20世纪初,仍然有教会人士对保罗·欧利希(Paul Ehrlich,德国免疫学家,图11-8)发明梅毒特效药砷凡纳明深感不安,认为这导致了不道德的人逃避了他应得的惩罚。

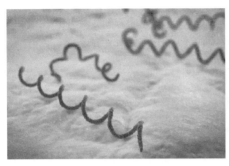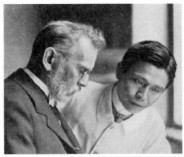

图 11-8　梅毒螺旋体及砷凡纳明的发明人保罗·欧利希与秦佐八郎

当今社会，在很多国家和地区，性传播疾病仍然与不光彩的性行为直接挂钩，病人通常羞于承认自己患病，更因为担心自己的秘密曝光而拒绝到正规医疗机构就诊。一些国家和地区还直接规定性传播疾病病人为过错方，医疗保险不报销其医疗费用。对性传播疾病的这一态度在相当长的时期内影响了对这一类传染病的防控措施及效果。病人隐瞒病情，不愿寻求正规的医疗服务，导致性传播疾病形成隐蔽的传播链条，加大了防控的难度。

第三节　传染病与污名化

无论是将传染病病人看成劣等的存在还是特殊的人，或是将传染病看成是神对犯错的人的惩罚并进而对传染病病人进行驱逐、打击、歧视，都是对传染病的误读。传染病被打上了道德的烙印，在世人眼中，病人即便不是罪大恶极，至少也是品行不端、德行有亏。在这样一种认识下，对传染病病人的歧视反而成为一种政治正确。

污名化最早由社会学家埃利亚斯提出，是指一个群体将人性的低劣强加在另一个群体之上并加以维持的过程。符号互动论社会学的代表人物之一戈夫曼在其《污名：受损身份管理札记》一书中较为系统地研究了污名化与社会排斥的关系，指出污名化就是社会赋予某些个体或群体贬低、侮辱性的标签，进而导致社会不公正待遇等后果的过程。它呈现为一个动态过程，将群体偏向负面的特征刻板印象化，并由此掩盖其他特征，成为在本质意义上与群体特征对应的"指称物"。在这个过程中，处于强势且不具污名的一方最常采用的一种策略就是"贴标签"。污名的产生机制详见图 11-9[①]。

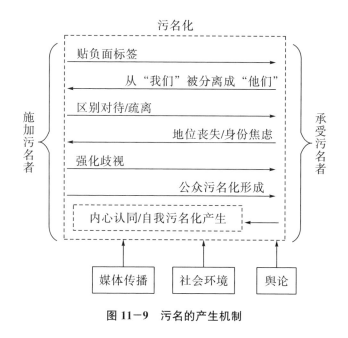

图 11-9　污名的产生机制

对传染病病人的污名化是通过降低病人自尊，导致病人消极回避就医，进而影响病人身心健康这一过程来产生影响的。①降低病人自尊：给传染病病人简单粗暴地贴上侮辱性的标签，导致病人受到歧视、辱骂、拒绝，从而产生消极以及抵抗情绪，病人会认为自己没有得到尊

---

① 管健. 污名的概念发展与多维度模型建构［J］. 南开学报（哲学社会科学版），2007（5）：126-134.

重，产生耻辱感，进而降低自尊。②消极回避就医：传染病污名化可能进一步导致病人在某些领域停止努力和降低求助意愿，隐瞒病情，甚至甘冒不治的风险，消极回避就医。③影响身心健康：在污名化过程中，病人不仅要承受疾病本身所带来的痛苦，还要承受额外的疾病污名化，在二者的压力下很容易产生双重恐惧，从而影响个人的身心健康。

污名化给病人带来的压力使病人拼命隐瞒自身病情，导致其不仅不能得到及时的救治，还会加大传染病监测、筛查的难度，加大传染病传播的风险，非常不利于传染病的防控。

对于污名化，艾滋病群体的遭遇可以说是一个典型的案例。由于艾滋病最初是在男性同性恋群体中被发现，当时对这种传染病的了解还非常少，一些研究者认为可能只有男性同性恋群体才会感染 HIV，因此这种病最初曾被命名为同性恋相关免疫缺乏症（Gay－related Immune Deficiency，GRID）。根据这种假设，美国疾病预防控制中心成立了一个特别工作组，负责监测这种新出现的疾病并寻找原因。经过几个月的调查和回溯性研究，流行病学家发现有两种行为模式（性乱和吸毒）与这种同性恋相关免疫缺乏症高度相关。随着病例报告的增多，艾滋病似乎被确定为一种不可逃避的瘟疫。一听到艾滋病，人们立刻联想到过去那些令人胆寒的传染病，如霍乱、黄热病、麻风、黑死病等。由于艾滋病主要发生在同性恋群体中，于是，有人把艾滋病称为"同性恋瘟疫"，并由此进一步加大了主流社会对同性恋群体的歧视和回避。

正当人们认为艾滋病是一种同性恋生活方式相关疾病，同性恋行为是一种不道德甚至罪恶的行为时，美国疾病预防控制中心的专家进一步发现异性性行为者和静脉注射毒品者也可患艾滋病。虽然艾滋病不再局限于同性恋，不再被认为只威胁某些种族和男性，而是威胁所有的种族、威胁每一个人，但是，由于流行病学研究的结果表明，性乱、静脉注射吸毒等在主流社会眼中的不良行为模式是艾滋病的高危因素，因此，艾滋病病人仍然被打上了耻辱的标签。尤其是已习惯了慢性疾病模式的现代西方社会，在面对这种突如其来的"瘟疫"时，表现出极大的恐慌和混乱。人们把艾滋病视为 20 世纪末的大灾难，是"世纪瘟疫"，是对"自由世界"的报复，是上帝对那些违背传统价值的离经叛道行为的惩罚。一些人呼吁恢复丢失了的"传统价值"和稳定的社会秩序。愤怒的家长把孩子从有艾滋病病人的学校拉出来；卫生部门关闭了同性恋浴池；报纸杂志，包括一些著名的医学杂志，撰文强调面临的威胁，认为艾滋病或许能通过蚊虫叮咬、日常接触或接吻传播，人们甚至害怕被饭店服务人员、办公室同事、公共厕所马桶圈传染。在这种恐怖的气氛中，许多艾滋病病人失去了工作、住所、健康保险甚至朋友。国家之间对于艾滋病的来源也互相指责，正如历史上对于梅毒的来源一样，谁也不愿意承认这种不光彩的疾病是本国产生的。

我国在 1985 年发现第一例艾滋病病人，由于该名病人正好是一名美籍阿根廷人，《人民日报》随后刊登的一系列关于艾滋病的报道，基本上把艾滋病描述为一种来自西方的"传染性癌症"。随后 14 年间，中国的媒体报道都把艾滋病视为资本主义的疾病。至于国内的病毒携带者，则被归咎于贪图资本主义享乐生活方式，与"追求性自由""资本主义无节制的欲望"密不可分，甚至将艾滋病翻译为"爱资病"这样具有强烈的政治色彩的名词，感染风险也通常与"外宾、归国人员、边境居民、外国人"等相联系。20 世纪 90 年代，由于我国当时的血液管理不够规范，在我国一些贫困地区出现了地下血液买卖市场，加上卫生条件不合格、针头混用等不规范的操作，导致交叉感染，艾滋病疫情在这些地区开始蔓延，且由于艾滋病有较为漫长的潜伏期，HIV 大范围交叉感染的严重性到 2000 年之后才暴露出来。当时在一些新闻报道中，对 HIV 携带者的称呼常常冠以艾滋前缀，如"艾滋男、艾滋女、艾滋妈妈、艾滋孕妇、艾滋孤儿、艾滋家庭、艾滋夫妻、艾滋扒窃、艾滋犯罪团伙"等。2010 年后，HIV 通过男男性行为传播的所占比例持续上升及男同性恋进入公众视野，虽然异性性传播仍然占绝大多数比例，但一些媒体出于传播效果和经济利益的考量，更关注"同性传播"，将艾滋病与男同性恋捆绑在一起，给大众营造出"艾滋＝男同"的印象。

介绍艾滋病传播途径的宣传画见图 11-10。

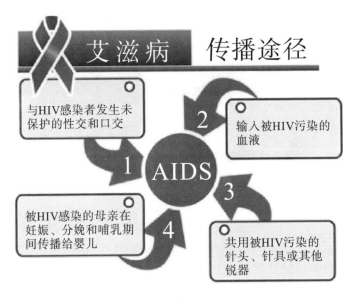

图 11-10　介绍艾滋病传播途径的宣传画

第四节　总结

对传染病的歧视，不仅影响传染病病人的身心健康，也极大地影响相关人群的生活及福祉，增加了传染病传播的风险，同时还会加剧针对传染病相关人群的暴力和传染病病人的边缘化，减少他们获得教育、就业和公平的机会。因此，当前公共卫生的重要工作之一就是消除传染病歧视，帮助医务人员以及社会各界树立对传染病及传染病病人的正确认识，客观看待传染病及传染病病人，从而有效地帮助传染病病人获得各项关键的健康服务，帮助其重返社会，融入社会生活。

在推动对传染病的零歧视方面，艾滋病防控表现最为典型。为了更好地帮助全世界人民了解艾滋病，消除公众对艾滋病的恐惧，团结一致，共同对抗艾滋病，1988 年 1 月，世界卫生组织在伦敦召开了一个有 100 多个国家参加的"全球预防艾滋病"部长级高级会议，会上宣布每年的 12 月 1 日为"世界艾滋病日"。1996 年 1 月，联合国艾滋病规划署（The Joint United Nations Programme on HIV/AIDS，UNAIDS）在日内瓦成立。1997 年联合国艾滋病规划署为更好地推动艾滋病相关知识的普及，将"世界艾滋病日"更名为"世界艾滋病防治宣传运动"。联合国艾滋病规划署的成立及 20 世纪 90 年代初代表艾滋病防治的"红丝带运动"的兴起，使人们对艾滋病的态度开始逐渐改变。

联合国艾滋病规划署在 2010 年提出全球艾滋病防治策略中的"三个零愿景"，即零新发感染、零死亡、零歧视。2011 年，世界卫生组织在第 24 个世界艾滋病日提出了"Getting to Zero"的活动主题，自此，零歧视的宣传主题及目标持续至今。1999 年，我国卫生部宣布了关于 HIV 感染者和艾滋病病人权利的新规定，规定了艾滋病病人的隐私权，医疗机构不得拒绝为艾滋病病人进行治疗，艾滋病病人应当享有工作学习和参加社会活动的权利。从 2012 年开始，我国政府也在各个方面积极推进零歧视，首先倡议"医务人员零歧视"，进而推广到公众。经过多年的努力，对艾滋病病人的歧视有了很大改善。

但即便是这样，目前在世界上的很多地区，对艾滋病病人的歧视仍然广泛存在。联合国艾滋病规划署 2021 年发布的零歧视系列简报指出，在有数据的 11 个国家中，高达 21％的 HIV 感染者报告在过去 12 个月中曾被拒绝提供医疗服务。有数据的 11 个国家中 7 个国家由于歧视导致或促使失业发生的案例中，有 50％以上与 HIV 相关。我国也曾有媒体报道，一些小城里的艾滋病病人，为了不被周围的人发现自己是艾滋病病人而受到歧视，宁肯放弃领取低保。这些问题都对艾滋病防控工作的开展提出了严峻的挑战。

　　人类社会只要还没有彻底消除传染病的威胁，对传染病及传染病病人的歧视就很难彻底消除，这既有人类的无知导致的恐惧，也有一定的社会、经济、文化原因。对传染病的歧视恶化社会关系，甚至导致人道灾难，也极不利于传染病防控。不同的时代，对传染病病人的歧视会呈现出不同的特征，消除歧视也需要采用不同的对策。如何建立良好的社会支持体系，发挥个人、家庭、社会，特别是大众传媒的作用，消除对传染病病人的歧视，正确对待传染病病人，无疑是我们在面对一系列现存的及未来可能出现的新型传染病的威胁时，必须认真思考和对待的问题。

（陈丹镝）

图书在版编目（CIP）数据

文明之痕：流行病与公共卫生 / 汪川，陈丹镝主编
— 成都：四川大学出版社，2024.3
（明远通识文库）
ISBN 978-7-5690-6721-7

Ⅰ．①文… Ⅱ．①汪… ②陈… Ⅲ．①流行病学②公
共卫生－卫生管理 Ⅳ．① R18 ② R126.4

中国国家版本馆 CIP 数据核字（2024）第 054054 号

书　　　名：文明之痕：流行病与公共卫生
　　　　　　Wenming zhi Hen: Liuxingbing yu Gonggong Weisheng
主　　　编：汪　川　陈丹镝
丛　书　名：明远通识文库

出 版 人：侯宏虹
总 策 划：张宏辉
丛书策划：侯宏虹　王　军
选题策划：许　奕
责任编辑：许　奕
责任校对：张　澄
装帧设计：墨创文化
责任印制：王　炜

出版发行：四川大学出版社有限责任公司
　　　　　地址：成都市一环路南一段 24 号（610065）
　　　　　电话：（028）85408311（发行部）、85400276（总编室）
　　　　　电子邮箱：scupress@vip.163.com
　　　　　网址：https://press.scu.edu.cn
印前制作：四川胜翔数码印务设计有限公司
印刷装订：四川省平轩印务有限公司

成品尺寸：165 mm×240 mm
印　　张：20
插　　页：4
字　　数：269 千字

版　　次：2024 年 5 月 第 1 版
印　　次：2024 年 5 月 第 1 次印刷
定　　价：89.00 元

本社图书如有印装质量问题，请联系发行部调换

扫码获取数字资源

四川大学出版社
微信公众号